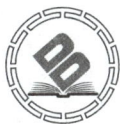

全国医药卫生类院校精品教材

# 康复评定技术

KANGFU PINGDING JISHU

主　编　任　珊　肖品圆
副主编　张和妹　梅　媛
编　者　王　冉　李　蕊　李晓丹　李慕同
　　　　陈　娟　徐珊珊　樊惠颖

中南大学出版社
www.csupress.com.cn
·长沙·

**图书在版编目（CIP）数据**

康复评定技术 / 任珊，肖品圆主编. — 长沙：中南大学出版社，2019.8
全国医药卫生类院校精品教材
ISBN 978-7-5487-3693-6

Ⅰ.①康… Ⅱ.①任… ②肖… Ⅲ.①康复评定—医学院校—教材 Ⅳ.① R49

中国版本图书馆 CIP 数据核字（2019）第 166192 号

# 康复评定技术

任　珊　肖品圆　主编

□**责任编辑**　谢新元
□**责任印制**　易红卫
□**出版发行**　中南大学出版社
　　　　　　　社址：长沙市麓山南路　　　　邮编：410083
　　　　　　　发行科电话：0731-88876770　　传真：0731-88710482
□**印　　装**　定州市新华印刷有限公司

□**开　　本**　787×1092　1/16　□**印张** 16.5　□**字数** 368 千字
□**版　　次**　2019 年 8 月第 1 版　□ 2019 年 8 月第 1 次印刷
□**书　　号**　ISBN 978-7-5487-3693-6
□**定　　价**　48.00 元

图书出现印装问题，请与经销商调换

# 前言

康复评定技术是康复治疗技术核心专业课，是其他康复专业课的基础，旨在为康复治疗技术专业的学生提供全面、系统的有关康复功能评定的基本知识与技能，通过对本课程的学习，学生能够确定患者功能障碍的种类及主要的障碍情况、判断患者功能障碍的程度、制订康复治疗计划、选择合适的康复治疗措施、指出康复服务过程中的注意事项、评估康复治疗效果以及修改康复治疗计划，为将来的临床康复治疗工作打下坚实的基础。

本书可作为康复医学及康复治疗学专业学生的教材，也可作为临床康复专业人员使用的工具书。本书内容丰富，图文并茂，引入大量案例，满足康复治疗技术理论及实践教学需要，遵循"理—实—体"的编写理念，力求做到"五性"，即科学性、先进性、启发性、实用性和准确性。培养学生综合运用康复相关技术处理常见疾病的能力。

参与本书编写的作者均来自康复教学和临床工作的一线，在编写过程中，注重康复评定实践性强的特点，同时注意体现国内外最新的康复理念和评定方法。本书的编写得到了各位编者的大力支持，张和妹、梅媛、李慕同、樊惠颖、陈娟、王冉、李蕊、李晓丹、徐珊珊做了大量工作，在此一并表示衷心的感谢！

由于编写人员工作经验和学术水平有限，加之时间仓促，书中难免存在不足之处，恳请康复医学界专家及各位同仁给予指正，并提出宝贵的建议。

任　珊　肖品圆

# 目录

# 项目一
## 概论

学习目标

1. 掌握康复评定的原则和注意事项。

2. 熟悉临床评定和功能评定的区别，康复评定的概念、康复评定的流程。

3. 了解与康复评定相关的术语。

康复评定技术（technology of rehabilitation evaluation and assessment）是研究残疾或有康复需求者有关功能状况的理论、技能及操作技术的一门医学学科。它是康复治疗专业主要的专业基础课之一，其任务是通过教学使学生熟悉功能障碍和潜能的理论，掌握功能评定的方法和操作技能，为临床康复学的学习奠定基础。

## ▌ 任务一　概述

案例导入 ◆

患者王某，男，62岁，因左侧肢体活动不利5天入院，既往有10年高血压病史。急查颅脑CT显示：右侧基底节区脑梗死。发病以来无头痛、恶心、呕吐、意识障碍及大小便障碍。体格检查：心肺功能基本正常，血压160/90 mmHg。

思　考

1. 什么是康复评定？
2. 康复评定与临床诊断的区别是什么？
3. 康复评定的对象有哪些？

康复评定（rehabilitation evaluation and assessment）是康复医学的基石，没有评定就无法制订康复计划、评价康复治疗的效果。评定不同于诊断，远比诊断细致而详尽。

## 一、基本概念

### （一）康复评定的定义

康复评定尚无统一的定义，目前比较一致的描述是，康复评定是对病、伤、残患者的功能状况及其水平进行定性和（或）定量描述，并对其结果做出合理解释的过程。它是通过收集患者的病史和相关信息，使用客观的方法有效和准确地评定功能障碍的种类、性质、部位、范围、严重程度、预后以及制订康复计划和评定疗效的过程。在康复领域中，康复评定是一项基本的专业技能，只有通过全面的、系统的和记录详细的康复评定，才有可能明确患者的具体问题，制订相应的康复计划。

康复评定分为临床评定（clinical evaluation）和功能评定（functional evaluation）两部分，前者是指对疾病、功能障碍和临床的全部资料进行综合的过程，包括症状、体征、疾病诊断、各种辅助检查的结果以及患者总体的身心状况等，重点是患者的健康状况、接受康复服务的能力和风险的判断；后者是描述个体能力及其是否受限的过程，既有对身体局部单一功能的评定，如肌力评定、关节活动度评定等，也有对总体功能的评定，如日常生活活动能力评定、职业能力的评定等，重点是对个体生活自理能力的评定。临床评定是康复治疗的基础，也为康复治疗提供安全保障，功能评定是临床评定的延续和深入，是取得良好的康复治疗效果的前提，康复评定技术是功能评定的方法和技能，是治疗师对功能障碍和潜能的评定过程，是成为治疗师的必备能力。

### （二）与临床诊断的区别

临床诊断是康复评定的基础，但前者提供的信息量有限，且多偏重于基础疾病本身。康复评定在器官和系统功能评估方面虽与临床医学的诊断有许多相似之处，但康复医学更关注于日常生活活动能力、工作能力、社会适应能力等方面的评估，也是康复医学特有的评估，而临床诊断关注于器官病理状态及功能的评估，两者的区别见表1-1。

表1-1 临床诊断与康复评定的区别

| 项目 | 临床诊断 | 康复评定 |
|---|---|---|
| 对象 | 一切急性、慢性、重症、危症患者 | 有功能障碍的病、伤、残患者 |
| 病情 | 复杂、多变 | 多数生命体征平稳，病情稳定，波动小 |
| 目的 | 查找病因，明确诊断 | 明确功能障碍的种类、性质、部位、范围、残存及潜在能力 |
| 范围 | 反映机体生理、生化功能 | 反映机体功能的水平及能力 |
| 检查手段 | 以实验室或仪器为主，局限在个体内 | 以测量（如关节活动度、肌力）、询问（如ADL、心理）为主 |

### （三）康复评定相关术语

**1. 测量、评估和评定** 测量（measurement）是用公认的标准去确定被测对象某一方面的量值的过程；评估（assessment）是根据一定的要求去确定一种或多种测量结果的价值的方法，如挑选篮球运动员，测得某人身高 2.2 m，此身高符合既定的篮球运动员的身高标准，此为通过了评估，但不能依据评估做出最后的决定；评定（evaluation）是根据测量和评估的结果对被测对象做出最后判断的行为，如上例，身高不是篮球运动员的唯一标准，要做出最后的判定，还需测定其视力、12 分钟跑的距离、100 米速度和灵活性等，当这些测量结果都合格时，才可决定录用，这才是最后的决定即评定。

**2. 康复协作组** 康复医学是一门多学科性的专业，在康复评定和治疗过程中常常需要多个专业的人员参加，如由康复医师、康复护士、物理治疗师、作业治疗师、言语治疗师、社会工作者、临床心理学家、假肢和矫形器师、特殊教育工作者等组成康复协作组（rehabilitation team）对患者进行康复评定、治疗、训练和教育，以争取最大的康复效果。

**3. 康复评定会** 康复评定会是由康复医师负责组织的、针对某一位患者具体的功能障碍和康复计划进行讨论的康复协作组会议。在康复评定会上，康复医师介绍该患者的病情和一般功能状况，物理治疗师、作业治疗师、言语治疗师、临床心理学家、假肢和矫形器师、康复护士等从各自不同的专业角度报告评定的结果，并提出康复计划，包括治疗目标、治疗方案及注意事项，最后由康复医师总结康复协作组各成员的意见，形成一个完整的康复计划。康复评定会通常在每次评定结束后进行，通过沟通、交流和讨论，康复协作组的每一位成员能够对该患者的情况有一个全面的了解，对不适当的康复计划进行必要的修改，有助于各专业之间的相互协调、合作，提高康复治疗效果。

## 二、康复评定的对象

康复评定的对象是伴有功能障碍的病、伤、残及有康复需求者。

### （一）残损、残疾和残障

康复评定的对象主要是功能障碍，根据 1980 年 WHO 的《国际残损、残疾和残障分类》（international classification of impairments，disabilities and handicaps，ICIDH）标准，将功能障碍分为残损、残疾和残障 3 个层次。

**1. 残损** ICIDH 对残损（impairment）的定义是"不论何种病因，心理上、生理上或解剖的结构或功能上的任何丧失或异常"。如关节疼痛、活动受限、共济失调、呼吸困难、忧虑、生病前的性格，或者是对骨折、跌倒和痉挛的敏感性等，它是有关器官结构和系统功能异常的生物医学概念，被认为是一种在器官水平上的障碍，可以分为：①智力残损；②其他心理残损；③语言残损；④听力残损；⑤视力残损；⑥内脏（心肺、消化、生殖器官）残损；⑦骨骼（姿势、体格、运动）残损；⑧畸形；⑨多种综合残损。每一类残损还可再分类。

**2. 残疾** ICIDH 对残疾（disability）的定义是"由于残损的原因使人的能力受限或缺乏，以至于不能在正常范围内和以正常方式进行活动"。它是以功能为导向的概念，根据活动的完成情况反映残损的后果，被认为是一种在个体水平上的障碍，可以分为：①行为残疾；②交流残疾；③生活自理残疾；④运动残疾；⑤身体姿势和活动残疾；⑥技能活动残疾；⑦环境适应残疾；⑧特殊技能残疾；⑨其他活动残疾。每一类残疾还可再分类。

（1）日常生活活动：日常生活活动（activity of daily living，ADL）是全面地描述个人总体活动能力的最常用的术语，它是通过作业（如写字）而不是部位（如手功能）定义的，正如一个无臂的人仍可能通过脚写字一样。通常，只要完成作业花费的时间、能量和产生的疼痛可以接受，并能可靠安全地完成，则很少考虑是如何完成的。关于日常行为能力的描述是可以观察和测量的，为了充分表达活动能力方面的细微差别，需要进一步详细的分类。日常生活活动作为描述身体总体功能是明确的，已被广泛接受。

（2）辅助：可以采用人力、药物、支具或用具的形式辅助（assistance）功能活动。大多数正常人日常生活可以依赖于各种各样的装置（如从咖啡杯到洗衣机等）。对严重残疾的康复，许多进步要归功于辅助器具的发展。尽管支具、用具或药物可能容易得到，值得信赖并能够消费得起，但与不需要此类帮助的人相比，残疾人灵活性和独立性仍然较差。根据辅助的程度，可将残疾人的功能性活动分为 5 个等级，见表 1-2。

表 1-2　功能性活动的等级划分

| 分级 | 标准 |
| --- | --- |
| 0 级 | 完全不能完成作业 |
| 1 级 | 必须有身体上的帮助 |
| 2 级 | 必须有可依靠的人帮助或监督 |
| 3 级 | 借助支具或用具可独立 |
| 4 级 | 无须支具可独立 |

除了通过上述方法得到辅助外，还可以通过降低或减轻限制因素来改善功能。限制因素就是那些妨碍高水平功能活动的因素。尽管鉴别它们有时会存在一定的困难，但具有重要的意义，因为治疗的目的就是要纠正或回避这些因素。

3. 残障　ICIDH 对残障（handicap）的定义是由于残损或残疾，限制或阻碍一个人充当正常社会角色（按照年龄、性别、社会和文化的因素）并使之处于不利的地位。除了通过在社会和政治领域努力外，残障本身难以通过医疗和其他康复途径减轻，也难以像残疾那样定量地测定。残障是一个社会的概念，反映个人与周围环境和社区的相互作用以及他对上述的适应状况，因此，它被认为是一种环境和社会水平上的障碍，可以分为：①定向识别（时间、地点和人）残障；②身体自主残障（生活不能自理）；③行动残障；④就业残障；⑤社会活动残障；⑥经济自立残障；⑦其他残障。每一类残障还可再分类。

（二）损伤、活动受限和参与限制

第 54 届世界卫生大会于 2001 年 5 月 22 日通过的《国际功能、残疾和健康分类》（international classification of functioning, disability and health，简称 ICF）公布了与残疾有关的新概念，它将残疾建立在一种社会模式基础上，从残疾人融入社会的角度出发，将残疾作为一种社会性问题（即残疾不仅是个人的特性，也是社会环境形成的一种复合状态），强调社会集体行动，要求改造环境以使残疾人充分参与社会生活的各个方面。

因此，残疾的定义是复杂和多维度的，是个体和环境相互作用的结果，包括身体结构与功能损伤、活动受限和社会参与限制，而且强调残疾的背景性因素（个人情况、生活中的自然、社会和态度环境等）对患者的健康和残疾情况起着重要的互动作用。

### （三）6类残疾

在《中华人民共和国残疾人保障法》中规定："残疾人包括视力残疾、听力残疾、言语残疾、肢体残疾、智力残疾、精神残疾、多重残疾和其他残疾的人。"这就是通常所说的6类残疾人。于2006年4月1日零时开始的第二次全国残疾人抽样调查所采用的标准就是该分类方法。它将残疾分为视力残疾、听力残疾、言语残疾、智力残疾、肢体残疾、精神残疾6类，暂未包括内脏残疾。

### 三、康复评定的意义和作用

#### （一）康复评定的意义

1. 从患者的角度看　通过评定，患者可以加深对自身疾病和活动能力的了解，制订适合自己的治疗目标，增强信心，提高对治疗的积极性，促使自身更加努力地帮助自己、主动地参与治疗。对一些伴有慢性疾病的患者来说，康复评定将会鼓励他尽早地向康复医生反映有关情况，以预防和减缓疾病的恶化和功能的减退。

2. 从康复医师和治疗师的角度看　通过全面、系统、准确地评定，可弥补病史和一般临床检查的不足，康复医师和治疗师容易早期发现问题，具体了解患者在哪些方面需要帮助，如何才能提供和得到帮助，鼓励他制订出更为全面合适的康复计划，随时掌握患者的病情和功能变化，指导康复医疗工作。最终，通过康复评定的结果，确定康复的后果，从而控制康复治疗的质量。

3. 从社会的角度看　康复评定能够发现在社会康复方面存在的问题，如社会对提供资助、改进服务质量、环境状况以及政策法规方面所存在的缺陷，为社会对残疾人提供帮助提供依据。此外，评定还可以就残障为政府相关部门提供新的发病资料。

#### （二）康复评定的作用

1. 掌握功能障碍的情况　了解功能障碍的性质，寻找引起功能障碍的器官组织缺陷；了解功能障碍的范围，明确功能障碍是哪一个或哪几个方面受到限制；了解功能障碍的程度，分清功能障碍是组织器官水平缺陷，或个体自身活动能力受到影响，区分损伤、活动受限和参与限制3个不同层次的障碍。

2. 制订康复计划　不同性质的功能障碍需要选择不同的治疗措施和方法，为此需要寻找和分析导致功能障碍的原因、阻碍患者重返家庭和重返社会的具体因素。选择适当的治疗手段以促进功能恢复，或考虑如何进行自身功能代偿和研究如何应用轮椅、支具或其他辅助器具进行补偿以增进功能和能力的具体方法。

3. 评价治疗效果　一个完整的康复治疗过程应该是以评定开始，又以评定结束。通过评定，找出患者存在的功能障碍，分清主次，根据评定结果制订出适宜的治疗方案，进行有针对性的康复治疗。患者的情况千差万别，需要不断探索新的更有效的治疗方法。为了比较它们的疗效差别，必须要用客观、统一的标准去衡量。

4. 帮助判断预后　　由于病、伤、残的部位、范围、性质和程度不同，同一种疾病、相似的功能障碍的发展变化不同，评定可以动态地观察残疾的进程，对其结局有一定的预见性。对预后的判断可给患者及其亲属以心理准备，可使制订的治疗计划更合理，以便充分地利用各种资源，避免患者及其亲属对康复期望值过高或过低。

5. 分析卫生资源的使用效率　　如何在最短的时间内、消耗最低的费用、获得最佳的康复效果一直是社会和患者共同追寻的目标。目前许多医疗机构和相关部门在通过对功能独立性测量（FM）量表的使用，有针对性地选择康复方案，确定住院时间，节约康复费用。

## 四、康复评定的分类

### （一）定性评定

定性评定通过观察和调查访谈等手段获取资料，对搜集到的资料运用归纳和演绎、分析和综合、抽象和概括等方法判断患者是否存在功能障碍及为何种障碍。定性评价是一种从整体上分析评定对象特性的描述性分析，主要是解决评定对象"有没有"或者"是不是"的问题，适用于个案分析和比较分析中的差异性描述。它是反映事物的规律性的描述性资料，而不是量的资料。因此，定性评定不仅可以从不同的事例中寻找出共性的特点，而且可以发现不同事物的特殊性。

定性评定的优点是检查不受场地限制，不需要昂贵的仪器设备，在较短的时间内就可以对患者的情况作出大致的判断；缺点是容易受评定者和被评定者主观因素的影响，使评定结果有很大程度的模糊性和不确定性。定性评定主要适用于个案分析和比较分析中的差异性描述。

### （二）定量评定

1. 等级资料的量化评定　　等级资料的量化评定是将定性评定中所描述的内容分等级进行量化，并将等级赋予分值的方法。临床上常采用标准化的量表评定法，如徒手肌力检查的 6 级分法（0～5 级），Brunnstrom 评定 5 个功能等级划分（0～4 分），Barthel 指数（0～15 分）等。这使定性资料可以通过数字得以表达，显得直观、具体，较容易发现问题，便于比较不同患者之间的差异以及同一患者在不同的时间功能障碍的变化。由于评定标准统一，操作简单，因而易于推广，是临床康复中最常用的评定方法。

2. 计量资料的评定　　计量资料的评定是通过测量获得资料，并以数量化的方式分析结果的方法。该方法突出的优点是可以将功能障碍的程度量化，因而结果客观、准确，便于治疗前后的比较。所得数据一般用度量衡单位表示，如截肢的残端长度和周径用 cm 表示，步长、步幅以 cm 表示，步频用 steps/min 表示，步速用 m/min 表示。

定性评定和定量评定是统一、互补的，定性评定是定量评定的前提，没有定性的定量是一种盲目的、毫无价值的定量，定量评定使定性评定更加科学、准确，是检测和提高康复医疗质量、评定康复疗效的最主要的手段。

### 五、常用的康复评定方法

#### （一）访谈

访谈是康复工作程序中的重要环节，通过与患者及其亲属的直接接触，可以获得与康复相关的相关病史，取得他们对治疗的积极支持和配合，为今后的康复治疗及训练打下良好的基础。

#### （二）问卷调查

问卷调查是用填表的方式迅速地收集多个人、多方面的资料，也可通过信访填表的形式进行，该评定方法的优点是省时省力，缺点是填表人对表中的项目常常难以准确理解或难以用文字全面而准确地表达，造成信息量的丢失。

#### （三）观察

观察既要进行外部观察（即身体观察），还要进行内部观察（包括心理、精神、性格、情绪、智能等方面的观察）。内部观察主要通过言语和行动进行，外部观察则包括：①局部观察（以障碍部位为中心）；②全身观察（主要是通过全身观察以了解局部障碍对全身所造成的影响）；③静态观察（即形态观察，如观察姿势、肢位等情况）；④动态观察（即功能观察，是要求在活动时进行的观察）。

#### （四）量表评定

量表评定是通过运用标准化的量表对患者的功能进行评定的一种方法。在康复评定中应用的量表较多，按照不同的标准分类，可有以下几种：按照评定方式分为自评量表和他评量表，按照量表的编排方式分为等级量表和总结性量表，按照量表的内容分为5类功能量表等。

---

### 【案例分析】

1. 康复评定是对病、伤、残患者的功能状况及其水平进行定性和（或）定量描述，并对其结果做出合理解释的过程。

2. 临床诊断与康复评定的区别

| 项目 | 临床诊断 | 康复评定 |
|---|---|---|
| 对象 | 一切急性、慢性、重症、危症患者 | 有功能障碍的病、伤、残患者 |
| 病情 | 复杂、多变 | 多数生命体征平稳，病情稳定，波动小 |
| 目的 | 查找病因，明确诊断 | 明确功能障碍的种类、性质、部位、范围、残存及潜在能力 |
| 范围 | 反映机体生理、生化功能 | 反映机体功能的水平及能力 |
| 检查手段 | 以实验室或仪器为主，局限在个体内 | 以测量（如关节活动度、肌力）、询问（如ADL、心理）为主 |

3.康复评定的对象是伴有功能障碍的病、伤、残及有康复需求者，包括残损、残疾和残障、损伤、活动受限和参与限制者及6类残疾者。

## ■ 任务二　康复评定的内容和实施

案例导入 ◆

　　吴某，男，50岁，教师，打高尔夫球时突发右侧肢体活动不灵，不能言语，随之出现意识障碍，无恶心呕吐，无肢体抽搐，无大小便失禁，急诊行颅脑CT："左侧基底节区脑出血"，急诊局麻下行侧脑室外引流术，次日入住神经外科。现患者转入康复科治疗，改善患者肢体功能障碍。目前患者无发热、无咳嗽，大小便控制不住，大便干燥，穿衣、转移如厕均需他人帮助。

思　考

　　针对该患者，治疗师应如何进行康复评定。

康复评定的内容包括主观资料、客观资料、功能评定和制订康复计划4个部分，即目前普遍采用的是SOAP法，内容包括：①主观资料（subjective data，S）：主要指患者详细的病史，包括患者个人的主诉及其他的临床症状。②客观资料（objective data，O）：体格检查发现的客观体征和功能表现。③功能评定（assessment，A）：对上述资料进行整理和分析。④制订康复计划（plan，P）：拟订处理计划，包括有关的进一步检查、会诊、诊断、康复治疗和处理等。

### 一、病史

在康复评定中，一般通过与患者或其亲属、照顾者面谈来获得病史。病史的内容主要包括主诉、现病史、功能史、既往史、系统回顾、个人史、社会史、职业史和家族史等。

#### （一）主诉

主诉是患者通过语言表达的最主要的问题，常是以症状为表现的损伤，也可能是残疾或残障的前期表现，预示着某种或某一组疾病，如诉说"我上楼梯时出现胸痛"表明可能有心脏病，说"我在低头伏案时有颈痛、手麻"则提示可能患有颈椎病，卡车司机说"我再也扒不上我的卡车了"，不仅提示神经肌肉或骨科疾病，同时表明该疾病已经导致了他工作能力的丧失。

#### （二）现病史

现病史是病史的主体部分，记述患者病后的全过程，即发生、发展、演变和诊治的过程。应尽可能让患者充分地陈述和强调他认为重要的情况和感受，只有在患者的陈述离病情太远时，才需要根据陈述的主要线索灵活地把话题转回，不可用医务人员自己主观的推测取代患者的亲身感受，否则会歪曲实际的病情和功能缺陷。一般根据患者就医问题的经过获得现病史，可按照以下顺序询问：起病情况和发病的时间、主要症状的特点、病因和诱因、病情的发展和演变、诊治的经过和一般情况。

### （三）功能史

功能史是康复病史的核心内容，在临床评定中占有极其重要的位置。通过了解功能史，可以区分疾病所导致功能障碍的状况和类型，并确定其残存能力。日常生活活动一般包括交流、进食、修饰、洗澡、如厕、穿衣、床上活动、转移和行动等内容。

### （四）既往史

既往史记录着患者过去的疾病、外伤和健康状况。某些过去的疾病可持续影响到目前的功能状况。对这些疾病的识别能使康复医师更好地区别患者发病前的基础功能水平。既往史的所有要素均应记录，尤其是关于神经系统、循环系统、呼吸系统、肌肉骨骼系统疾病的病史，记录一般是按照时间顺序进行的。

### （五）系统回顾

对现病史和既往史中可能未被识别的疾患，可通过全面、彻底地系统回顾来寻找线索。

### （六）个人史

了解患者的个人生活方式、饮食习惯，并对药物、乙醇和尼古丁的使用情况进行评定，有利于制订帮助患者独立重返社会的康复措施，并通过对食物的调控达到二级预防，改变患者的不良行为。

### （七）社会史

通过了解患者的家庭状况和家居设计，可确定家庭成员中能参与照顾患者的能力，了解建筑障碍物，为康复功能锻炼提供支持。

### （八）职业史

通过了解患者的教育水平、工作史及经济情况，可提示康复工作者在患者康复过程中所能获得的智能技巧，确定有无进一步教育和培训的必要，并让康复医师对患者的经济收入、保险资源和伤残等级等方面有一个基本的了解。

### （九）家族史

通过家族史可确定家族中的遗传性疾病，测定患者家庭支持系统的人员的健康状况、配偶和其他家庭成员的健康情况，这些对制订患者出院后的进一步康复计划是非常重要的。

## 二、体格检查

康复医师所做的体格检查与一般的医学检查很多都是相同的，也必须经过良好的培训，通过视、触、叩、听检查，可以寻找进一步支持和形成诊断的证据，但是，康复医疗的体格检查与一般的医学检查也有不同之处，除从体检获得信息帮助建立医学诊断外，还有两个主要任务：①通过详细的检查获得体检结果，以确定疾病引发的残疾和残障；②确定残存的生理、心理和智力上的能力，以此作为重建功能独立性的基础。

一般来说，康复医学特别注意骨科和神经学检查，而功能评定则是体格检查中的一个有机部分。严重的运动、认知和交流障碍使一些患者很难或不可能跟随医师的指令，并限制了某些传统的体格检查项目。通常要求有创意地完成这些检查，此时，就需要专业人员具备特殊的专业检查技巧。

康复医学体格检查的范围有生命体征和一般情况、皮肤和淋巴、头、眼、耳、鼻、口腔和咽、颈、胸、心脏和外周血管系统、腹部、泌尿生殖系统和直肠、肌肉骨骼系统、神经系统检查。

### 三、功能评定

由于康复的范畴涉及医疗、职业、教育和社会等领域，康复评定的内容就包含有心理、语言、运动、自理、职业和社会等方面。对于不同类型的患者还各有其特定要求。常做的评定项目通常在功能的 5 个方面和障碍的 3 个不同层次上进行。功能的 5 个方面包括精神（心理）功能评定、言语功能评定、躯体功能评定、日常生活活动能力评定和社会功能评定。障碍的 3 个层次是通过对损伤、活动受限和参与限制 3 个层次全面的评定，制订出个性化、整体化的康复计划。每个方面具体评定的方法参见相关章节。

### 四、康复评定的时期

康复评定应在治疗前、中、后至少各进行一次，分别称为初期评定、中期评定、末期评定 3 个时期。康复医疗过程以初期评定开始，又以末期评定终止。在我国一个治疗周期一般为 3 个月，初期评定原则要求在患者入院后 2 周内完成，末期评定在出院前进行，中期评定根据患者病情，可以一次，也可以多次。

#### （一）初期评定

初期评定是指患者入院后的第一次评定，是康复治疗前的评定，是各专业人员根据患者功能情况进行本专业的评定，这是一次全面的评定过程。初期评定的主要目的是确定患者目前存在功能障碍的类型和程度，残存及潜在能力有哪些；为确立康复目标，拟定康复治疗计划；为实施康复治疗提供客观依据。

#### （二）中期评定

中期评定是康复治疗到一定阶段后而进行的评定，目的是评定阶段性治疗效果及患者目前仍然存在的问题，修正康复目标，修改治疗方案，进一步拟定新的治疗计划，并根据患者的病情变化，及时调整。

### （三）末期评定

末期评定是康复治疗结束后的评定，目的是评定康复治疗的效果，判断患者的预后，确定患者能否参加原来的工作，是否需要改变原来的环境及职业，以及出院时间和回归社会的目标，让患者及亲属做好心理准备。

### 五、康复评定的原则

康复评定的量表和仪器繁多，不同的评定量表侧重点也不同，有些量表与特定的治疗方法有着紧密的联系，因此在具体的评定中需要比较各种评定量表和仪器的优劣，根据具体需要选择合适的评定方法。在选择评定方法时应遵循以下原则：

1. 选择信度、效度高的评定方法　在满足评定目的的前提下，通过考证，尽量选择信度、效度高的评定方法。

2. 根据实际情况选择具体的评定方法　在进行某一项评定时，要根据不同单位的现有条件选择具体的评定方法，如进行步态分析时，既可采用简易的评定，也可采用高科技的运动分析系统。

3. 根据不同的评定目的在同类工具中选择不同的评定方法　康复医生在门诊检查患者和在病房会诊时，需要简单、快捷、敏感的评价工具对患者障碍的类型、程度、性质和治疗方向进行判断。而治疗师在康复治疗中，为了详细深入地了解和判断患者障碍的水平，制订详细的训练计划，并比较各种不同康复治疗方案的有效性，应选择量化及精确度、灵敏度、特异性高的评定方法。

4. 选择与国际接轨通用的评定方法　选择国际通用、标准化的方法，便于国际学术交流。

5. 结合训练方法选择评定工具　由于各种训练和评定方法的理论基础不尽相同，在选择评定工具时，要采用和训练方法相适应的评定方法。

6. 选择合适的评定方法　尽可能选择操作简单、用时合理的评定方法。

### 六、康复评定的注意事项

康复评定时，应注意以下事项：

（1）选择标准化评定方案时需对工作人员进行严格的培训。

（2）评定前要向患者及其亲属说明评定目的和方法，消除他们的顾虑，以取得积极的配合，必要时给患者做示范动作。

（3）评定的时间要尽量缩短，动作迅速，尽量不引起患者疲劳。

（4）评定时要健侧与患侧同时进行对照。

（5）对某一患者的评定要由一人自始至终地进行，以保证评定的准确性。

（6）评定过程中如患者出现疼痛、疲劳等不适时，要变换体位、休息或改日再进行。

（7）定量评定一般要做3次，然后求出平均值。

（8）评定既要全面，又要有针对性。

【 知识链接 】◆······

### 康复工作流程反馈环

对患者的康复评定过程实际上是一个解决问题的过程，可以用一个反馈环来简单地加以描述，如图 1-1。

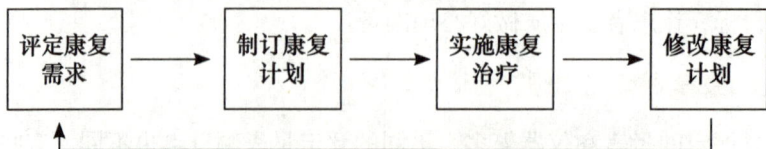

评定康复需求 → 制订康复计划 → 实施康复治疗 → 修改康复计划

图 1-1 康复工作的流程

## 【案例分析】

针对该患者，康复评定的内容应包括主观资料、客观资料、功能评定和制订康复计划 4 个部分，内容包括：①主观资料（subjective data，S）：主要指患者详细的病史，包括患者个人的主诉及其他的临床症状。②客观资料（objective data，O）：体格检查发现的客观体征和功能表现。③功能评定（assessment，A）：对上述资料进行整理和分析。④制订康复计划（plan，P）：拟订处理计划，包括有关的进一步检查、会诊、诊断、康复治疗和处理等。

## 学习检测

### 一、选择题

1. 康复评定的目的是（    ）。

A. 客观地查找致病因素

B. 客观地判定疗效

C. 为残损功能障碍定性

D. 评定功能障碍程度

E. 了解功能障碍的性质、部位、范围、程度、趋势、预后和结局及评定疗效和治疗计划的依据

2. 康复评定内容有（    ）。

A. 评分量表、问卷调查功能表

B. 运动系统、神经系统功能评定

C. 精神心理功能评定

D. 听、言语功能评定

E. 器官水平或系统水平、个体水平和社会水平功能评定

3.康复功能评定中的 5 个方面不包括（　　　）。

A.精神（心理）功能评定　　　　　　　　B.言语功能评定

C.躯体功能评定　　　　　　　　　　　　D.日常生活活动能力评定

E.人体形态评定

4.功能性活动的等级划分中，借助支具或用具可独立活动属于（　　　）。

A.0 级　　　　　　B.1 级　　　　　　C.2 级　　　　　　D.3 级　　　　　　E.4 级

## 二、简答题

简述临床评定和功能评定的区别。

# 项目二
## 人体形态评定 ————————————————

学习目标

  1. 掌握重心线的位置；姿势评定的方法；肢体长度的测量方法；肢体围度的测量方法；成人体重、体质指数的计算方法。

  2. 熟悉常见类型的异常姿势；儿童和青少年标准体重的推算方法。

  3. 了解常见姿势异常的影响。

  人体形态的正常与否对于行使功能意义具有重要的作用，是康复评定的基本内容之一。人体形态评定技术包括对人体姿势、形态及体重等内容，其中对四肢和躯干的测量是制订辅助用具的依据，对体重的测量是了解身体素质的基础指标之一。

## ▍任务一　姿势评定

案例导入 ◈ ————————

    徐某，男，49岁，厨师。晨起无明显诱因出现左侧肢体麻木无力，不能站立，开步困难，诊断为脑梗死、左侧肢体功能障碍入院。

  思　考 ……………………………………………………

    徐某取坐位时，如何对其进行姿势评定。

  两脚着地、身体直立是人类的特征之一。这种姿势能让上肢自由地进行粗大和精细的运动，但这种姿势对人类也有不利的一面，即增加了椎体和下肢的压力以及因重心高、支撑面小所引起的相对不稳定性。

## 一、正常姿势

正常人直立时脊柱有 4 个弯曲部位，即颈椎段稍向前凸、胸椎段稍向后凸、腰椎段明显前凸、骶椎段明显后凸，类似"S"形，称为生理性弯曲。其不仅可以减轻震荡、保护脑和胸腔脏器，还与人体重心的维持相关。

### （一）重心线

重心线是一种随体位不断变化的想象中的线。站立姿势时，正常重心线从上向下通过冠状缝顶稍向后、外耳道、枢椎的齿状突、颈椎体、腰椎体、骶岬、髋关节中心稍向后、膝关节中心稍向前及跟骨关节。正常重力是通过被动的韧带张力和小的

**站立姿势重心线**

肌肉主动活动产生的力矩得以平衡的，并使压力适宜的分布在负重面上。施加于韧带、肌肉上的拉力过度以及异常的负重面都会影响重心线的位置，使人体姿势发生改变。正常人中，正确姿势可有轻度偏差，站立姿势时常包含约 4 cm 的前后倾斜。

### （二）姿势评定方法

姿势评定可从不同方向观察人体，首先从侧面观察与人体重心线有关部位的情况，如膝关节有无过伸或屈曲，骨盆有无前、后倾斜或旋转，脊柱的胸椎段、腰椎段弯曲是否正常，头部位置有无屈曲或倾斜，胸部位置有无压低或升高，腹壁是否外凸等。从后面观察，重心线有无向左或向右偏斜，足部跟腱和跟骨有无异常，髋部有无股内收或外展，骨盆有无倾斜，脊柱有无侧凸等。从前面观察，足部足趾位置和纵弓有无异常，膝部髌骨位置有无异常，骨盆有无倾斜，肋骨有无旋转，头部有无倾斜或旋转等。必要时可通过以下检查证实上述 3 个方向观察到的姿势情况。

1. **肌肉弹性和长度的检查**　通过坐位或站立姿势时，身体向前弯曲或伸膝位站立脊柱伸展和侧屈，可检查绳肌、屈髋肌、腓肠肌等的弹性与长度。

2. **肌力检查**　至少应检查上腹肌、下腹肌、腹斜肌、脊柱侧屈肌、脊柱伸肌、中斜方肌、下斜方肌、前锯肌、髋外展肌、伸髋肌、屈髋肌、腘绳肌、跖屈肌及屈趾肌等的肌力，具体方法参见项目四的相关内容。

3. **下肢长度测量**　下肢长度常因脊柱畸形、骨盆倾斜、抗重力肌弱、髋屈曲或膝屈曲畸形而改变。在仰卧位，通过测量从髂前上棘到内踝之间的距离比较双下肢长度，在站立位，可通过不同长度的板测量双下肢的长度。

## 二、常见异常姿势

### （一）侧面观

1. **头部前倾**　有下颈段、上胸段屈曲增加，上颈段伸展增加，常伴圆肩，外耳道在重心线之前，颈椎前凸并头部向前增加，颈椎体位于重心线之前。在肌肉方面有颈部伸肌紧张、屈肌拉长。这种姿势与长期向前的职业姿势有关。

2. **肩部向前** 肩缝在重心线之前，肩胛骨外展并常向上提。在肌肉方面有胸大肌、胸小肌、前锯肌及肋间肌紧张，胸背伸肌、中斜方肌、下斜方肌及菱形肌薄弱。

3. **胸椎后凸** 又称驼背，重心线在椎体前方，在肌肉方面有胸部伸肌、肩胛骨后缩肌、肋间肌、胸肌、背阔肌、前锯肌、提肩胛肌及上斜方肌紧张。这种姿势可能与长期前倾疲劳、屈肌过度锻炼及椎间盘前部受压等有关。

4. **胸部畸形** 常见的有胸部凹陷、胸部外凸及桶状胸。

5. **腰椎前凸** 重心线在椎体后方，在肌肉方面有腹肌薄弱和拉长，腰部伸肌及屈髋肌紧张。这种姿势与腰骶角增大、骨盆前倾、髋屈曲及椎体后部受压等有关，另外还可与妊娠、肥胖及不良习惯有关。

6. **凹－凸姿势** 腰椎前凸伴胸椎凹陷以及头部前倾。

7. **平背** 是腰椎变平伴骨盆后倾的表现，在肌肉方面有腘绳肌紧张和髋屈肌薄弱。

8. **凹背** 是腰椎变平伴骨盆前移的表现。在肌肉上可有胸部伸肌、髋屈肌拉长，上腹肌、髋伸肌及下腰肌紧张。这种姿势与胸椎凹陷、腰椎前凸、伸髋或伸膝过度、椎体后部受压及站立时不对称等有关。

9. **骨盆前倾** 是髂前上棘在耻骨联合之前的表现。髂前上棘在重心线之前，并与耻骨平行。

10. **骨盆后倾** 是耻骨联合在髂前上棘之前的表现。髂前上棘在重心线之后，并与耻骨平行。

11. **膝反张** 是膝关节过度后伸的表现。膝关节在重心线之后。在肌肉上有股四头肌、腓肠肌及比目鱼肌紧张，腘肌及腘绳肌被牵拉，还可有股四头肌瘫痪。

12. **膝屈曲** 是踝关节呈背屈位的表现，与髋屈曲相关。膝关节中心在重心线之前。在肌肉上有腘肌及腘绳肌紧张，股四头肌被牵拉。

### （二）后面观

1. **头部倾斜** 与同侧椎体受压有关。在肌肉上有一侧颈部侧屈肌紧张，另一侧被牵拉。

2. **头部旋转** 头在冠状面上旋转，在重心线偏左或偏右。在肌肉上有一侧胸锁乳突肌、上斜方肌及内旋肌紧张，对侧旋转肌被拉长。这种姿势与斜颈、椎体受压及旋转相关。

3. **肩下垂** 冠状面上两肩不在同一水平。在肌肉上有侧方竖脊肌缩短、髋关节抬高及内收、菱形肌及背阔肌紧张。

4. **肩内旋、外旋** 肩内旋与肩关节屈曲、外旋受限有关，截瘫长期使用腋拐者常见。肩外旋少见。

5. **翼状肩胛骨** 当上臂运动使肩胛骨旋转时，可出现因脊柱缘失去牵拉而翘起，形成似蟋蟀翅膀样的畸形，所以临床据此特征而命名为翼状肩胛。

6. **肩胛骨内收、外展** 肩胛骨内收与"军人习惯姿势"相关。肩胛骨外展与肩关节向前及前锯肌紧张有关。

7. **胸腰段脊柱侧弯** 脊棘向重心线外偏移，常引起肩和骨盆的偏斜。前弯消失与长期不对称姿势、优势手及下肢不等长有关，在肌肉上有凹侧组织紧张、凸侧组织薄弱并被牵拉。特发性侧弯与凹侧椎体受压、肋骨及椎体结构变化、下肢不等长、骨盆倾斜、肩水平不一致、脏器功能异常（如呼吸困难）等有关，在肌肉上有凹侧椎旁肌紧张、髋外展肌稍紧张，甚至出现轻度骨盆倾斜，对侧肌肉、肌腱被拉长。

8. **骨盆旋转**　重心线在臀裂一侧，在肌肉上有内旋肌及屈髋肌减弱。这种姿势与特发性腰旋转及偏瘫有关。

9. **骨盆侧方倾斜**　骨盆砸死冠状面常偏向右侧，伴相对左髋内收和右髋外展。在肌肉上有腰方肌紧张，对侧髋内收肌紧张和对侧髋外展肌减弱。

10. **膝内翻、外翻**　膝内翻时，双踝并拢、双膝分离呈"O"形，膝关节中心在大腿与小腿中线的外侧；在肌肉上有髋内旋肌紧张，膝关节过伸（股四头肌与足外翻肌紧张），髋外旋肌、腘肌及胫后肌被拉长。膝外翻时，双膝靠拢、双踝分离呈"X"形，膝关节中心在大腿与小腿中线的内侧；在肌肉上有髂胫束及膝关节外侧肌肉紧张，膝关节内侧肌肉被拉长。

11. **扁平足**　正常足弓缺失，或称为足弓塌陷，足跟外翻，前半足外展，足底前部形成胼胝。在肌肉上有腓骨长短肌及伸趾肌缩短，胫后肌和趾长屈肌被拉长。成人初发平足时，足在非负重状态下足弓存在，负重后足弓消失。此时由于关节的活动性尚存在，称为可复性平足或柔性平足。如果出现关节病变、活动受限，畸形不能复位，就称为僵硬性平足。

12. **弓形足**　足纵弓高起，横弓塌陷，足背隆起，足趾分开，在肌肉上有胫前、胫后肌缩短，腓骨长短肌和外侧韧带被拉长。弓形足和扁平足一样可分为可复性的和僵硬性的。与下肢神经麻痹等有关。

### （三）前面观

1. **头部**　下颚骨不对称。

2. **锁骨及其关节不对称**　常由外伤引起。

3. **髋内旋、外旋**　髋内旋时有髌骨向内侧偏斜，髋外旋时有髌骨向外侧偏斜。

4. **胫骨内旋、外旋**　胫骨内旋时，可见髌骨向前、足趾向内，在肌肉上有内侧腘绳肌及股薄肌紧张。胫骨外旋时，可见髌骨向前、足趾向外，在肌肉上有髂胫束紧张。

5. **外翻**　第一足趾的跖趾关节向外侧偏斜。

6. **爪形趾**　跖趾关节过伸，近侧趾间关节屈曲，在肌肉上有趾长伸肌紧张并缩短。

7. **锤状趾**　跖趾关节和远侧趾间关节过伸，在肌肉上趾伸肌缩短、蚓状肌被拉长。

**帕金森病患者异常姿势评定**

2018 年发布的《帕金森病康复中国专家共识》提出，评定帕金森病患者异常姿势可选择改良的帕金森病活动量表、简易平衡评定系统测试、功能性前伸试验、5 次坐立试验、起立 - 行走计时试验，还可用动静态平衡测试系统等进行评定。

### （四）异常姿势的影响

**1.不对称或单侧姿势异常易引起肌肉与韧带的不平衡**

（1）肌肉变薄：长时间被拉长的肌肉会变薄弱。

（2）肌肉缩短：长时间收缩的肌肉在该体位是强壮的，但是在全范围关节活动中会失去原有力量。

（3）韧带张力减弱或消失：韧带长时间被拉长，因被动张力不断增加而失去支持和保护关节的功能。

（4）关节脱位：关节失去肌肉或韧带的支持将丧失某一方向的活动度，将出现半脱位或脱位。

**2.对称性姿势异常引起关节负重和压力分布异常**　长时间负重压力异常将引起关节软骨异常，导致早期关节退行性变化。

**3.某种异常姿势可导致相应病变**　为维持可接受的、直立的姿势，某种异常姿势可引起其他部位异常。

**4.姿势异常可出现疼痛**

（1）姿势不正确：为维持不正确的姿势将引起姿势性疼痛，此时肌力正常，活动后可减轻。

（2）姿势功能异常：因长期不正确姿势习惯或损伤后产生的组织粘连和挛缩，软组织适应性的缩短和肌肉无力均可引起疼痛，随时间延长将引起炎症、损伤甚至退行性病变。

【案例分析】

徐某取坐位时，如何对其进行姿势评定。

姿势评定可从不同方向观察人体。

（1）侧面观：与人体重心线有关部位的情况，如膝关节有无过伸或屈曲，骨盆有无前、后倾斜或旋转，脊柱的胸椎段、腰椎段弯曲是否正常，头部位置有无屈曲或倾斜，胸部位置有无压低或升高，腹壁是否外凸等。

（2）后面观：重心线有无向左或向右偏斜，足部跟腱和跟骨有无异常，髋部有无股内收或外展，骨盆有无倾斜，脊柱有无侧凸等。

（3）前面观：足部足趾位置和纵弓有无异常，膝部髌骨位置有无异常，骨盆有无倾斜，肋骨有无旋转，头部有无倾斜或旋转等。必要时可通过肌肉弹性和长度的检查、肌力检查及下肢长度测量证实上述 3 个方向观察到的姿势情况。

## ■ 任务二　人体测量

**案例导入**

李某，男，27 岁，公司职员。1 年前左下肢被卡车碾压伤膝关节下毁损，急诊下行保留髌骨膝关节截肢残端修整术，术后愈合良好出院。今为求安装假肢入院。

**思　考**

1. 请为李某进行右下肢、左下肢残端肢体测量长度。
2. 请为李某进行右下肢、左下肢残端肢体测量围度。

人体测量是一种形态学的检查方法，为评定许多功能指标提供依据。给患者进行人体测量时须遵守国际公认法则，力求结果准确可信。

### 一、肢体长度测量

测量前先将两侧肢体放于对称位置，然后用皮尺或卷尺利用骨性标志测量肢体的长度并比较结果。

**上肢长度的测量**

#### （一）上肢长度测量

1. **上肢长**　患者取坐位或立位，上肢自然下垂，肘关节伸展，前臂后旋，腕关节放于中立位，检查者测量肩峰外侧端至桡骨茎突或中指指尖间的距离。

2. **上臂长**　患者体位同上，检查者测量肩峰外侧端至肱骨外上髁间的距离。

3. **前臂长**　患者体位同上，检查者测量肱骨外上髁至桡骨茎突间的距离，或尺骨鹰嘴至尺骨茎突间的距离。

4. **手长**　患者将手放置为手指伸展位，检查者测量桡骨茎突与尺骨茎突连线起点至中指指尖间的距离。

#### （二）下肢长度测量

1. **下肢长**　患者取仰卧位，骨盆水平，下肢伸展，髋关节放于中立位，检查者测量髂前上棘至内踝间的最短距离，或股骨大转子至外踝间的距离。

2. **大腿长**　患者体位同上，检查者测量股骨大转子至膝关节外侧关节间隙间的距离，或坐骨结节至股骨外上髁间的距离。

3. **小腿长**　患者体位同上，检查者测量膝关节外侧间隙至外踝间的距离，或股骨外上髁至外踝间的距离。

**4. 足长** 患者将踝关节放于中立位，检查者测量足跟末端至第二趾末端间的距离。

### （三）残端肢体长度测量

**1. 上臂残肢长** 测量腋窝前缘至残肢末端的距离。

**2. 前臂残肢长** 测量尺骨鹰嘴沿尺骨至残肢末端的距离。

**3. 大腿残肢长** 测量坐骨结节沿大腿后面至残肢末端的距离。

**4. 小腿残肢长** 测量膝关节外侧关节间隙至残肢末端的距离。

## 二、肢体围度的测量

用皮尺测量肢体的围度或周径，了解肌肉有无萎缩、肿胀或肥大。

### （一）四肢围度测量

**1. 上臂围度** 患者分别取肘关节用力屈曲和伸展两种体位，检查者依次测量上臂中部、肱二头肌最大膨隆处的围度。

**2. 前臂围度** 患者将前臂放于身体两侧自然下垂，检查者依次测量前臂近侧端最大膨隆处、前臂远端最细处的围度。

**3. 大腿围度** 患者取仰卧位，下肢稍外展，膝关节伸展，检查者测量髌骨上方10cm处围度，或测量从髌骨上缘起向大腿中段 6 cm、8 cm、10 cm、12 cm 处围度。在记录测量结果时须注明测量部位。

**4. 小腿围度** 患者体位同上，检查者分别测量小腿最粗处和内、外踝上方最细处的围度。

### （二）残端肢体围度测量

残端肢体围度的测量是为了判断断端的水肿程度、判定与假肢接受腔的合适程度，尽可能每周测量一次。

**1. 上臂残端围度** 腋窝至断端末端每隔 2.5 cm 测量一次围度。

**2. 前臂残端围度** 尺骨鹰嘴至断端末端每隔 2.5 cm 测量一次围度。

**3. 大腿残端围度** 坐骨结节至断端末端每隔 5 cm 测量一次围度。

**4. 小腿残端围度** 膝关节外侧关节间隙至断端末端每隔 5 cm 测量一次围度。

### （三）躯干围度测量

**1. 颈围** 患者取坐位或立位，上肢放于两侧自然下垂，检查者用皮尺通过喉结处水平绕颈一周测量围度。

**2. 胸围** 患者体位同上，检查者用皮尺通过乳头上方和肩胛下角下方绕胸一周测量围度，应分别测量平静吸气末和呼气末的围度，对于乳房较大的女性可在乳头稍高处测量。

**3. 腹围** 患者体位同上，检查者用皮尺通过脐水平绕腹一周测量围度。

**4. 臀围** 患者体位同上，检查者用皮尺测量大转子和髂前上棘连线中间臀部的最大围度。

### 三、身高和体重

身高和体重是衡量人体发育、营养状况的基本指标。体重与性别、年龄、生活条件、营养代谢和体育锻炼等多种因素密切相关。

#### （一）成人

测量体重应在清晨、空腹和排便后进行，成人理想体重可用以下公式粗略计算：理想体重（kg）= 身高（cm）−105。一般认为体重在理想体重上下 10% 范围内属于正常，超过理想体重 10%～20% 为超重，超过 20% 为肥胖。低于理想体重 10%～20% 为消瘦，低于 20% 以上为明显消瘦。

#### （二）儿童和青少年

儿童和青少年理想体重可用以下公式粗略计算。7～12 岁：标准体重（kg）= 年龄 ×2 + 8，13～16 岁：标准体重（kg）=[ 身高（cm）−100]×0.9。体重超过标准体重 20%～30% 为轻度肥胖，超过 30%～50% 为中度肥胖，超过 50% 为重度肥胖，可用以下公式计算肥胖度：肥胖度 =（实际体重 − 标准体重）/ 标准体重 ×100%。

#### （三）体质指数

由于体重受身高的影响较大，常用体质指数（body mass index，BMI）衡量营养状况和肥胖程度。计算方法为：BMI= 体重（kg）/ 身高（m）$^2$，按世界卫生组织的标准，BMI<18.5 为体重不足，18.5≤BMI<25 为正常，25≤BMI<30 为超重，BMI≥30 为肥胖。

---

【案例分析】

1. 请为李某进行右下肢、左下肢残端肢体测量长度。

（1）右下肢肢体长度测量方法如下：①下肢长：患者取仰卧位，骨盆水平，下肢伸展，髋关节放于中立位，检查者测量髂前上棘至内踝间的最短距离。②大腿长：患者体位同上，检查者测量股骨大转子至膝关节外侧关节间隙间的距离。③小腿长：患者体位同上，检查者测量膝关节外侧间隙至外踝间的距离，或股骨外上髁至外踝间的距离。④足长：患者将踝关节放于中立位，检查者测量足跟末端至第二趾末端间的距离。

（2）左下肢残端肢体长度测量方法：测量坐骨结节沿大腿后面致残肢末端间的距离。

2. 请为李某进行右下肢、左下肢残端肢体测量围度。

（1）右下肢肢体围度测量方法如下：①大腿围度：患者取仰卧位，下肢稍外展，膝关节伸展，检查者测量从髌骨上缘起向大腿中段 6 cm、8 cm、10 cm、12 cm 处围度。在记录测量结果时须注明测量部位。②小腿围度：患者体位同上，检查者分别测量小腿最粗处和内、外踝上方最细处的围度。

（2）左下肢残端肢体围度测量方法：坐骨结节至断端末端每隔 5 cm 测量一次围度。

## 学习检测

一、选择题

1. 按世界卫生组织对 BMI 定义的标准，肥胖是（    ）。

A. BMI<18.5

B. 18.5≤BMI<25

C. 25≤BMI<30

D. BMI≥30

E. BMI≥40

2. 腰围和臀围的测量位置分别是（    ）。

A. 围绕髂前上棘与第 12 肋下缘连线中点及环绕臀部最突出点测出的身体水平周径

B. 围绕髂前上棘与第 12 肋下缘连线上 1/3 点及环绕髂前上棘测出的身体水平周径

C. 围绕髂前上棘与第 12 肋下缘连线下 1/3 点及环绕髂后上棘测出的身体水平周径

D. 围绕脐周水平连线及环绕臀部最突出点测出的身体水平周径

E. 围绕脐周水平连线及环绕髂前上棘测出的身体水平周径

3. 扁平足常见于（    ）。

A. 坐姿作业

B. 站姿作业

C. 流水线作业

D. 视屏作业

E. 精细作业

4. 膝内翻畸形时会出现（    ）。

A. 髋内旋肌紧张

B. 股四头肌松弛

C. 胫后肌、腘肌被拉长

D. 髋外侧旋转肌被拉长

E. 足外翻肌紧张

5. 下列关于肢体长度测量的说法正确的是（    ）。

A. 上臂长：肩峰外侧端至肱骨外上髁间的距离

B. 手长：桡骨茎突与尺骨茎突连线起点至中指指尖间的距离

C. 前臂长：肱骨外上髁至尺骨茎突间的距离

D. 下肢长：髂前上棘至内踝间的最短距离

E. 足长：足跟末端至第二趾末端间的距离

二、简答题

1. 简述残端肢体围度的测量方法。

2. 异常姿势会对人体产生哪些影响？

# 项目三
# 神经系统反射评定

## 学习目标

1. 掌握反射与反射弧，反射的分类及评定目的，脊髓、脑干和中脑及大脑皮质所控制的反射或反应，常用神经反射的检查方法。

2. 熟悉反射检查的目的，反射检查的注意事项，脊髓、脑干和中脑及大脑皮质所控制的反射或反应的检查方法。

3. 了解神经系统反射的出现与消失的时间和临床意义。

神经系统的基本任务是使机体内无数复杂的部分相互联系起来，作为一个统一的整体而活动，这些极其重要的联系与统一，都是借助于神经系统的反射来实现。

## ■ 任务一 神经系统反射概述

案例导入

刘某，9岁，两周前无明显诱因出现恶心、呕吐明显，近4天出现呕吐频繁，步态不稳，无视物模糊，无大小便失禁，送往当地医院，诊断小脑蚓部占位、脑积水，予以开颅肿瘤切除，住院12天，好转出院。之后未经康复治疗，患者出现步态不稳，头晕等。

思　考

1. 反射弧由哪些组成？
2. 反射评定的目的是什么？

## 一、反射概述

### （一）概念

反射（reflex）：在中枢神经系统参与下，机体对内、外界环境的刺激做出的规律性应答，它是神经系统活动的基本形式。

反射弧（reflex arc）的组成：感受器、传入神经（感觉神经）、神经中枢、传出神经（运动神经）和效应器。

### （二）反射的分类

1. 按生理功能分类　防御反射、摄食反射、姿势反射。
2. 按感受器分类　外感受器反射、内感受器反射。
3. 按反射的发育分类　脊髓水平的反射、脑干水平的反射、中脑及大脑皮质所控制的反射。
4. 按刺激部位分类　浅反射、深反射。
5. 按反射弧的通路分类　单突触反射、多突触反射。

### （三）神经反射发育评定

1. 脊髓水平的反射　妊娠28周至出生后2个月内出现并存在，包括屈肌收缩反射、伸肌伸张反射、交叉性伸展反射等。
2. 脑干水平的反射　大部分出生时出现并且维持至出生后4个月，包括非对称性/对称性紧张性颈反射、紧张性迷路反射、联合反应、阳性/阴性支持反射等。
3. 中脑水平的反射　出生时或出生后4~6个月出现并维持终生，包括各种调整反应等。
4. 大脑皮质水平的反射　出生后4个月~21个月出现并且终生存在，包括各种平衡反应等。

### （四）反射评定的目的

（1）判断中枢神经系统的发育状况。
（2）判断中枢神经系统的损伤的情况。
（3）为制订康复计划提供依据。
（4）预测疾病的转归。

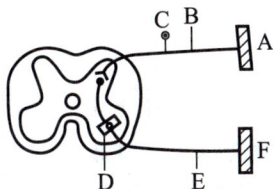

传入神经元和传出神经元的判断

（1）根据神经节（C）判断：有神经节的是传入神经元（B）。

（2）根据突触结构（D）判断：图示中与感受器相连的是传入神经元（B），与效应器相连的是传出神经元（E）。

（3）根据脊髓灰质结构判断：与前角（膨大部分）相连的为传出神经元（E），与后角（狭窄部分）相连的为传入神经元（B）。

（4）切断实验法：若切断某一神经，刺激外周段（远离中枢的位置），肌肉不收缩，而刺激向中段（近中枢的位置），肌肉收缩，则切断的为传入神经元，反之则为传出神经元。

## 【案例分析】

1. 反射弧的组成：感受器、传入神经（感觉神经）、神经中枢、传出神经（运动神经）和效应器。

2. 反射评定的目的有以下几点：

（1）判断中枢神经系统的发育状况。

（2）判断中枢神经系统的损伤的情况。

（3）为制订康复计划提供依据。

（4）预测疾病的转归。

特定的反射均在一定阶段出现或消失，反射发育水平的延迟或倒退常因中枢神经系统的损害而破坏，因此神经系统反射评定可以为制订康复计划和评定康复疗效提供客观依据。其中神经系统反射评定包括脊髓水平的反射、脑干水平的反射、中脑水平的反射等。

# 任务二　神经系统反射评定方法

## 一、脊髓水平的反射

　　脊髓反射是脑桥下 1/3 的前庭外侧核传导的运动反射，它协调四肢在屈曲和伸展模式中的肌肉。对脊髓反射检测的阳性或阴性反应在 2 个月的正常儿童可能存在，超过 2 个月的儿童，阳性反应持续存在，可能预示着中枢神经系统的发育迟缓，阴性反应是正常的。

### （一）屈肌收缩反射（flexor withdrawal）

　　检测体位：患者仰卧，头置正中，下肢伸展。诱发刺激：刺激一侧足底。阴性反应：受刺激的下肢维持伸展或因厌烦刺激而退缩。阳性反应：受刺激的下肢失去控制而屈曲，足趾伸展，踝关节背屈，不要与挠痒相混淆。临床意义：出生后 2 个月内阳性反应是正常的，在这之后仍存在可能提示反射发育迟缓。

### （二）伸肌伸展反射（extensor thrust）

　　检测体位：患者仰卧，头置正中，两下肢一侧伸直，一侧屈曲。诱发刺激：刺激屈曲的一侧下肢的足底。阴性反应：屈曲的下肢维持姿势不变。阳性反应：屈曲的下肢失去控制而伸直，不要与挠痒相混淆。临床意义：出生后 2 个月内阳性反应是正常的，在此之后仍存在可能提示反射发育迟缓。

### （三）第一种交叉伸展反射（crossed extension）

　　检测体位：患者仰卧，头置正中，一侧下肢伸直，另一侧下肢屈曲。诱发刺激：屈曲伸直侧的下肢。阴性反应：在伸直侧下肢屈曲时，对侧下肢仍保持屈曲。阳性反应：在屈曲伸直侧下肢时，对侧屈曲的下肢变为伸直。临床意义：出生后 2 个月内阳性反应是正常的，在此之后仍存在可能提示反射发育迟缓。

### （四）第二种交叉伸展反射（crossed extension）

检测体位：患者仰卧，头置正中，双侧下肢伸直。诱发刺激：连续轻拍大腿内侧。阴性反应：双侧下肢对刺激无反应。阳性反应：对侧下肢内收、内旋和足跖屈（呈典型的剪刀位）。临床意义：出生后 2 个月内阳性反应是正常的，2 个月后仍存在可能提示反射发育迟缓。

## 二、脑干水平的反射

脑干反射是通过从前庭外侧核到位于基底神经节下方的红核之间的区域传导的、静止的姿势反射，它影响全身的肌张力变化，既与头和身体在空中的位置有关，也与头同身体的位置关系有关。在出生后前 4～6 个月，脑干反射的阳性或阴性的存在可见于正常儿童，超过 6 个月的儿童仍存在阳性反射可能提示运动发育迟缓，阴性反应是正常的。

### （一）不对称性紧张性颈反射（asymmetrical tonic neck）

检测体位：患者仰卧，头置正中，上下肢伸直。诱发刺激：将头转向一侧。阴性反应：两侧肢体无反应。阳性反应：面部朝向的一侧上下肢伸展或伸肌肌张力增高，对侧上下肢屈曲或屈肌张力增高。临床意义：出生后 4～6 个月阳性反应是正常的，出生 6 个月后的阳性反应可能提示反射发育迟缓。

### （二）第一种对称性紧张性颈反射（symmetrical tonic neck 1）

检测体位：患者取手足着地俯卧（膝手卧）位或趴在检查者膝上。诱发刺激：将头向腹侧屈曲。阴性反应：四肢肌张力无变化。阳性反应：上肢屈曲或屈肌张力增高，下肢伸展或伸肌张力增高。临床意义：出生后 4～6 个月阳性反应是正常的，出生 6 个月后阳性反应的存在可能提示反射发育迟缓。

### （三）第二种对称性紧张性颈反射（symmetrical tonic neck 2）

检测体位：患者取手足着地俯卧位或趴在检查者膝上。诱发刺激：将头向背侧屈曲。阴性反应：上下肢肌张力无变化。阳性反应：上肢伸展或伸肌张力增高，下肢屈曲或屈肌张力增高。临床意义：出生后 4～6 个月阳性反应是正常的，6 个月后仍存在可能提示反射发育迟缓。

### （四）仰卧位紧张性迷路反射（tonic labyrinthine supine）

检测体位：患者仰卧，头置正中，双上下肢伸展。诱发刺激：维持仰卧位。阴性反应：当上下肢被动屈曲时，伸肌张力无变化。阳性反应：当上下肢被动屈曲时，伸肌张力增高。临床意义：出生后 4 个月阳性反应是正常的，4 个月之后仍存在可能提示反射发育迟缓。

### （五）俯卧位紧张性迷路反射（tonic labyrinthine prone）

检测体位：患者取俯卧，头置正中，双上下肢伸展。诱发刺激：维持俯卧位。阴性反应：屈肌张力无变化，头、躯干、四肢伸直。阳性反应：不能后伸头、后缩肩及伸展躯干和四肢。

临床意义：出生后 4 个月阳性反应是正常的，4 个月后仍存在可能提示反射发育迟缓。

### （六）联合反应（associated reactions）

检测体位：患者仰卧。诱发刺激：让患者用力抓一物体（偏瘫患者用健侧手）。阴性反应：在身体其他部位无反应或很少的反应或很轻微的肌张力增高。阳性反应：对侧肢体出现同样的动作和（或）身体其他部位肌张力增高。临床意义：出生时～3 个月出现，8～9 岁消失。若阳性反应发生于伴有其他异常反射的患者，可能提示反射发育迟缓。

### （七）阳性支持反应（positive supporting reaction）

检测体位：抱患者使之维持站立。诱发刺激：使患者用足底跳跃几次。阴性反应：肌张力无变化（下肢维持屈曲）阳性反应：下肢伸肌张力增高，足跖屈，膝反张发生。临床意义：出生后 4～8 个月阳性反应是正常的，在 8 个月之后仍存在可能提示反射发育迟缓。

### （八）阴性支持反应（negative supporting reaction）

检测体位：帮助患者呈站立位。诱发刺激：使之呈自我负重位。阴性反应：由于阳性支持产生的伸肌张力缓解，允许呈跖行足（即踝关节 90°）和下肢屈曲。阳性反应：伸肌张力未缓解，阳性支持持续存在。临床意义：正常反应是伸肌张力充分缓解，并允许屈曲，异常反应是超过 8 个月阳性支持反应仍存在。4 个月后负重下肢的过度屈曲也是异常的。

## 三、中脑水平的反射

临床上将中脑及大脑皮质水平的反射称为"反应"，它特指婴幼儿时期出现并终身存在的较高水平的反射。中脑水平的反应是获得性运动发育成熟的标志，其调整反应在此水平被整合并相互作用以影响头与身体在空间的关系。

### （一）调整反应（righting reactions）

调整反应是在红核上方的中脑整合的，不包括大脑皮质。调整反应相互作用，使头和身体在空间保持正常位置。它们是出生后第一批发育的反射，到 10～12 个月时达到最大效应。当皮质控制增加时，它们逐渐改变并受到抑制，到 5 岁末时消失。它们的组合动作使得儿童能够翻身、起坐、手膝位起立和手足支撑俯卧。

1. 颈调整反应（neck righting acting on the body，NOB）　检测体位：患者仰卧，头置正中，上下肢伸直。诱发刺激：被动地或主动地将头转向一侧。阴性反应：身体不旋转。阳性反应：整个身体向着与头一样的方向旋转。临床意义：出生后 6 个月阳性反应是正常的，超过 6 个月仍存在阳性反应可能提示反射发育迟缓。超过 1 个月的儿童阴性反应是反射发育迟缓指征。

2. 躯干调整反应（body righting acting on the body，BOB）　检测体位：患者仰卧，头置正中，上下肢伸直。诱发刺激：主动地或被动地将头转向一侧。阴性反应：身体作为一个整体而不是分段旋转。阳性反应：在骨盆和肩之间的躯干部分的旋转，如先是头转，然后是肩，最后是骨盆。临床意义：出生后4～6个月出现，出生18个月以后消失。在此以后出现阳性反应，6个月后仍是阴性反应可能提示反射发育迟缓。

3.第一种头部迷路调整反应（labyrinthine righting acting on the head 1）　检测体位：将患者遮上眼睛，置俯卧位。诱发刺激：维持俯卧位。阴性反应：头不能自动地抬至正常位置。阳性反应：头抬至正常位置，面部呈垂直位，口呈水平位。临床意义：出生后1～2个月直到终生阳性反应都是正常的，2个月后仍阴性反应可能提示反射发育迟缓。

4.第二种头部迷路调整反应（labyrinthine righting acting on the head 2）　检测体位：将患者遮上眼睛，置仰卧位。诱发刺激：维持仰卧位。阴性反应：头不能自动抬起到正常位置。阳性反应：头抬至正常位置，面部呈垂直位，口呈水平位。临床意义：出生后6个月开始直至终身阳性反应都是正常的,6个月后仍为阴性反应可能提示反射发育迟缓。

5.第三种头部迷路调整反应（labyrinthine righting acting on the head 3）　检测体位：将患者眼睛遮上，抱住患者骨盆处。诱发刺激：使患者向右侧倾斜。阴性反应：头不能自动调正至正常位置。阳性反应：头调正至正常位置，面部垂直，口呈水平位。临床意义：出生后6～8个月直至终生阳性反应都是正常的，8个月后仍为阴性反应可能提示反射发育迟缓。

6.第四种头部迷路调整反应（labyrinthine righting acting on the head 4）　检测体位：将患者眼睛遮上，抱住患者骨盆处。诱发刺激：使患者向左侧倾斜。阴性反应：头不能自动调正至正常位置。阳性反应：头调正至正常位置，面部垂直，口呈水平位。临床意义：出生后6～8个月直至终生阳性反应都是正常的，8个月后仍为阴性反应可能提示反射发育迟缓。

7.第一种视觉调整反应（optical righting 1）　检测体位：双手抱患者并使之在空中呈俯卧位。诱发刺激：维持俯卧位。阴性反应：头不能自动抬至正常位置。阳性反应：头抬至正常位置，面部垂直，口呈水平位。临床意义：阳性反应在头部迷路调正反射出现后不久出现，直至终身（如果迷路调整反射不存在，那么视觉调整反射在各个位置上都将是无效的），在此时间之后仍为阴性反应可能提示反射发育迟缓。

8.第二种视觉调整反应（optical righting 2）　检测体位：双手抱患者并使之在空中呈仰卧位。诱发刺激：维持仰卧位。阴性反应：头不能自动抬至正常位置。阳性反应：头抬至正常位置，面部垂直，口呈水平位。临床意义：出生后6个月直到终生阳性反应都是正常的，6个月后仍阴性反应可能提示反射发育迟缓。

9.第三种视觉调整反应（optical righting 3）　检测体位：双手抱骨盆处并维持在空中。诱发刺激：斜向右侧。阴性反应：头不能自动抬至正常位置。阳性反应：头抬至正常位置，面部垂直，口呈水平位。临床意义：出生后6～8个月直至终身阳性反应都是正常的，8个月后仍为阴性反应可能提示反射发育迟缓。

10.第四种视觉调整反应（optical righting 4）　检测体位：双手抱骨盆处并维持在空中。诱发刺激：斜向左侧。阴性反应：头不能自动抬至正常位置。阳性反应：头抬至正常位置，面部垂直，口呈水平位。临床意义：出生后6～8个月直至终身阳性反应都是正常的，8个月后仍为阴性反应可能提示反射发育迟缓。

11. **两栖动物反应（amphibian reaction）** 检测体位：患者俯卧，头置正中，两下肢伸直、两上肢向头上伸直。诱发刺激：将骨盆一侧抬起。阴性反应：上肢、髋、膝部出现屈曲。阳性反应：骨盆抬起侧的上肢、髋、膝屈曲。临床意义：出生后6个月直至终生阳性反应都是正常的，6个月后仍为阴性反应可能提示反射发育迟缓。

### （二）自动运动反应（automatic movement reaction）

自动运动反应作为一组反射可在婴幼儿身上观察到，严格地说，它不是调整反射，但这些反应是随着头部的位置变化而变化的，涉及半规管，或迷路，或颈部的本体感觉。如调正反射一样，自动运动反应出现在发育的某个阶段，它的持续存在或缺乏可见于某些疾病的患者。

1. **拥抱反射（moro reflex）** 检测体位：患者取半仰卧位。诱发刺激：突然将头伸向后下方。阴性反应：无或轻微的惊愕反应。阳性反应：上肢外展、伸直（或屈曲）、外旋，手指伸直和外展。临床意义：直到出生后4个月内出现阳性反应是正常的，4个月后仍有阳性反应可能提示反射发育迟缓，4个月后阴性反应是正常的。

2. **抬躯反射（landau reflex）** 检测体位：用手托住患者胸部，俯卧位置于空中。诱发刺激：主动地或被动地抬头。阴性反应：脊柱和下肢维持屈曲位。阳性反应：脊柱和下肢伸直（当头向腹侧屈曲时，脊柱和下肢屈曲）。临床意义：出生后6个月到2岁或2岁半阳性反应是正常的，超过2岁半仍阳性可能提示反射发育迟缓。从出生到6个月和从2岁半直至终生阴性反应都是正常的。

3. **保护性伸展反应（parachutereaction）** 检测体位：患者俯卧位，两上肢向头的方向伸展。诱发刺激：抓起踝或骨盆将患者悬吊在空中，然后突然将头向地板方向运动。阴性反应：上肢不能保护头，但显示原始反射，如对称或不对称紧张性颈反射。阳性反应：上肢立即伸展伴手指外展和伸直以保护头。临床意义：阳性反应大约在6个月出现并持续终生，6个月后阴性反应可能提示反射发育迟缓。

### 四、大脑皮质水平

这些反应是由于大脑皮质、基底神经节和小脑相互之间有效作用的结果。平衡反应的成熟标志着运动发育进入人类等两足动物阶段，它们在肌力正常时出现并提供身体对重心变化的适应，出生后6个月平衡反应开始出现。任何水平上的阳性反射都提示下一个更高级的水平出现运动活动的可能性。

### （一）仰卧位平衡反应（supine）

检测体位：患者仰卧在斜板上，上下肢伸直。诱发刺激：将斜板斜向一侧。阴性反应：头和胸不能自我调正，无平衡或保护反应。阳性反应：头和胸调正，抬起的一侧上下肢外展和伸直（平衡反应），斜板较低侧身体出现保护性反应。临床意义：出生后6个月直至终生出现阳性反应，6个月后仍出现阴性反应可能是反射发育迟缓的一个征象。

### （二）俯卧位平衡反应（prone）

检测体位：患者俯卧位在斜板上，上下肢伸直。诱发刺激：将斜板斜向一侧。阴性反应：头和胸不能自我调正，无平衡或伸展反应。阳性反应：头和胸调正，抬起的一侧上下肢外展、伸直（平衡反应），斜板较低的一侧肢体出现保护性反应。临床意义：出生后大约6个月出现阳性反应，并持续终身。6个月后仍为阴性反应可能是反射发育迟缓的一个征象。

### （三）膝手四点位平衡反应（four-foot kneeling）

检测体位：患者膝手四点位支撑。诱发刺激：将身体向一侧倾斜。阴性反应：头、胸不能自我调正，没有平衡或保护反应。阳性反应：头、胸调正，抬起的一侧上下肢外展、伸直，较低的一侧肢体出现保护性反应。临床意义：出生后8个月阳性反应是正常的，并持续终生。8个月后仍为阴性反应可能是反射发育迟缓的征象。

### （四）坐位平衡反应（sitting）

检测体位：患者坐在椅上。诱发刺激：拉或使患者向一侧倾斜。阴性反应：头、胸不能自我调正，无平衡或保护性反应。阳性反应：头、胸调正，抬高一侧上下肢外展、伸直（平衡反应），较低的一侧肢体出现保护性反应。临床意义：出生后10~12个月出现阳性反应，并维持终生。12个月后仍为阴性反应可能是反射发育迟缓的征象。

### （五）双膝立位平衡反应（kneel-standing）

检测体位：患者呈双膝立位。诱发刺激：拉或使患者向侧倾斜。阴性反应：头、胸不能自我调正，无平衡或保护性反应。阳性反应：头、胸调正，抬高的一侧上下肢外展、伸直（平衡反应），较低的一侧出现保护性反应。临床意义：出生15个月后出现阳性反应，并维持终身。15个月后仍为阴性反应可能是反射发育迟缓的征象。

### （六）第一种跨步及跳跃反应（hopping 1）

检测体位：患者呈站立位，检测者握住患者双侧，上臂。诱发刺激：使患者向右或左侧移动。阴性反应：头、胸不能自我调正，不能跨步维持平衡。阳性反应：头、胸调正，向侧方跨步以维持平衡。临床意义：出生后15~18个月出现阳性反应，并维持终生。18个月后仍为阴性反应可能是反射发育迟缓的象征。

### （七）第二种跨步及跳跃反应（hopping 2）

检测体位：患者呈站立位，检查者双手握住患者上臂。诱发刺激：使患者向前活动。阴性反应：头、胸不能自我调正，不能跨步维持平衡。阳性反应：头、胸调正，向前跨步以维持平衡。临床意义：出生后15~18个月出现阳性反应，并维持终生。18个月后仍为阴性反应可能是反射发育迟缓的象征。

### （八）第三种跨步及跳跃反应（hopping 3）

检测体位：患者呈站立位，检查者双手握住患者上臂。诱发刺激：使患者向后活动。

阴性反应：头、胸不能自我调正，不能跨步维持平衡。阳性反应：头、胸调正，向后跨步以维持平衡。临床意义：出生后15～18个月出现阳性反应，并维持终生。18个月后仍为阴性反应可能是反射发育迟缓的象征。

### （九）足背屈平衡反应（dorsiflexion）

检测体位：患者呈站立位，检查者两手握患者腋下。诱发刺激：使患者向后倾斜。阴性反应：头、胸不能自我调正，足无背屈。阳性反应：头、胸调正，足背屈。临床意义：出生后15～18个月出现阳性反应是正常的，并维持终身。18个月后仍为阴性反应可能是反射发育迟缓的征象。

### （十）跷跷板平衡反应（see-saw）

检测体位：患者站立位，检查者双手分别握住患者同侧的手、足，并屈膝、髋。诱发刺激：轻而慢地向前外侧拉手臂。阴性反应：头、胸不能自我调正，不能维持站立平衡。阳性反应：头、胸调正，手握的屈曲的膝完全伸直并稍外展以维持平衡。临床意义：出生后15个月出现阳性反应是正常的，并维持终生。15个月后仍为阴性反应可能是反射发育迟缓的征象。

### （十一）猿位平衡反应（simian position）

检测体位：患者呈蹲坐位。诱发刺激：将患者向一侧倾斜。阴性反应：头、胸不能自我调正，维持原位，缺乏平衡或保护性反应。阳性反应：头、胸调正，抬高的一侧上下肢外展、伸直（平衡反应），较低的一侧出现保护性反应。临床意义：出生后15～18个月出现阳性反应是正常的，并维持终生。18个月后仍为阴性反应可能是反射发育迟缓的征象。

## 五、其他常用的神经反射

### （一）浅反射

身体表面部分的感受器受到刺激而引起的肌肉急速收缩反应。各种浅反射都具有与节段装置相当的反射弧，如除了脊髓节段性的反射弧以外，还有冲动循脊髓上升达大脑皮质，而后再经锥体束下降至脊髓前角细胞。反射弧任何部分损害均可引起反射减弱或消失，即上运动神经元瘫痪或下运动神经元瘫痪均可出现浅反射减弱或消失。昏迷、麻醉、深睡、1岁内婴儿也可丧失。

#### 1.角膜反射

（1）检查方法：被检查者向内上方注视，检查者用细棉签毛由角膜外缘轻触患者的角膜。正常时，被检者眼睑迅速闭合，称为直接角膜反射。刺激一侧角膜，对侧出现眼睑闭合反应称为间接角膜反射。

（2）反射弧：三叉神经眼支→脑桥→面神经核→眼轮匝肌做出反应。

（3）临床意义：①直接与间接角膜反射皆消失，见于受刺激侧三叉神经病变（传入障碍）。②直接反射消失，间接反射存在，见于受刺激侧面神经瘫痪（传出障碍）。③直接反射存在，间接反射消失，为受刺激对侧面神经瘫痪。④角膜反射完全消失：见于深昏迷患者。

### 2. 腹壁反射

（1）检查方法：患者仰卧，两下肢稍屈，腹壁放松，然后用火柴杆或钝头竹签按上、中、下三个部位轻划腹壁皮肤。反应：受刺激的部位可见腹壁肌收缩。

（2）反射弧：脊髓感觉神经→大脑皮质→脊髓运动神经→腹部肌肉。

**腹壁反射**

（3）临床意义：①上部腹壁反射消失，病损定位于T7～8；中部腹壁反射消失，病损定位于T9～10；下部腹壁反射消失，病损定位于T11～12。②双侧上、中、下腹壁反射消失见于昏迷或急性腹膜炎患者。肥胖、老年人，经产妇由于腹壁过松也可出现腹壁反射减弱或消失。③一侧腹壁反射消失见于同侧锥体束病损。

### 3. 提睾反射

（1）检查方法：用火柴杆或钝头竹签由下向上轻划股内侧上方皮肤，可引起同侧提睾肌收缩，睾丸上提。

（2）反射弧：类似腹壁反射。生殖股神经、闭孔神经皮质→L1～2→生殖股神经、闭孔神经肌质→提睾肌。

（3）临床意义：①双侧反射消失见于：腰髓1～2节病损。②一侧反射减弱或消失见于锥体束损害老年人及局部病变（腹股沟疝、阴囊水肿、睾丸炎）。

### 4. 跖反射

（1）检查方法：患者仰卧，髋及膝关节伸直，检查者以手持患者踝部，用棉签或火柴杆由后向前划足底外侧至小趾掌关节处再转向趾侧。正常表现为足趾向趾面的屈曲。

（2）反射弧：胫神经→S1～2→胫神经。

（3）临床意义：足跖反射减弱或消失，提示上述反射弧有损害。

### 5. 肛门反射

（1）检查方法：检查者用棉花签轻划或用大头针轻划患者肛门周围皮肤，正常时，即刻见肛门收缩。若上述反应迟缓或不发生反应，即为肛门反射减弱或消失。

（2）反射弧：阴部神经→S4～5→阴部神经。

（3）临床意义：肛门反射减弱或消失说明有双侧锥体束或马尾神经损害。

## （二）深反射

深反射是肌肉受突然牵引后引起的急速收缩反应，反射弧仅由两个神经元，即感觉神经元和运动神经元直接连接而成。一般叩击肌腱引起深反射，肌肉收缩反应在被牵引的肌肉最为明显，但不限于该肌肉，见表3-1。

**肱二头肌反射**

### 1. 肱二头肌反射　检查方法：检查者以左手托扶患者屈曲

的肘部，并将拇指置于肱二头肌肌腱上，然后以叩诊锤叩击拇指，正常反应为肱二头肌收缩，前臂快速屈曲。反射中枢在颈髓5～6节。

2.肱三头肌反射　检查方法：检查者以左手托扶患者的肘部，嘱患者肘部屈曲，然后以叩诊锤直接叩击鹰嘴突上方的肱三头肌肌腱，反应为三头肌收缩，前臂稍伸展。反射中枢在颈髓7～8节。

膝反射

3.桡骨骨膜反射　检查方法：检查者左手轻托腕部，并使腕关节自然下垂，然后以叩诊锤轻叩桡骨茎突，正常反应为前臂旋前，屈肘。反射中枢在颈髓5～8节。

4.膝反射　检查方法：坐位检查时，小腿完全松弛，自然悬垂。卧位时检查者用左手在腘窝处托起两下肢，使髋、膝关节稍屈、用右手持叩诊锤叩击髌骨下方的股四头肌腱。正常反应为小腿伸展。反射中枢L5～S2。

膝反射

5.跟腱反射　检查方法：仰卧、髋、膝关节屈曲、下肢外旋外展位检查者用左手托患者足掌，使足呈过伸位，然后以叩诊锤叩击跟腱。反应为腓肠肌收缩，足向跖面屈曲。反射中枢在L5～S2。

6.阵挛　检查方法：阵挛是在深反射亢进时，用持续力量使被检查的肌肉处于紧张状态，则该深反射涉及的肌肉就会发生节律性收缩。

跟腱反射

（1）髌阵挛：检查方法：患者仰卧，下肢伸直。检查者以拇指和食指按住其髌骨上缘，突然用力如冲击状向下推，并持续地压于髌骨上缘，此时若出现髌骨有节律地跳动，即为髌阵挛。临床意义：髌阵挛出现于膝腱反射高度亢进时，其意义与深反射亢进相同。

（2）踝阵挛：检查方法：患者仰卧，嘱其髋关节和膝关节稍屈曲。检查者一手托其腘窝部，另手握其足远侧端，强力推足背屈，维持一定推力，若踝关节出现节律性伸屈运动，即为踝阵挛。临床意义：踝阵挛出现见于该侧锥体束病变。也可见于中枢神经系统兴奋性增强和神经症。但这时阵挛是对称性和短暂的，而锥体束病变者则较持续。

表3-1　常见的深反射

| 反射名称 | 检查方法 | 反应 |
| --- | --- | --- |
| 下颌反射 | 轻叩微张的下颌中部 | 下颌上举 |
| 肩胛反射 | 叩击两肩胛之间 | 肩胛骨向内移动 |
| 肱二头肌反射 | 叩击置于肱二头肌腱上的检查者手指 | 肘关节屈曲 |
| 肱三头肌反射 | 叩击鹰嘴上方的肱三头肌腱 | 肘关节伸直 |
| 桡骨膜反射 | 叩击桡骨茎突 | 肘关节屈曲、旋前和手指屈曲 |
| 膝反射 | 叩击膝盖下股四头肌腱 | 膝关节伸直 |
| 跟腱（踝）反射 | 叩击跟腱 | 足向跖面屈曲 |

## （三）病理反射

病理反射是在正常情况下不出现，中枢神经有损害时才发生的异常反射，但在灵长类及1岁以下的婴儿则是正常的原始保护反射，以后随着动物的进化或锥体束的发育成熟，这些反射被锥体束抑制，当锥体束受损，抑制作用解除这类反射即又出现。习惯上，病理反射系指巴宾斯基征（Babinski征），见表3-2。

1. 巴宾斯基征（Babinski's sign）　患者仰卧，髋及膝关节伸直，检查者手持患者踝部，用钝头竹签由后向前划足底外侧，阳性反应为拇趾缓缓背屈，其他四趾呈扇形展开。见于锥体束损害。1岁以下婴儿由于锥体束未发育成熟，本征阳性，昏迷、深睡、使用大剂量镇静药后，锥体束功能受抑制，本征亦呈阳性。

2. 欧本海姆征（Oppenheim's sign）　拇指及示指沿患者胫骨前缘用力由上向下滑压，阳性同Babinski征。

3. 高登征（Gordon's sign）　拇指和其他四指分置腓肠肌部位，以适度的力量捏，阳性同Babinski征。

4. 夏道克征（Chaddock's sign）　竹签在外踝下方由后向前划至趾跖关节处为止，阳性同Babinski征。

5. 霍夫曼征（Hoffmann's sign）　检查者左手持患者腕关节。右手中指及示指夹持患者中指，稍向上提，使腕部处于轻度过伸位，然后以拇指迅速弹刮患者中指指甲，出现拇指内收，其余四指同时向掌。

表3-2　常用的病理反射

| 名称 | 检查法 | 反应 |
| --- | --- | --- |
| 巴彬斯基征 | 用针在足底外侧自后向前划过 | 蹬趾背屈，其余各趾扇形散开 |
| 欧本海姆征 | 以拇指用力沿小腿胫骨自上而下擦过 | 蹬趾背屈 |
| 高登征 | 用手捏压腓肠肌 | 蹬趾背屈 |
| 夏道克征 | 用针划过足部外踝处 | 蹬趾背屈 |

## （四）脑膜刺激征

脑膜受刺激的表现，脑炎、脑膜出血、脑脊液压力增加时可出现的体征：

1. 颈项强直　患者仰卧，以手托扶患者枕部作被动屈颈动作，以测试颈肌抵抗力。抵抗力增加，颈椎病、骨折也可阳性。

2. Kernig征　患者仰卧，先将一侧髋关节屈成直角，再用手抬高小腿，正常人可将膝关节伸达135°以上，伸膝受限、疼痛、屈肌痉挛为阳性。

3. Brudzinski征　患者仰卧，下肢自然伸直，检查者左手托住患者枕部，一手置于患者胸前，然后使头部前屈两侧膝关节、髋关节屈曲为阳性。

颈项强直

kerning征

### 六、神经反射检查的注意事项

（1）患者心情平静，体位舒适标准。

（2）检查手法正确规范。

（3）左右两侧对比。

（4）检查时，谈话或阅读可消除紧张。

（5）叩诊锤叩击力量应均等。

> **知识链接** ◆ ⋮
>
> 脑神经平衡治疗方法
>
> 脑神经平衡疗法主要分为四大部分：
>
> 1.中西医结合治疗　中西医结合治疗运用我国首例精神疾病专用药"解郁安神系列中药"结合西药治疗，以西药控制症状，中药逐渐消除西药所产生的毒性作用及不良反应，从根本上作用于脑细胞，激活中枢神经系统，使精、气、神三者关系正常，达到治疗的目的。西医治标，中医治本，中西合璧，疗效显著。
>
> 2.鬼门十三针　鬼门十三针是针灸穴中博大精深的一种特殊治疗方法，是中医针灸中最神奇所在。专治百邪癫狂，从现代医学讲就是抑郁症、强迫症、精神分裂症等精神疾病，该针法吸取各类针灸精华，利用不同穴位的针灸机理，针到病除，疗效独特，在世界医学史上占有重要地位。
>
> 3.rTMS经颅磁物理治疗　rTMS经颅磁治疗仪是采用21世纪针对颅脑疾病的"低频重复性交变电磁"物理技术，是从根本上对脑生理功能进行改善的治疗。交变电磁可直接透过颅骨到达脑内深层组织，增加血液循环，改善脑组织营养，加速细胞代谢，修复损伤的脑细胞，改善神经功能。
>
> 4.心理减压治疗　心理疏导减压疗法，就是对患者阻塞的病理心理状态进行疏通引导，使之畅通无阻，从而达到治疗和预防疾病、促进身心健康的一种治疗方法。

### 【案例分析】

坐位平衡反应检测体位：患者坐在椅上。诱发刺激：拉或使患者向一侧倾斜。阴性反应：头、胸不能自我调正，无平衡或保护性反应。阳性反应：头、胸调正，抬高一侧上下肢外展、伸直（平衡反应），较低的一侧肢体出现保护性反应。临床意义：出生后大约10～12个月出现阳性反应，并维持终身。12个月后仍为阴性反应可能是反射发育迟缓的征象。

# 学习检测

## 一、选择题

1.反射弧的组成包括（　　　）。

A.感受器、传入神经、神经中枢、传出神经、效应器

B.感觉神经、神经中枢、传出神经、效应器

C.感受器、传入神经、神经中枢、传出神经、接收器

D.传入神经、神经中枢、传出神经、效应器

2.屈肌收缩反射正常的阳性反应是在（　　　）内出现。

A.3个月　　　　　　B.2个月　　　　　　C.5个月　　　　　　D.1个月

3.脑膜刺激征包括（　　　）。

A.颈项强直　　　　B. Kernig 征　　　　C. Brudzinski 征　　　D. 高登征

4.病理反射包括（　　　）。

A.提睾反射　　　　B. Kernig 征　　　　C. Babinski 征　　　D. Gordon 征

## 二、简答题

1.如何进行肱二头肌反射检查？

2.浅反射包括哪些？

3.神经反射检查应注意哪些？

# 项目四
# 运动功能评定

学习目标

1. 掌握关节活动度的测量方法；徒手肌力评定标准和全身主要肌肉的徒手肌力评定方法；肌张力异常的表现及痉挛的评定方法；平衡、协调功能的评定方法；步行周期与步态临床观察要点。

2. 熟悉正常关节活动度及关节活动范围测量原则；肌肉的分类及收缩的类型；肌张力的定义、分类及影响因素；平衡及其稳定极限的定义、维持平衡的生理机制；协调的定义、常见的协调障碍分类及表现自然步态及基本参数、常见的异常步态分析。

3. 了解关节运动的类型、影响因素、关节活动范围异常的原因；肌力评定的目的、适应证和禁忌证，等速肌力测试的方法及原理；肌张力评定的目的、适应证和禁忌证；自然步态的生物力学因素、运动学特征、动力学特征。

康复医学与临床医学有很大的不同，在某种意义上讲，康复医学是一种功能医学，其主要任务之一是研究患者的功能障碍和残疾，以及如何治疗或克服残疾给患者带来的功能障碍。运动功能障碍是中枢神经系统损伤导致的主要障碍之一，也是影响患者功能和日常生活活动能力的主要方面。运动功能评定主要包括关节活动度、肌力、肌张力、协调功能、平衡功能和步行能力等。

## ▉ 任务一　关节活动度评定

**案例导入** ◆

　　张某，男性，50岁，半年前活动中出现口眼歪斜，左侧肢体麻木，无力，急送往当地医院，诊断为左侧基底节区出血，立即行颅脑引流术，住院40天左右，好转出院。之后未经康复治疗，留有左侧肢体活动不灵的后遗症，行走姿势异常，左侧肩、肘、腕关节活动受限，对生活造成极大影响。

　　**思　考** ⋯⋯⋯⋯⋯⋯⋯⋯⋯⋯⋯⋯⋯⋯⋯⋯⋯⋯⋯⋯

　　1.怎样对张某左侧肩关节进行关节活动度评定？
　　2.怎样对张某左侧肘关节进行关节活动度评定？
　　3.怎样对张某左侧腕关节进行关节活动度评定？

### 一、概述

　　关节活动度又称关节活动范围（range of motion，ROM），是指关节活动时经过的最大角度。具体而言是指关节的移动骨在靠近或远离固定骨的运动过程中，移动骨所达到的新位置与起始位置之间的夹角。

　　关节活动度评定是指运用一定的工具测量特定体位下关节的最大活动范围，从而对关节的功能作出判断。

### 二、分类

　　根据由主动或被动运动达到的范围，将关节活动分为两种，通过患者主动、随意运动达到的关节活动范围为主动关节活动度，又称 AROM（active range of motion）；肢体被动运动达到的关节活动范围为被动关节活动度，又称 PROM（passive range of motion）。一般情况下，被动关节活动度比主动关节活动度大。

### 三、影响关节活动度的因素

#### （一）生理因素

（1）构成关节的两个关节面的弧度差。
（2）关节囊厚薄、松紧。
（3）关节韧带强弱、多少。
（4）关节周围肌群强弱与伸展性。
（5）关节周围的骨突起。

### （二）病理因素

**1. 关节内异常**　关节内骨折或软骨损伤、关节内游离体、关节积血或积液以及类风湿关节炎、骨关节炎、关节先天性畸形等关节本身的疾病或损伤。

**2. 关节外异常**　关节周围软组织损伤及粘连、痕挛缩、骨折、肌肉痉挛、严重的肢体循环障碍；周围神经损伤；枢神经系统损伤（先增大后减少）。

## 四、关节活动度评定的目的

（1）判断关节活动障碍的程度。

（2）发现阻碍关节活动的因素。

（3）提供制订康复方案、治疗的依据。

（4）帮助选择适当的治疗技术。

（5）有助于评判康复治疗效果。

（6）提供客观科学依据。

## 五、关节活动度评定的适应证和禁忌证

### （一）适应证

适用于各种原因造成的关节运动功能障碍。

### （二）禁忌证

骨折未愈合，关节脱位，手术后，骨化性肌炎。

## 六、测量工具和方法

### （一）测量工具

测量关节活动度的主要工具如下：

**1. 通用量角器**　由移动臂、固定臂和一个中心组成，长度有 7.5 cm 至 40 cm 不等。根据所测关节的大小，选择合适的量角器。测量膝关节、髋关节等大关节时应选择 40 cm 的长臂量角器，而测量手或趾关节小关节时，应选用 7.5 cm 的短臂量角器。

**2. 电子量角器**　电子量角器使用方便，比通用量角器精确。

**3. 小型半圆形量角器**　为指关节测量器。

**4. 其他评定仪器**

（1）手指关节活动范围的测量：除了小型半圆形量角器外，也可用直尺量手指外展或屈曲的距离，或用圆规测量拇指外展即虎口开大程度。

（2）脊柱活动范围的测量：可利用专用的背部活动范围测量计或电子量角器来测量脊柱的屈伸活动范围；通过站立位时，测量躯干前屈、躯干后伸以及向两侧躯干侧屈时中指指尖与地面的距离来评定脊柱的活动范围。

## （二）测量方法

**1. 通用量角器的使用方法**　使用时将量角器的轴心与所测关节的运动轴心对齐，固定臂与关节近端骨的长轴平行，移动臂与关节远端骨的长轴平行并随之移动，移动臂所移动的弧度即为该关节的活动范围。

**2. 体位**　测量各关节及各关节不同功能活动时，都有标准的测量体位，一般情况下均应按要求操作，如患者存在特殊情况无法处于标准测量体位时，应在评价表格备注栏内加以说明。通常以解剖学中立位的肢位为零起始点，旋转角度以旋转范围的中点为零起始点。

**3. 固定**　防止被测关节运动，检查者应协助被检查者保持体位的固定，防止代偿。

**4. 测量步骤**

（1）向被试者说明测量目的和方法，让被试者充分配合。

（2）确定检测体位，暴露待测关节。

（3）确定测量关节骨性标志，使关节处于起始位。

（4）被动运动关节了解活动范围和抵抗感。

（5）量角器轴心对准关节轴，摆放正确。

（6）记录关节起始位置。

（7）治疗师示范关节活动。

（8）移动臂随待测关节活动到最大幅度，记录终末角度。

（9）PROM测量由治疗师施加适当外力，体会运动终末感。

## 七、测量原则和注意事项

（1）明确适应证与禁忌证。

（2）采取正确的体位和固定，起始为0°。

（3）正确摆放角度尺。

（4）充分暴露检测部位。

（5）先测量主动关节活动度，后测量被动关节活动度。

（6）认真分辨运动终末感。

（7）正确记录、分析测量结果。

（8）健侧与患侧对比。

## 八、人体主要关节活动度测量方法

### （一）上肢

（1）肩关节——屈曲、伸展、外展、内收、水平外展、水平内收、内旋、外旋。

（2）肘关节——屈曲、伸展。

（3）前臂——旋前、旋后。

（4）腕关节——掌屈、背伸、桡偏、尺偏。

（5）拇指——掌指关节屈曲、指骨间关节屈曲。

（6）手指——掌指关节屈曲、近端指骨间关节屈曲、远端指骨间关节屈曲。

上肢主要关节具体评定方法见表4-1。

上肢关节活动度测量

表4-1 上肢主要关节评定方法

| 关节 | 运动 | 受检体位 | 量角器放置方法 | | | 正常值 |
|---|---|---|---|---|---|---|
| | | | 轴心 | 固定臂 | 移动臂 | |
| 肩 | 屈/伸 | 坐位或立位，臂置于体侧，肘伸展，前臂中立位 | 肩峰 | 与腋中线平行 | 与肱骨纵轴平行 | 屈：0°～180°；伸：0°～56° |
| | 内收/外展 | 坐位或立位，臂置于体侧，肘伸展，前臂旋后 | 肩肱关节前、后 | 与身体中线平行 | 与肱骨纵轴平行 | 内收：0°～45°；外展：0°～180° |
| | 水平外展 | 坐位，肩关节屈曲90°，内旋 | 肩峰顶部 | 与肱骨长轴平行并与躯干垂直 | 肱骨长轴 | 0°～90° |
| | 水平内收 | 坐位，肩关节外展90，内旋 | 肩峰顶部 | 与肱骨长轴平行并与躯干垂直 | 肱骨长轴 | 0°～135° |
| | 内旋/外旋 | 仰卧，肩外展90°，肘屈曲90°，前臂旋前与地面平行 | 尺骨鹰嘴 | 过肘关节，与冠状面垂直 | 与前臂纵轴平行 | 内旋：0°～70°；外旋：0°～90° |
| 肘 | 屈/伸 | 仰卧、坐位或立位，上臂紧靠躯干，肘关节伸展，前臂中立位 | 肱骨外上髁 | 与肱骨纵轴平行，指向尺骨鹰嘴 | 与桡骨纵轴平行，指向桡骨茎突 | 屈曲：0°～150°；伸展：0° |
| 前臂 | 旋前/旋后 | 坐位，上臂紧靠躯干，肩关节无屈曲、伸展、外展、内收、旋转，肘关节屈曲90°前臂中立位 | 尺骨茎突外侧、中指末端 | 与地面垂直 | 腕关节背面（测旋前）或掌面（测旋后） | 各0°～80° |
| 腕 | 屈/伸 | 坐位，肩关节外展90°，肘关节屈曲90°，前臂尺侧置于桌面，手指轻度外展 | 桡骨茎突 | 与尺骨长轴平行 | 与第5掌骨长轴平行 | 掌屈：0°～80°；背伸展：0°～70° |
| | 尺/桡侧偏 | 坐位，肩关节外展90°，肘关节屈曲90°，前臂尺侧置于桌面，手指轻度外展 | 桡骨茎突 | 与尺骨长轴平行 | 与第5掌骨长轴平行 | 桡偏0°～25°；尺偏0°～30° |
| 拇指掌指 | 屈/伸 | 坐位，前臂、手放于桌面，前臂旋后，腕关节中立位 | 拇指掌指关节桡侧 | 第1掌骨纵轴 | 拇指近节指骨纵轴 | 屈曲：0°～50°；伸展：0°～10° |
| 拇指指间 | 屈曲 | 坐位，前臂、手放于桌面，前臂旋后，腕关节中立位 | 拇指指骨间关节桡侧 | 拇指近节指骨纵轴 | 拇指远节指骨纵轴 | 0°～80° |

| 关节 | 运动 | 受检体位 | 量角器放置方法 | | | 正常值 |
|---|---|---|---|---|---|---|
| | | | 轴心 | 固定臂 | 移动臂 | |
| 手指近端掌指 | 屈曲 | 坐位，前臂，手放于桌面，前臂、腕关节中立位 | 相应近端指骨间关节桡侧 | 近节指骨纵轴 | 中节指骨纵轴 | 0°～100° |
| 手指远端掌指 | 屈曲 | 坐位，前臂，手放于桌面，前臂、腕关节中立位 | 相应远端指骨间关节桡侧 | 中节指骨纵轴 | 远节指骨纵轴 | 0°～90° |

### （二）下肢

（1）髋关节——屈曲、伸展、内收、外展、内旋、外旋。

（2）膝关节——屈曲、伸展。

（3）踝关节——背伸、跖屈。

下肢主要关节具体评定方法见表 4-2。

下肢关节活动度测量

表 4-2　下肢主要关节评定方法

| 关节 | 运动 | 受检体位 | 量角计放置方法 | | | 正常值 |
|---|---|---|---|---|---|---|
| | | | 轴心 | 固定臂 | 移动臂 | |
| 髋 | 屈 | 仰卧位，躯干无弯曲，髋关节无内收、外展、内旋、外旋 | 股骨大转子 | 过大转子，与身体纵轴平行 | 股骨纵轴 | 0°～125° |
| | 伸 | 俯卧位，躯干无弯曲，髋关节无内收、外展、内旋、外旋。双足在床缘外 | 股骨大转子 | 过大转子，与身体纵轴平行 | 股骨纵轴 | 0°～30° |
| | 内收 | 仰卧位，避免大腿旋转，对侧下肢外展 | 髂前上棘 | 左右髂前上棘连线的垂直线 | 髂前上棘至髌骨中心的连线 | 0°～30° |
| | 外展 | 仰卧位，髋关节无屈曲、伸展、旋转，膝关节伸展位 | 髂前上棘 | 左右髂前上棘连线的垂直线 | 髂前上棘至髌骨中心的连线 | 0°～45° |
| | 内旋/外旋 | 坐位，髋关节屈曲90°，膝关节屈曲90°，两小腿垂于床缘外 | 髌骨中心 | 通过髌骨中心的垂直线 | 胫骨纵轴 | 各0°～45° |
| 膝 | 屈/伸 | 俯卧位，髋关节无内收、外展、屈曲、伸展及旋转 | 股骨外侧髁 | 股骨纵轴 | 腓骨头与外踝连线 | 屈曲：0°～135°；伸展：0° |
| 踝 | 背伸/跖屈 | 坐位，膝关节屈曲90°，踝关节无内、外翻 | 腓骨纵轴与第5跖骨延长线交点 | 腓骨小头与外踝连线 | 第5跖骨长轴 | 背伸：0°～20°，跖屈：0°～50° |
| | 外翻/内翻 | 俯卧，足位于床缘外 | 踝后方两踝终点 | 小腿后纵轴 | 轴心与足跟终点连线 | 内翻：0°～35°，外翻：0°～25° |

### （三）脊柱

（1）颈——屈曲、伸展、侧屈、旋转。

（2）躯干——屈曲、伸展、侧屈、旋转。

颈部和腰部具体评定方法见表4-3。

脊柱关节活动度测量

表4-3　颈部和腰部关节评定方法

| 关节 | 运动 | 受检体位 | 量角器放置方法 | | | 正常值 |
| --- | --- | --- | --- | --- | --- | --- |
| | | | 轴心 | 固定臂 | 移动臂 | |
| 颈部 | 前屈 | 坐或立位，在侧方测量 | 肩峰 | 平行前额面中心线 | 头顶与耳孔连线 | 0°～60° |
| | 后伸 | 同上 | 同上 | 同上 | 同上 | 0°～50° |
| | 左、右旋转 | 坐位或仰卧位，于头顶测量 | 头顶后方 | 头顶中心矢状面 | 鼻梁与枕骨结节的连线 | 各0°～70° |
| | 左、右侧屈 | 坐位或立位，于后方测量 | 第7颈椎棘突 | 第7颈椎与第5腰椎棘突的连线 | 头顶中心与第7颈椎棘突的连线 | 0°～50° |
| 胸腰部 | 前屈 | 坐位或立位 | 第5腰椎棘突 | 通过第5腰椎棘突的垂线 | 第7颈椎与第5腰椎棘突连线 | 0°～45° |
| | 后伸 | 同上 | 同上 | 同上 | 同上 | 0°～30° |
| | 左、右旋转 | 坐位，臀部固定 | 头顶部中点 | 双侧髂嵴上缘连线的平行线 | 双侧肩峰连线的平行线 | 0°～40° |
| | 左、右侧屈 | 坐位或立位 | 第5腰椎棘突 | 两侧髂嵴连线中点的垂线 | 第7颈椎与第5腰椎棘突连线 | 各0°～50° |

## 九、结果判断及临床意义

### （一）记录方法

**1. 关节活动度**　即运动开始的角度与运动结束的角度之间的范围。常用确定关节活动度的方法采用中立位（解剖0°位）法，即将解剖学中立位的肢体位置定为0°。

**2. 主动关节活动度和被动关节活动度**　如患者存在关节活动受限，则应先测量主动关节活动范围，再测量被动关节活动范围。

**3. 特殊情况下的记录**

（1）若患者不能从解剖0°位开始运动，则应准确记录实际开始位的角度。

（2）当患者某关节出现非正常过度伸展等现象时，可采用"-"表示过度伸展情况。

（3）正常情况下可进行双向运动的关节因病变而只能进行单向运动时，受限方向的运动范围可记录为"无"。

**4. 结果分析**

（1）关节被动活动时，如出现抵抗（又称运动终末感），应能判断这种抵抗是生理的（正常的）还是病理的（异常的），同时应分析病理性抵抗所导致关节活动受限的原因。

（2）生理性抵抗包括软组织抵抗、结缔组织抵抗和骨抵抗。

1）软组织抵抗：由软组织之间的接触所致。

2）结缔组织抵抗：由肌肉、关节囊、韧带的短缩所致。

3）骨抵抗：由骨与骨之间的接触所致。

（3）病理性抵抗包括软组织抵抗、结缔组织抵抗、骨性抵抗和虚性抵抗。

1）软组织抵抗：见于软组织的水肿、滑膜炎。

2）结缔组织抵抗：见于肌紧张的增加，关节囊、肌肉、韧带的短缩。

3）骨性抵抗：见于骨软化症、骨性关节炎、关节内游离体、骨化性肌炎、骨折。

4）虚性抵抗：见于疼痛、防御性收缩、脓肿、骨折、心理反应等。

【知识链接】◆

**关节测量体位要求**

测量各关节及各关节不同功能活动时，都有标准的测量体位，一般情况下均应按要求操作，如患者存在特殊情况无法处于标准测量体位时，应在评价表格备注栏内加以说明。

【案例分析】

张某因左侧基底节出血导致后遗症，左侧肩、肘、腕关节活动受限，应对他的肩关节的前屈、后伸、内收、外展、内旋、外旋的关节活动度进行评定；对他的肘关节的前屈、后伸关节活动度进行评定；对他的腕关节的掌屈、背伸、尺侧偏、桡侧偏及环绕功能进行评定，以此查看患者肩肘腕的关节活动度存在哪些问题。

## ■ 任务二　肌力评定

案例导入 ◆

李某，女，71岁，一年前生气情绪激动后出现头晕、恶心、头痛现象，急送往当地医院。诊断为右侧基底节区出血，临床治疗后，住院两月，好转出院。出院后出现右侧肌力下降，拿物不稳。

思考

1. 应对李某进行什么项目的检查评定？
2. 徒手肌力评定的适用条件是什么？

### 一、肌力概述

### （一）定义

肌力（muscle strength）有广义和狭义之分。广义的肌力是指肌肉收缩时产生的力量，狭义肌力的是指肌力主动收缩时产生的力量，即静态或动态收缩的能力。肌力的临床评定是在肌力明显减弱或功能活动受到影响时检查相关肌肉或肌群的最大收缩力量。

肌力评定是指徒手或运用器械对患者肌力主动收缩功能进行评定，常用于肌肉骨骼系统、神经系统疾病，尤其是周围神经系统疾病。

肌力评定中涉及的肌力低下是指一块肌肉或一组肌群主动收缩的能力下降，甚至丧失，有学者统称其为肌无力（muscle weakness）。肌力低下常见于原发性肌病、神经系统疾病、长期制动引起的肌肉废用如关节炎、烧伤等情况。

### （二）肌的分类

根据肌群来自不同的关节方位及所发挥作用的不同，将骨骼肌分为原动肌、拮抗肌和协同肌。

1. 原动肌（agonist） 又称主动肌，是指发起和完成一个动作的主动作肌或肌群，如伸膝这个动作的原动肌是股四头肌。

2. 拮抗肌（antagonist） 指与原动肌作用相反的肌。如膝关节伸展时，股二头肌使膝关节屈曲，股二头肌就是股四头肌的拮抗肌。在原动肌收缩时，拮抗肌必须等量放松。

3. 协同肌（synergist） 是配合原动机且与原动肌异同收缩的肌或肌群。根据作用，又可将协同肌分为3类：产生于原动肌相同功能的肌（联合肌）、限制原动肌产生不必要的运动的肌（中和肌）及具有固定功能的肌或肌群（固定肌）。

### （三）肌的收缩类型

1. 等长收缩（isometric contraction） 肌肉收缩时，肌张力明显增加，但肌肉长度基本不变，不产生关节运动，从而有助于固定体位。

2. 等张收缩（isotonic contraction） 在肌肉收缩过程中，肌张力基本不变，但长度缩短，引起关节运动，根据肌肉起止部位的活动方向，分为向心性收缩和离心性收缩两类。

（1）向心性收缩（concentric contraction）：肌肉收缩时，肌肉起止点彼此靠近，肌长度缩短，又称为缩短性收缩。向心性收缩是作用于关节并使关节产生运动的原动肌的收缩。

（2）离心性收缩（eccentric contraction）：肌肉收缩时，肌肉起止点两端彼此远离，使肌长度增加。离心性收缩是对抗关节运动的拮抗肌所产生的收缩，其作用与关节运动方向相反。该收缩用于稳定关节、控制肢体运动或肢体坠落的速度。

### （四）影响肌力的因素

1. 肌肉的横截面积 肌肉的力量是全体肌纤维收缩力量的总和，肌力大小与肌肉的生理横截面积呈正比，肌纤维的数量越多，肌纤维越粗，肌肉的横截面积就越大，肌肉收缩产生的力也就越大。生理横截面积的大小，反映了该肌肉肌纤维的数量和粗细。

2. 肌纤维的类型 肌肉力量的大小取决于不同类型肌纤维在肌肉中所占的比例。按形态或功能可把骨骼肌纤维分为白肌纤维（即快肌纤维）、红肌纤维（即慢肌纤维）和中间肌纤维。肌力的大小主要由肌肉中的白肌纤维所决定。白肌纤维比例高，肌肉收缩力大。白肌纤维比例高者适合从事短距离、高强度的运动项目；红肌纤维比例高者适合从事时间长、强度小的耐力性运动项目。两者区别主要在于氧的供应与能量代谢方式不同，白肌纤维以无氧代谢为主，红肌纤维以有氧代谢为主要供能方式。

3. **运动单位募集率和神经冲动发放频率**　运动单位募集越多，肌力越大。研究表明，在20%～80%最大收缩时，肌力的改变是靠神经系统募集不同数量的运动单位实现的。当肌力达80%以上最大收缩时，肌力的增加则通过神经中枢发放神经冲动频率实现。因此，神经冲动频率越高，肌肉力量越大。

4. **肌肉的初长度**　肌肉的初长度即肌肉收缩前的长度。肌肉在收缩前被牵拉至适宜长度，肌肉收缩会产生较大的力量，因为被牵拉肌肉内的感受器受到刺激，反射性地增加肌肉的收缩力。

5. **肌肉的收缩类型**　不同的肌肉收缩形式会产生不同的力量，离心收缩过程中产生的肌力最大，其次为等长收缩，向心性收缩产生的肌力最小。

6. **年龄与性别**　肌力在20岁左右达到峰值，随后随着年龄的增长而衰退，肌容积、肌肉的横截面积因肌纤维的变细而缩小。就性别而言，男性肌肉力量强于女性。

### （五）肌力评定方法分类

根据不同的分类标准，肌力评定方法可有如下几类：根据使用器械与否分为徒手肌力检查（manual muscle testing，MMT）和器械肌力评定；根据肌肉收缩形式分为等长肌力评定、等张肌力评定和等速肌力评定。等速肌力评定还可分为等速向心收缩肌力评定、等速离心收缩肌力评定及等长收缩肌力评定。

### （六）肌力评定测定方法

测量肌力的常用器械有便携式测力计（hand-held dynamometer）、等速测力装置（isokinetic dynamometer），如：背力计、握力计和等速测定仪。

## 二、徒手肌力检查方法与步骤

### （一）评定目的

物理疗法与作业疗法在肌力评定方面具有一定的共性，但基于各自专业特点又有其特殊性。

1. **物理疗法评定目的**

（1）确定肌力减弱部位与程度。

（2）软组织损伤的鉴别诊断。

（3）协助某些神经肌肉疾病的损伤定位诊断。

（4）肌力失衡引起的损伤和畸形。

（5）评价肌力增强训练的效果。

2. **作业疗法评定目的**

（1）判断肌力减弱是否限制了日常生活活动及其他作业活动。

（2）从远期目标判定肌力减弱是否需要采用代偿措施或使用辅助工具与设备。

（3）判定主动肌和拮抗肌是否失衡，制订肌力增强训练计划或使用矫形以预防畸形。

（4）工伤、运动损伤、事故所致的残疾鉴定和丧失劳动及程度鉴定标准。

### （二）适应证与禁忌证

#### 1. 适应证

（1）下运动神经元损伤：周围神经损伤、脊髓损伤、多发性神经炎。

（2）原发性肌病：肌萎缩、重症肌无力。

（3）骨关节疾病：截肢、骨折、关节炎。

#### 2. 禁忌证

（1）局部炎症、关节腔积液、关节不稳、急性扭伤。

（2）局部严重疼痛。

（3）严重心脏病或高血压。

### （三）应用徒手肌力检查的一般原则

（1）大脑所支配的是运动而不是一块或一组肌肉的收缩。徒手肌力检查是有关的主要动作肌和辅助肌共同完成的。

（2）学习徒手肌力检查方法，必须具备一定解剖和生理知识，包括每一块肌肉的起止点、肌纤维的走向、肌肉的作用、引起关节运动的方向和角度，以及当一肌肉力量减弱或消失时可能出现的代偿运动。

（3）徒手肌力检查是检查一块肌肉或一组肌群的随意收缩。中枢神经系统疾病如脑卒中、脑外伤所致的偏瘫及脑瘫，由于受到原始反射影响而导致痉挛和异常运动模式的出现，不能完成分离运动。因此，本法不适用于中枢神经系统损伤的患者。

### （四）检查方法

**1. 被检者体位** 检查每一块肌肉都有其规定体位，其目的在于将被检肌肉的功能独立分出。被检者的体位摆放原则为肢体运动方向与重力方向相反或采用去除重力的体位，体位要舒适、稳定、运动无障碍。此外，被检肌肉应处于关节全伸展位，肌肉初长度为牵拉至轻度张力的状态。

**2. 固定** 固定被检查肌肉的起点以防止出现代偿运动和假象运动。代偿运动或假象运动指当一种运动的主动肌肌力下降时，由其他肌群取代或由重力协助完成该动作，固定方法包括：

（1）被检者自身体重：自身体重帮助固定肩胛带或骨盆带。

（2）正常肌群：检查屈髋动作时被检者双手扶住诊查床。

（3）体位：检查髋关节外展肌时取侧卧位，被检查者抱住非检查侧下肢，使髋、膝关节达到最大屈曲，从而使骨盆后倾，骨盆和腰椎固定。

（4）由检查者或器具如沙袋等提供外力。

**3. 评级方法**

（1）肌力评级的依据：以下列3项因素作为依据。

①外加阻力的大小：根据不同的运动模式和解剖部位，检查者用手施加不同阻力。

以"较大"和"轻度"阻力分别定为 5 级或 4 级。施力原则为：阻力方向与肢体运动方向（被检肌收缩方向）相反。阻力施加部位：运动肢体的远端。施加阻力的时机：在运动范围中点和内侧范围之间施加阻力。阻力的大小：逐渐递增，以不阻止关节活动为度。②重力作用：肢体重力是一种自然阻力的形式。能克服重力的影响完成全关节活动范围的运动者定为 3 级。接触肢体重力影响，能完成全关节活动范围的运动，或克服肢体重力的影响，仅能完成部分活动范围的运动者定为 2 级。重力和手法抵抗都是判断肌力等级的关键因素。③有无肌肉或肌腱收缩：可触及收缩但无关节活动者定位 1 级，无收缩者为 0 级。

（2）肌力的评级标准。

徒手肌力检查法由 Robert Lovett 于 1912 年创立。Lovett 肌力评级将肌肉力量分为正常（normal）、良好（good）、尚可（fair）、差（poor）、微弱（trace）、无收缩（zero）6 个等级。正常（normal）代表在抗重力并施予最大阻力情况下，能够完成全关节活动范围的运动；良好（good）是指在抗重力并施加部分阻力时，能够完成全关节互动范围的运动；尚可（fair）是指在抗重力情况下，不施加任何阻力，能够完成全关节活动范围的运动；差（poor）则是在去除重力情况下，能完成全关节活动范围的运动；微弱（trace）表示在去除重力情况下，仅有肌肉收缩现象，没有产生关节的运动。具体见表 4-4。

表 4-4　Lovett 分级法评定标准

| 级别 | 名称 | 标准 | 相当于正常的 % |
|---|---|---|---|
| 0 | 零（zero, Z） | 无肌肉收缩 | 0 |
| 1 | 微弱（trace, T） | 有轻微收缩，但不能引起关节活动 | 10 |
| 2 | 差（poor, P） | 在减重状态下能作关节全范围活动 | 25 |
| 3 | 尚可（fair, F） | 能抗重力作关节全范围运动，但不能抗阻力 | 50 |
| 4 | 良好（good, G） | 能抗重力以及一定阻力作关节全范围运动 | 75 |
| 5 | 正常（normal, N） | 能抗重力以及充分阻力作关节全范围运动 | 100 |

**4. 检查步骤**

（1）向患者简单扼要地揭示检查目的和步骤。

（2）确定被检查肌力相关的 PROM。在检查肌力之前，检查者应测量关节 PROM 以了解该关节运动范围特征，该运动范围被视为全关节活动范围，用于检查或衡量肌力大小。

（3）确定被检查者体位，固定被检肢体远端。

（4）讲解检查动作，在正式检查前让患者至少实际操练一次、体会一次。

（5）肌力检查与评级。被检查者按要求进行运动，肌力检查首先从抗重力位开始，检查者观察运动质量和运动范围的大小。如果被检者在抗重力位成功地完成 AROM 即 3 级以上肌力，则施加阻力，根据阻力大小和 AROM 完成情况判断 4 级与 5 级，否则为 3 级。如果不能完成抗重力为全 AROM 的运动，则观察在去除重力体位下肌肉收缩的情况。检查 0~1 级肌力时，要用示指和中指触摸主动肌肌腹以了解该肌的收缩质量。

（6）记录检查结果。

## 三、人体主要肌肉的徒手肌力检查方法

### （一）上肢主要肌肉（或肌群）的徒手肌力评定方法

见表 4-5

上肢相关肌肉肌力评定

表 4-5　上肢主要肌肉（或肌群）的徒手肌力评定方法

**1. 肩胸关节**

| 运动 | 主动肌 | 神经支配 | 检查及评定 | | |
|---|---|---|---|---|---|
| | | | 5、4 级 | 3 级 | 2、1 级 |
| 内收 | 斜方肌、菱形肌 | 副神经（C3~4）、肩胛背神经（C5） | 俯卧位，两臂后伸使肩胛骨内收，阻力施于肩胛外角将肩胛骨向外推 | 体位同左，无阻力下可做全范围的肩胸关节内收 | 体位同左，可完成部分动作或在肩胛骨上触及肌肉收缩 |
| 内收、下降 | 斜方肌下部 | 副神经（C2~4） | 俯卧位，一臂前伸，内旋，做下拉动作，阻力施于肩胛外角将肩胛骨向上外推 | 体位同左，无阻力下可做全范围下拉动作 | 体位同左，可完成部分动作或可扪及肌肉收缩 |
| 上提 | 斜方肌上部、肩胛提肌 | 副神经（C2~4）、肩胛背神经（C3~5） | 坐位，两臂自然下垂：做耸肩动作，阻力施于肩锁关节上方将肩向下压 | 体位同左，无阻力下可做全范围耸肩动作 | 俯卧位能主动耸肩或在颈椎两侧扪及肌肉收缩 |
| 外展、外旋 | 前锯肌 | 胸长神经（C5~7） | 坐位，一臂前平举，屈肘，上臂做向前移动作，阻力施于上臂远端将其肘部后推 | 体位同左，无阻力下可做全范围的向前移动作 | 体位同左，托住上臂后，可完成前移动作或在肩胛骨内缘扪及肌肉收缩 |

**2. 肩肱关节**

| 运动 | 主动肌 | 神经支配 | 检查及评定 | | |
|---|---|---|---|---|---|
| | | | 5、4 级 | 3 级 | 2、1 级 |
| 前屈 | 三角肌前部、喙肱肌 | 腋神经（C5~6）、肌皮神经（C7） | 坐位，上臂内旋，屈肘，掌心向下：上臂前上举，阻力施加于上臂远端向下压 | 体位同左，无阻力下可做全范围肩前屈 | 对侧卧位，悬挂上肢可主动前屈或触及肌肉收缩 |
| 后伸 | 背阔肌、大圆肌、三角肌后部 | 胸背神经（C6~8）、肩胛下神经（C6）腋神经（C5） | 俯卧位，肩内旋内收，掌心向上，固定肩胛骨：肩后伸，阻力施于上臂远端向下压 | 体位同左，无阻力下可做全范围的肩后伸 | 对侧卧位，悬挂上肢可主动后伸或触及肌肉收缩 |
| 外展 | 三角肌中部、冈上肌 | 腋神经（C5）、冈上神经（C5） | 坐位，屈肘：肩外展，阻力施于上臂远端向下压 | 体位同左，无阻力下可做全范围的肩外展 | 仰卧，支托上肢能主动外展或触及肌肉收缩 |
| 水平后伸 | 三角肌后部 | 腋神经（C5） | 俯卧，肩外展 90°，屈肘，前臂床缘外下垂：肩后平伸，阻力施于上臂远端向下 | 体位同左，无阻力下可做全范围的后平伸动作 | 坐位，肩外展 90°，支托上肢能主动后平伸或触及肌收缩 |

| 运动 | 主动肌 | 神经支配 | 检查及评定 | | |
|---|---|---|---|---|---|
| | | | 5、4级 | 3级 | 2、1级 |
| 水平前屈 | 胸大肌 | 胸内、外神经（C5～T1） | 仰卧位，肩外展90°，屈肘，前臂垂直向上：肩水平前屈，阻力施于上臂远端向外拉 | 体位同左，无阻力下可做全范围的水平前屈动作 | 坐位，肩外展90°，支托上臂能主动前平屈或触及肌收缩 |
| 外旋 | 冈下肌、小圆肌 | 冈上神经（C5）、腋神经（C5） | 俯卧位，肩外展90°，屈肘，前臂在床缘外下垂：肩外旋、内旋，阻力施于前臂远端 | 体位同左，无阻力下可做全范围的肩外旋、内旋动作 | 体位同左，能完成部分关节运动或触及肌肉收缩 |
| 内旋 | 肩胛下肌、胸大肌、背阔肌、大圆肌 | 肩胛下神经（C5～6）、胸内、外神经（C5～T1）、胸背神经（C6～8）、肩胛下神经（C5～6） | | | |

3. 肘关节

| 运动 | 主动肌 | 神经支配 | 检查及评定 | | |
|---|---|---|---|---|---|
| | | | 5、4级 | 3级 | 2、1级 |
| 屈曲 | 肱二头肌、肱肌、肱桡肌 | 肌皮神经（C5～6）、桡神经（C5～6） | 坐位，测肱二头肌时前臂旋后，测肱桡肌时前臂中立位，测肱肌时前臂旋前：屈肘，阻力施于前臂远端 | 体位同左，无阻力下可全范围屈肘 | 坐位，肩关节外展90°，上肢放滑板上可主动屈肘或触及肌肉收缩 |
| 伸展 | 肱三头肌、肘肌 | 桡神经（C6～8）、桡神经（C7～8） | 俯卧位，肩外展90°，屈肘，前臂在床沿外下垂，做伸肘动作，阻力施于前臂远端 | 体位同左，无阻力下可全范围伸肘 | 坐位，肩关节外展90°，肘屈曲，上肢放滑板上可主动伸肘或触及肌肉收缩 |

4. 前臂

| 运动 | 主动肌 | 神经支配 | 检查及评定 | | |
|---|---|---|---|---|---|
| | | | 5、4级 | 3级 | 2、1级 |
| 旋后 | 肱二头肌、旋后肌 | 肌皮神经（C5～6）、桡神经（C6） | 坐位，屈肘90°：前臂旋前位旋后、前臂旋后位旋前，握住腕部施加反方向阻力 | 体位同左，无阻力下可做全范围的前臂旋后、旋前动作 | 体位同左，可做部分的前臂旋后、旋前动作或触及肌肉收缩 |
| 旋前 | 旋前圆肌、旋前方肌 | 正中神经（C6）、骨间神经（C8、T1） | | | |

5. 腕关节

| 运动 | 主动肌 | 神经支配 | 检查及评定 | | |
|---|---|---|---|---|---|
| | | | 5、4级 | 3级 | 2、1级 |
| 掌屈 | 尺侧腕屈肌、桡侧腕屈肌 | 尺神经（C8）、正中神经（C6） | 坐位，屈肘90°，前臂旋后，固定前臂：屈腕，阻力施于手掌侧 | 体位同左，无阻力下可做全范围的屈腕动作 | 坐位，屈肘90°，前臂中立位：可全范围屈腕或扪及肌肉收缩 |
| 背伸 | 尺侧腕伸肌、桡侧腕伸肌 | 桡神经（C7）、桡神经（C6～7） | 坐位，屈肘90°，前臂旋前：伸腕，阻力施于手背侧 | 体位同左，无阻力下可全范围伸腕 | 体位同上：可全范围伸腕或扪及肌肉收缩。 |

6. 掌指关节

| 运动 | 主动肌 | 神经支配 | 检查及评定 | | |
| --- | --- | --- | --- | --- | --- |
| | | | 5、4级 | 3级 | 2、1级 |
| 屈 | 蚓状肌掌侧、背侧骨间肌 | 正中神经、（C7~8、T1）、尺神经（C8） | 坐位或卧位，前臂旋后，固定掌骨：屈掌指关节同时维持指间关节伸，阻力施于近端指腹 | 体位同左，无阻力下可全范围的屈掌指关节 | 坐位或卧位，前臂中立位，手掌垂直时可主动屈掌指关节或扪及掌心肌肉收缩 |
| 伸 | 指总伸肌、示指伸肌、小指伸肌 | 桡神经（C6、C7、C7） | 坐位或卧位，前臂旋前，固定掌骨：伸掌指关节同时维持指间关节屈，阻力施于近节指背 | 体位同左，无阻力下可做全范围的伸掌指关节 | 坐位或卧位，前臂中立位，手掌垂直时可主动屈掌指关节或扪及掌背肌肉收缩 |
| 内收 | 掌侧、骨间肌 | 尺神经（C8、T1） | 坐位或卧位，前臂旋前，手指伸展：手指自外展主动内收，阻力施于2、4、5指内侧 | 体位同左，无阻力下可全范围指内收 | 体位同左，稍有内收动作或在指基部触及肌肉活动 |
| 外展 | 背侧骨间肌、外展小指肌 | 尺神经（C8）尺神经（C8、T1） | 体位同上：手指自内收主动外展，阻力施于手指外侧 | 体位同左，无阻力下可全范围指外展 | 体位同左，稍有外展动作或在掌背触及肌肉活动 |

7. 近侧指间关节

| 运动 | 主动肌 | 神经支配 | 检查及评定 | | |
| --- | --- | --- | --- | --- | --- |
| | | | 5、4级 | 3级 | 2、1级 |
| 屈 | 屈指浅肌 | 正中神经（C7~8、T1） | 坐或卧位，前臂旋后，腕关节中立位，手指伸展，固定近节指骨：屈近侧指间关节，阻力施于手指中节掌面 | 体位同左，无阻力下可做全范围的屈指 | 体位同左，有一定屈指活动或扪到肌肉收缩 |

8. 远侧指间关节

| 运动 | 主动肌 | 神经支配 | 检查及评定 | | |
| --- | --- | --- | --- | --- | --- |
| | | | 5、4级 | 3级 | 2、1级 |
| 屈 | 屈指伸肌 | 尺、骨间前（C7~8、T1） | 坐或卧位，前臂旋后，腕关节中立位，近端指间关节伸展，固定中节指骨：屈远侧指间关节，阻力施于手指末节指腹 | 体位同左，无阻力下可做全范围的屈指 | 体位同左，有一定屈指活动或扪到肌肉收缩 |

9. 拇指腕掌关节

| 运动 | 主动肌 | 神经支配 | 检查及评定 | | |
| --- | --- | --- | --- | --- | --- |
| | | | 5、4级 | 3级 | 2、1级 |
| 内收 | 内收拇肌 | 尺神经（C8） | 坐或卧位，前臂旋前，腕关节中立位，拇指伸直，固定内侧四掌骨：拇指外展位内收，阻力施于拇指尺侧 | 体位同左，无阻力下可做全范围的拇指内收 | 体位同左，有一定拇指内收活动或在1、2掌骨间扪到肌肉收缩 |
| 外展 | 外展拇长、短肌 | 桡神经（C7） | 坐或卧位，前臂旋后，腕关节中立位，拇指伸直，固定手背：拇指内收位外展，阻力施于拇指尺侧 | 体位同左，无阻力下可做全范围的拇指外展 | 体位同左，有一定拇指外展活动或在桡骨茎突远端扪到肌肉收缩 |
| 对掌 | 对掌拇肌、对掌小指肌 | 正中神经（C6~8、T1）、尺神经（C8、T1） | 手心向上，拇指与小指对指，阻力施于拇指与小指掌骨头掌面 | 体位同左，无阻力下可做全范围的对掌 | 体位同左，有一定对掌动作或在大鱼际桡侧缘扪到肌肉收缩 |

10.拇指掌指关节

| 运动 | 主动肌 | 神经支配 | 检查及评定 | | |
|------|--------|----------|-----------|---|---|
| | | | 5、4级 | 3级 | 2、1级 |
| 屈 | 屈拇短肌 | 正中神经（C6~7） | 手心向上，做屈拇动作，阻力施于拇指近节掌侧面 | 体位同左，无阻力下可做全范围屈拇 | 体位同左，有一定屈拇活动或在第一掌骨掌侧扣到肌肉收缩 |
| 伸 | 伸拇短肌 | 桡神经（C7） | 前臂及腕中立位，固定第一掌骨，做伸拇动作，阻力施于拇指近节背面 | 体位同左，无阻力下可做全范围伸拇 | 体位同左，有一定伸拇活动或在第一掌骨背侧扣到肌肉收缩 |

11.拇指指间关节

| 运动 | 主动肌 | 神经支配 | 检查及评定 | | |
|------|--------|----------|-----------|---|---|
| | | | 5、4级 | 3级 | 2、1级 |
| 屈 | 屈拇长肌 | 正中神经（C7~8） | 手心向上，固定拇指近节：屈指间关节，阻力施于拇指远节掌侧面 | 体位同左，无阻力下可做全范围屈拇 | 体位同左，有一定屈拇活动或在拇指近节指骨掌面扣到肌肉收缩 |
| 伸 | 伸拇长肌 | 桡神经（C7） | 前臂及腕中立位，固定拇指近节：伸指间关节，阻力施于拇指远节面 | 体位同左，无阻力下可做全范围伸拇 | 体位同左，有一定伸拇活动或在拇指近节指骨背面扣到肌肉收缩 |

## （二）下肢主要肌肉（或肌群）的徒手肌力评定方法

见表4-6

表4-6　下肢主要肌肉（或肌群）的徒手肌力评定方法

下肢相关肌肉肌力评定

1.髋关节

| 运动 | 主动肌 | 神经支配 | 检查及评定 | | |
|------|--------|----------|-----------|---|---|
| | | | 5、4级 | 3级 | 2、1级 |
| 屈曲 | 髂腰肌 | 腰丛神经（L2~3） | 仰卧位或坐位，小腿床缘外下垂，固定骨盆：屈髋，阻力施于膝上 | 体位同左，无阻力下可全范围屈髋 | 被检侧侧卧，托起上方下肢：可主动屈髋或在腹股沟上缘可触及肌肉收缩 |
| 伸展 | 臀大肌、腘绳肌 | 臀下神经（L5）、坐骨神经（L5~S2） | 俯卧位，测臀大肌时屈膝，测腘绳肌时伸膝：伸髋，阻力施于大腿远端 | 体位同左，无阻力下可全范围伸髋 | 被检侧侧卧，托起上方下肢：可主动伸髋或在臀部或坐骨结节下方可触及肌肉收缩 |
| 内收 | 内收肌群、股薄肌、耻骨肌 | 闭孔神经、坐骨神经（L2~5）、闭孔神经（L2~4）、闭孔神经（L2~3） | 被检侧侧卧，托起上方下肢：髋内收，阻力施于大腿远端 | 体位同左，无阻力下可全范围髋内收 | 仰卧位，受检下肢放滑板上可主动髋内收或触及肌肉收缩。 |
| 外展 | 臀中肌、臀小肌 | 臀上神经（L4~5） | 对侧卧位，下方下肢屈曲，固定骨盆：髋外展，阻力施于大腿远端 | 体位同左，无阻力下可做全范围的髋外展动作 | 仰卧位，受检下肢放滑板上可主动髋外展或在大转子上方可扣及肌肉收缩 |

| 运动 | 主动肌 | 神经支配 | 检查及评定 | | |
|---|---|---|---|---|---|
| | | | 5、4级 | 3级 | 2、1级 |
| 内旋 | 臀小肌、阔筋膜张肌 | 臀上神经（L4～5、S1） | 坐位，小腿在床缘外下垂：小腿摆向外侧，阻力施于小腿远端外侧 | 体位同左，无阻力下可做全范围的髋内旋动作 | 仰卧位，腿伸直：可部分髋内旋或在大转子上方可触及肌肉收缩 |
| 外旋 | 股方肌、梨状肌臀大肌、上、下孖肌闭孔内、外肌 | 骶丛神经（L5～S1）、臀下神经（L5、S1～2）、骶丛神经（L5、S1）、闭孔神经（L3～4）、骶丛神经（S1～2） | 坐位，小腿在床缘外下垂：小腿摆向内侧，阻力施于小腿远端内侧 | 体位同左，无阻力下可做全范围的髋外旋动作 | 仰卧位，腿伸直：可部分髋外旋或在大转子上方可触及肌肉收缩 |

### 2. 膝关节

| 运动 | 主动肌 | 神经支配 | 检查及评定 | | |
|---|---|---|---|---|---|
| | | | 5、4级 | 3级 | 2、1级 |
| 屈曲 | 股二头肌半腱肌半膜肌 | 坐骨神经（L5、S1～2） | 俯卧位：屈膝，阻力施于小腿远端 | 体位同左，无阻力下可做全范围屈膝 | 被检侧侧卧，托起上方下股，可主动屈膝或在腘窝两侧触及肌肉收缩 |
| 伸展 | 股四头肌 | 股神经（L3～4） | 仰卧或坐位，小腿在床缘外下垂：伸膝，阻力施于小腿远端 | 体位同左，无阻力下可全范围伸膝 | 被检侧侧卧，托起上方下股，可主动伸膝或触及髌韧带活动 |

### 3. 踝关节

| 运动 | 主动肌 | 神经支配 | 检查及评定 | | |
|---|---|---|---|---|---|
| | | | 5、4级 | 3级 | 2、1级 |
| 跖屈 | 腓肠肌、比目鱼肌 | 胫神经（S1～2） | 俯卧位，测腓肠肌时膝伸，测比目鱼肌时膝屈：踝跖屈，阻力施于足跟 | 体位同左，无阻力下可做全范围的踝跖屈动作 | 被检侧侧卧位，固定小腿：踝关节可主动跖屈或触及肌肉收缩 |
| 内翻背伸 | 胫前肌 | 腓深神经（L4～5） | 坐位，小腿在床缘外下垂：足内翻同时踝背伸，阻力加于足背内缘向下、外方推 | 体位同左，无阻力下可做足内翻背伸动作 | 被检侧侧卧位，固定小腿：踝关节可主动足内翻同时踝背伸或触及肌肉收缩 |
| 内翻跖屈 | 胫后肌 | 胫神经（L5、S1） | 被检侧侧卧位，足在床缘外：足内翻同时跖屈，阻力加于足内缘向上、外方推 | 体位同左，无阻力下可做踝内翻跖屈动作 | 仰卧位，固定小腿：可主动踝内翻跖屈或可在内踝后触及肌肉收缩 |
| 外翻跖屈 | 腓骨长、短肌 | 腓浅神经（L5、S1） | 对侧卧位：使跖屈的足外翻，阻力加于足外缘向内上方推 | 体位同左，无阻力下可做足跖屈外翻动作 | 仰卧位，固定小腿：可主动做踝跖屈外翻动作或可在外踝后触及肌肉收缩 |

### 4. 跖趾关节

| 运动 | 主动肌 | 神经支配 | 检查及评定 | | |
|---|---|---|---|---|---|
| | | | 5、4级 | 3级 | 2、1级 |
| 屈 | 蚓状肌、屈拇短肌 | 内外侧跖神经（L5、S1～3） | 仰卧位，踝中立位，固定跖骨：屈或伸跖趾关节，阻力施于趾近节跖侧或背侧 | 体位同左，无阻力下可屈或伸跖趾关节 | 体位同左，可部分屈、伸跖趾关节或触及肌肉收缩 |
| 伸 | 伸趾长短肌、伸拇短肌、伸拇长肌 | 腓深神经（L4～5、S1、L5、S1）、腓深神经（L5、S1） | | | |

### （三）躯干主要肌肉（或肌群）的徒手肌力评定方法

表 4-7　躯干主要肌肉（或肌群）徒手肌力评定方法

#### 1. 颈

| 运动 | 主动肌 | 神经支配 | 检查及评定 | | |
|---|---|---|---|---|---|
| | | | 5、4 级 | 3 级 | 2、1 级 |
| 屈 | 斜角肌、颈长肌、头长肌、胸锁乳突肌 | 颈丛神经（C3～8、C2～6、C1～3）、副神经（C2～3） | 仰卧位，固定胸廓：抬头屈颈，阻力施于前额向下 | 体位同左，无阻力下可全范围抬头屈颈 | 侧卧位，托住头部时，可屈颈或触及肌肉收缩 |
| 伸 | 斜方肌、颈部骶棘肌 | 副神经（C2～4）、胸神经（C8～T4） | 俯卧位，前胸垫一枕头，固定胸背，抬头后伸，阻力施于枕部向下 | 体位同左，无阻力下可全范围抬头后伸 | 侧卧位，托住头部时，可仰颈或触及肌肉收缩 |

#### 2. 躯干

| 运动 | 主动肌 | 神经支配 | 检查及评定 |
|---|---|---|---|
| 屈 | 腹直肌 | 肋间神经（T5～12） | 5 级：仰卧位，屈髋屈膝，双手抱头后能坐起。<br>4 级：体位同上，双手前平举能坐起。<br>3 级：体位同上，能抬起头及肩胛部。<br>2 级：体位同上，能抬起头部。<br>1 级：体位同上，主动躯干前屈时，可触及上腹部肌收缩 |
| 伸 | 骶棘肌、腰方肌 | 脊神经后支（C2～T5、T12～L3） | 5 级：俯卧位，固定骨盆，后抬上身，阻力施于胸廓下部，能抗较大阻力。<br>4 级：体位同上，能抗中等阻力。<br>3 级：体位同上，能抬起上身，不能抗阻。<br>2 级：体位同上，能抬起头部。<br>1 级：体位同上，主动躯干后伸时，可触及背肌收缩 |
| 旋转 | 腹内斜肌、腹外斜肌 | 肋间神经（T7～12）、髂腹股沟及生殖股神经（T12～L1）、肋间神经（T5～11） | 5 级：仰卧位，固定下肢，双手抱头后能坐起并向一侧能转体。<br>4 级：体位同上，双手钱平举能坐起并转体。<br>3 级：仰卧位，能旋转上体使一侧肩离床。<br>2 级：坐位，双臂下垂，能全范围转体。<br>1 级：体位同上，主动转体时，可在肋下缘扪及肌收缩 |

#### 3. 骨盆

| 运动 | 主动肌 | 神经支配 | 检查及评定 |
|---|---|---|---|
| 侧向倾斜 | 腰方肌 | 脊神经（T12～L3） | 5 级：仰卧位，向头的方向提拉一侧下肢，阻力施于踝部向远端拉，能抗较大阻力。<br>4 级：体位同上，能抗中等阻力。<br>3 级：体位同上，能抗较小阻力。<br>2 级：体位同上，无阻力下能拉动一侧腿。<br>1 级：体位同上，主动提拉时可再腰部竖脊肌外缘扪到腰方肌收缩 |

### （四）面部表情肌功能检查方法

面部表情肌由面神经支配，其功能评价在偏瘫和面瘫的康复中有很大意义。表情肌功能检查的基本方法是令患者按语言指示及动作示范做各种表情动作，观察其完成情况并与正常侧做比较。检查方法见表 4-8。

表 4-8　面部表情肌功能检查方法

| 测试肌肉 | 测试动作 | 肌肉分级 |
|---|---|---|
| 额肌 | 提起眉弓，使额部出现横行皱纹 | |
| 眼轮匝肌 | 禁闭眼睛 | |
| 皱眉肌 | 皱眉，在眉间形成纵横皱纹 | |
| 鼻肌 | 缩小鼻孔，如嗅到异味时 | |
| 口轮匝肌 | 皱缩口唇，如吹口哨时 | 5级：正常收缩，与正常侧对称。 |
| 颌肌 | 将口角向上外方牵拉，如笑时 | 4级：近正常收缩，与正常侧稍不对称。 |
| 笑肌 | 将口角向后拉，在颊部形成酒窝，如笑时 | 3级：活动幅度约为正常侧的1/2。 |
| 提口角肌 | 上提口角以加深鼻唇沟及显露上齿 | 2级：活动幅度约为正常侧的1/4。 |
| 降下唇肌 | 将下唇向下并稍向外牵拉，如表示嘲弄 | 1级：稍有肌肉收缩现象。 |
| 额肌 | 前伸下唇，同时皱缩下颏皮肤，如表示怀疑或蔑视 | 0级：无肌肉收缩迹象 |
| 颊肌 | 口内含气体双颊鼓起，然后把气压向对侧。如进食时清除口腔食物 | |
| 降眉间肌 | 使眉弓内角下降，在鼻梁上形成皱纹 | |

## 四、应用仪器测定肌力

相对于徒手肌力评定方法，这类测定需要应用不同的仪器，可获得具有计量单位的数据结果。

### （一）等速运动肌力评定

1. 定义　等速运动又称为可调节抗阻运动或恒定角速度运动，在达到预定角速度的前提下，利用专门的仪器，根据关节活动范围中的肌力大小变化相应的调节所施加的阻力，使瞬时施加的阻力与肌力相对等，整个关节活动只能按照预先设定的角速度运动，关节活动范围内肌肉的用力使肌力增高，力矩输出增加，而不改变角速度的大小。

2. 原理　等速运动测定仪及其测定原理：等速运动测定仪为可实现上述等速运动的专门仪器，其核心部分是肌力感应系统和阻力反馈调节系统。在等速运动过程中，为了保持预定的角速度不发生改变，受限需要应用专门的感应系统感受关节活动范围内每一点肌力大小的改变，同时要通过反馈调节系统即每一点的阻力使之与相应的肌力改变相匹配，从而使预定的角速度在整个关节活动范围内保持恒定。在等速运动过程中，一方面可通过肌力感应系统很快地获得有关肌力变化的各种力学参数，而客观量化完成肌力测定；另一方面由于关节活动范围内每一点的阻力负荷与相应的肌力形成最佳匹配，而较好地完成增加肌力的训练。

3. 与生理肌肉收缩运动的比较　传统的肌肉生理收缩运动氛围等长收缩运动和等张收缩运动两类。利用等长收缩进行肌力评定时，由于肌肉的收缩处在某一固定的位置，只能反映关节活动范围内某一点的肌力，而不能测定整个关节活动范围内肌力的大小和动态改变，利用其急性肌力训练时无助于肌肉耐力的强化。等速运动具有恒定速度和可调节阻力的特点、关节活动中任何一点的肌力均可达到最佳效果的优点，因此在肌力评定和训练上明显优于传统肌肉收缩运动。

### 4. 评定目的

（1）提供更为客观、准确、可重复的肌力量化测定，并具有较高的敏感性。等速测定仪所测试的肌力结果明显较徒手肌力评定更为准确，等速肌力测试的精确性和敏感性均较高。

提供肩、肘、腕、髋、膝、踝和腰背等多个部位、多个功能动作的肌力测试。

（2）提供等速向心收缩、等速离心收缩、等速持续被动运动、模拟闭链运动链等多种形式下的肌力测试。

（3）提供力矩、功、功率、爆发力和局部肌肉耐力等多种数据，并能完整、精确地同时完成拮抗肌交互收缩或向心收缩–离心收缩交互测试，从而成为目前评定肌肉功能、研究肌肉理学特征的最佳方法。

（4）提供临床上对各种疾患的肌力量化测定。等速运动测定仪装置的改进为临床更广泛地开展各种疾患的肌力量化测定创造基础。

（5）提供更多肌肉功能测试。可将角速度设定，在关节活动过程中某一点量化测定该点的等长肌力大小。

### 5. 等速肌力测定的缺陷

（1）不能进行手、足等部位小关节的肌力测试。

（2）若不采用等速被动持续运动的形式，就不能进行≤3级徒手肌力的肌力测试。

（3）不同类型等速运动装置所测结果有显著差异，不能进行比较。

（4）仪器价格偏高，操作费时。

### 5. 适应证与禁忌证

（1）适应证：所测肌群的徒手肌力3级以上（若采用等速被动持续运动的形式，可测定≤3级徒手肌力的肌群）。

（2）禁忌证：

1）绝对禁忌证：失稳、骨折、局部严重骨质疏松、骨关节恶性肿瘤、手术后早期、关节互动严重受限、软组织瘢痕挛缩、急性扭伤、严重疼痛。

2）相对禁忌证：疼痛，关节活动受限、亚急性或慢性扭伤。

### 6. 测定方法

（1）开机前准备：

1）开机，校准。

2）根据测试要求，摆放受试者体位，并对受试者进行良好固定。

3）为去除重力因素的影响，必要时应称肢体重量。

（2）测定参数选择：

1）测试部位：目前等速装置所能测定的主要为肩、肘、腕、膝、踝等四肢大关节的相应功能运动肌群及腰背肌屈伸、旋转运动肌群力量，可根据需要进行选择。

2）确定动力臂（力臂）距离：等速测试以力矩值（牛顿·米，N·m）表达结果，应根据测试需要和所测功能活动肌群决定动力臂（力臂）的距离。

3）确定测试互动范围：根据测试需要，通过起始角度、回返角度的设定，确定测试活动范围。测试互动范围可以是全关节的，也可以使关节可动阈范围。

4）确定测试角速度：等速装置的测试角速度范围从 10°/s 到数百度 /s 不等，一般 60°/s 以下属于慢速测试，主要用于测定慢肌纤维力量；180°/s 以上为快速测试，用于测定快肌纤维力量或耐力测试。

5）测试模式：可采用原动肌—拮抗肌交互收缩形式，或同一肌群向心收缩—离心收缩交互形式。徒手肌力 3 级以下者，可采用等速持续被动运动模式。

6）重复次数：力量测试一般采用 4~6 次；耐力测试可采用 25~30 次。

（3）注意事项：

1）注意仪器的正确操作：测试前必须进行校准，操作应按各类等速运动测定仪的随机说明书进行，应对仪器进行定期维修和保养。

2）测试时的注意事项：测试前应正确摆放患者体位，近端肢体应良好固定，防止产生替代动作。测试前应告知患者正确地按照测试要求进行肌肉收缩，必要时可给予预测，使患者熟悉测试方法。进行双侧同名肌群肌力比较时，应先测健侧，后测患侧。测试中可适当给予鼓励性指令，以提高患者兴奋性，从而获得最大肌力。进行含离心收缩的测试时，应注意重复次数，避免次数过多产生疲劳现象。

3）加强对患者的指导：指导患者，避免在运动后、疲劳时及饱餐后进行等速肌力测试；有心血管疾病的，应避免闭气使劲。

## （二）等长收缩肌力测定

**1. 握力计测定握力**　测试时上肢在体侧下垂，握力计表面向外，将把手调节到适宜的宽度。测试 2~3 次，取最大值。握力指数：握力指数 = 握力（kg）/ 体重（kg）· 100，正常值应高于 50。

**2. 用捏力计测定捏力**　用拇指和其他手指的指腹捏住捏力计可测得捏力，其正常值约为握力的 30%。

**3. 用背力计测定背肌力**　测试时两膝伸直，将把手调节到膝盖高度，两手抓住把手，用力伸直躯干上拉把手。以拉力指数评定：拉力指数 = 拉力（kg）/ 体重（kg）· 100，正常值为：男性 105%~200%，女性 100%~150%。进行背肌测试时，腰痛患者和老年人一般不使用。

【知识链接】

**鼓励患者提高兴奋性**

测试中可适当给予鼓励性指令，以提高患者兴奋性，从而获得最大肌力。进行含离心收缩的测试时，应注意重复次数，避免次数过多产生疲劳现象。

## 【案例分析】

根据患者李某的具体情况，右侧基底节出血造成右侧相关肌肉肌力下降，可用徒手肌力评定的方法测试相关肌肉的等级。具体方法可见书中介绍。

# ▌任务三　肌张力评定

**案例导入　◆**

患者，男，17岁，车祸导致颅脑损伤，术后20天转入康复科，查体时发现给予肢体被动屈伸活动时，右侧所有关节均能达到全范围活动，无明显阻力；左肩关节及左肘关节在关节活动范围末端出现较小阻力，左腕关节、左髋关节和膝关节在关节活动范围后50%范围内出现突然卡住，并在关节活动范围的后50%均呈现最小阻力，左踝关节下垂内翻，被动活动非常困难。

思　考

1. 该患者的肌张力存在哪些异常？
2. 请使用改良Ashworth分级法评定患者的肌张力情况。

## 一、概述

### （一）肌张力的定义

肌张力（muscle tone）是指人体在安静休息的情况下，肌肉保持一定紧张状态的能力。肌张力是维持肢体位置、支撑体重所必需的，也是保证肢体运动控制能力、空间位置、进行各种复杂运动所必需的条件。临床上所谓的肌张力，是指医务人员对被检查者的肢体进行被动运动时所感受到的阻力。肢体的物理惯性、肌肉和结缔组织内在的机械弹性特点、反射性肌肉收缩都包含在肌张力中，而肌肉与神经节段存在反射联系，神经肌肉反射弧上的任何病变都可能导致肌张力发生变化，表现为肌张力降低或肌张力增高，从而影响肢体运动功能。

### （二）正常肌张力的特征

正常肌张力有赖于完整的外周神经系统机制和中枢神经系统机制，以及肌肉收缩能力弹性、延展性等因素。正常肌张力具体有以下特征：

（1）关节近端的肌肉可以进行有效的同步运动。

（2）将肢体被动地置于空间某一位置时，具有保持该姿势不变的能力。

（3）具有完全抵抗肢体重力和外来阻力的运动能力。

（4）具有随意使肢体由固定到运动和在运动过程中转换为固定姿势的能力。

（5）能维持原动肌和拮抗肌之间的平衡。

（6）需要时，具有选择性地完成某一肌群协同运动或某一肌肉单独运动的能力。

（7）被动运动时，具有一定的弹性和轻度的抵抗感。

### （三）肌张力的分类

**1. 正常肌张力的分类**　根据身体所处的不同状态，可分为静止性肌张力、姿势性肌张力、运动性肌张力。

（1）静止性肌张力：肢体静息状态下，通过观察肌肉外观，触摸肌肉的硬度，感觉被动牵伸运动时肢体活动受限的程度及阻力来判断。

（2）姿势性肌张力：在患者变换各种姿势过程中，通过观察肌肉的阻力和肌肉的调整状态来判断。

（3）运动性肌张力：患者完成某一动作过程中，通过检查相应关节的被动运动阻力来判断。

**2. 异常肌张力的分类**　根据受试者肌张力与正常肌张力水平的比较，可分为 3 种情况。

（1）肌张力增高（痉挛）：肌张力高于正常静息水平。

（2）肌张力减低（弛缓）：肌张力低于正常静息水平。

（3）肌张力障碍：肌张力损害或障碍，如齿轮样强直、铅管样强直。

### （四）影响肌张力的因素

**1. 体位的影响**　不良的姿势和肢体放置位置可使肌张力增高，例如在痉挛期的脑卒中患者，仰卧位时患侧下肢伸肌肌张力可增加。

**2. 并发症的影响**　有感染、便秘、疼痛、关节挛缩等并发症时，肌张力可增高。

**3. 精神因素的影响**　紧张和焦虑情绪以及不良的心理状态都可以使肌张力增高。

**4. 神经状态的影响**　中枢神经系统和中枢易化系统失衡，可使肌张力发生变化。

**5. 疾病的影响**　如骨折、脱位、异位骨化等外伤或疾病可使肌张力增高。

**6. 药物的影响**　如烟碱能明显增加脊髓损伤患者的痉挛程度；巴氯芬则有抑制脊髓损伤患者痉挛发生和降低频率、强度的作用。

**7. 主观因素的影响**　受试者对运动的主观控制作用，可导致肌张力发生变化。

**8. 其他**　如局部肢体受压、气温发生剧烈变化等均可导致肌张力发生变化。

### （五）常见的肌张力异常

**1. 痉挛**　是肌张力增高的一种形式，常由于上运动神经元损伤所致。

（1）定义：痉挛是一种由牵张反射高兴奋性所致的、以速度依赖的紧张性牵张反射增强伴腱反射亢进为特征的运动障碍。所谓痉挛的速度依赖即为随着肌肉牵伸速度的增加，痉挛肌的阻力也增高。

（2）原因：痉挛是由上运动神经元损伤所致。常见于脊髓损伤、脱髓鞘疾病、脑卒中、去皮质强直和去大脑强直、脑瘫等。

（3）特征：牵张反射异常；紧张性牵张反射的速度依赖性增加；腱反射异常；具有选择性，并由此导致肌群间的失衡，进一步引发协同运动功能障碍。临床上表现为肌张力增高、腱反射活跃或亢进、阵挛、被动运动阻力增加、运动协调性降低。

（4）痉挛的特殊表现：

1）巴彬斯基反射（babinski）：为痉挛性张力过强的特征性伴随表现。

2）折刀样反射（clasp-knife reflex）：当被动牵伸痉挛肌时，初始产生较高阻力随之被突然的抑制发动而中断，造成痉挛肢体的阻力突然下降，产生类似折刀样的现象。

3）阵挛（clonus）：在持续牵伸痉挛肌时可发生，特点为以固定频率发生的拮抗肌周期性痉挛亢进，常见于踝部。

4）去大脑强直（decerebrate rigidity）和去皮质强直（decorticate rigidity）：去大脑强直表现为持续地收缩，躯干和四肢处于完全伸展的姿势，去皮质强直表现为持续地收缩，躯干和下肢处于伸展姿势，上肢处于屈曲姿势。

（5）痉挛的临床意义：

1）痉挛的益处：①借助伸肌痉挛等帮助患者站立和行走。②可相对保持肌容积。③降低麻痹性肢体的依赖性水肿。④活动过强的牵张反射可促进等长和离心自主收缩的肌力，但向心收缩力弱。⑤在无承重和失用的情况下，可因此预防骨质疏松。⑥充分静脉肌肉泵，降低发生深静脉血栓的危险性。

2）痉挛的弊端：①由于阵挛、髋内收呈剪刀样或屈肌痉挛而损害站立平衡。②导致缓慢的自主运动。③由于屈肌痉挛导致皮肤应力增加，这一现象也可发生在床位和轮椅。④由于伸肌痉挛和阵挛损害步态的摆动相。⑤自发性痉挛导致睡眠障碍。⑥虽然大部分痉挛可无疼痛，但持续的屈肌痉挛可导致疼痛。⑦由于紧张性牵张反射亢进或屈肌痉挛造成的挛缩危险。⑧由于髋屈肌、内收肌痉挛影响会阴清洁、损害性功能。⑨由于痉挛或阵挛干扰驾驶轮椅、助动车等。⑩可增加骨折、异位骨化的危险性。

（6）痉挛与肌张力过强的区别：肌张力过强时的阻力包括动态成分和静态成分，动态成分是肌肉被动拉伸时神经性（反射性的）因素和非神经性（生物力学的）因素所致的阻力；静态成分则是肌肉从拉长状态恢复到正常静息状态的势能，为非神经性因素。神经性因素表现为肌肉运动单位的活动由于牵张反射高兴奋性而增加，中枢神经系统损伤后的痉挛、折刀样反射和阵挛皆属此类；非神经性因素则表现为结缔组织的弹性成分和肌肉的黏弹性成分的改变，尤其是肌肉处于拉伸或缩短位制动时。在中枢神经系统损伤后，可因神经因素造成肢体处于异常位置，并由此导致非神经因素的继发性改变。因此中枢神经系统损伤后的肌张力过强是神经因素和非神经因素共同作用的结果，痉挛与肌张力过强并非等同。

**2. 僵硬**

（1）定义：僵硬是主动肌和拮抗肌张力同时增加，各个方向的关节被动活动阻力均增加的现象。

（2）原因：常为锥体外系的损害所致，帕金森是僵硬最常见的原因。

（3）表现：常见表现有以下两种。

1）齿轮样僵硬（cogwheel phenomenon）：是一种被动运动的反应，特征是运动时阻力交替地释放和增加而产生均匀的顿挫感。

2）铅管样僵硬（leadpipe rigidity）：是一种持续的僵硬。

（4）特征：

1）任何方向的关节被动运动，整个关节活动范围都增加。

2）相对持续，且不依赖牵张刺激的速度。

3）齿轮样僵硬的特征是在僵硬的基础上存在震颤，从而导致在整个关节活动范围中收缩、放松交替出现。

4）铅管样僵硬的特征是在关节活动范围内存在持续的僵硬，无收缩、放松交替现象出现。

5）僵硬和痉挛可在某一肌群同时存在。

### 3.肌张力障碍

（1）定义：是一种以张力损害、持续同时伴有扭曲不自主运动为特征的肌肉运动功能亢进性障碍。

（2）原因：中枢神经系统病变、遗传因素、其他神经退行性疾患、代谢性疾患等。

（3）特征：

1）肌肉收缩可快可慢，且表现为重复、扭曲。

2）肌张力以可预料的形式由低到高变动、其中张力障碍性姿势为持续扭曲畸形，可持续数分钟或更久。

### 4.肌张力弛缓

（1）定义：肌张力表现为降低和缺乏、被动运动时的阻力消失、牵张反射衰减、肢体处于关节频繁的过度伸展而易于移位等现象，称为肌张力弛缓。

（2）原因：

1）影响小脑或锥体束的上运动神经元损害，可为暂时性肌张力弛缓，如脊髓损伤的脊髓休克阶段。

2）外周神经系统的下运动神经元损害。

3）原发性肌病：如重症肌无力。

（3）特征：由于对感觉刺激和神经系统传出指令的低应答性所导致的肌张力降低，临床上肌肉可表现为柔软、迟缓和松弛，加之邻近关节周围肌肉共同收缩能力的减弱，导致被动活动范围扩大，腱反射消失或减弱。

## 二、肌张力评定

### （一）评定目的

（1）提供治疗前的基本评定结果。

（2）为制定治疗方案和选择治疗方法提供依据。

（3）评价各种治疗的效果。

### （二）评定方法

#### 1.异常肌张力的检查方法

（1）病史采集：病史在一定程度可反映痉挛对患者功能的影响，需要了解的问题包括：痉挛发生的频度；受累的肌肉及数目；痉挛的利弊情况；引发痉挛的原因；现在痉挛发作或严重的程度与以往的比较。

（2）反射检查：检查中应特别注意被检查者是否存在腱反射亢进等现象。检查方法是直接用指间或标准的反射叩诊锤轻叩检查腱反射导致的肌肉收缩情况，可予以 0～4 级评分。其中 0 级为无反应，1 级为反射减退，2 级为正常反射，3 级为痉挛性张力反射、反射逾常，4 级为阵挛。

（3）被动运动评定：被动运动检查可发现肌肉对牵张刺激的反应，以发现是否存在肌张力过强、肌张力过强是否为速度依赖、是否伴有阵挛，并与阵挛进行比较和鉴别。在评定过程中，评定者应保持固定形式和持续的徒手接触，并以恒定的速度移动患者肢体。肌张力正常时，肢体极易被动移动，评定者可很好地改变运动方向和速度，而不会感到异常阻力，肢体的反应和感觉较轻。肌张力高时，评定者总的感觉为僵硬，运动时有抵抗。肌张力弛缓时，评定者可感到肢体沉重感，且无反应。有时老年人可能难以放松，由此可被误诊为痉挛，此时，可借助改变运动速度的方法加以判断，快速的运动往往可加剧痉挛的反应并使阻力增加，加速的牵张刺激可用于评定痉挛。

（4）主动运动评定：通过主动运动评定可进一步鉴别肌张力异常的情况。例如伴随拮抗肌收缩的缓慢运动可能预示拮抗肌痉挛或协同收缩，不伴随拮抗肌收缩的缓慢运动可能预示原动肌弱。自主肌肉的评定方法可采用徒手肌力评定方法。

（5）功能评定：可以对痉挛或肌张力异常是否干扰坐或站立平衡和移动等功能以及日常生活活动能力进行评定。具体可以包括是否有床上活动、转移、行走和生活自理能力的损害及其程度等。注意，此时的失能可能是由于痉挛或肌张力过强所致，也可能是由于肌力弱或挛缩所致。因此，评定时必须结合病史和神经肌肉的功能检查，以确定造成失能的原因，并分析与肌肉相关的失能情况。

（6）痉挛步态的评定：痉挛步态是一种牵张反射增高的状态，并迅速发展为对运动的抵抗，反映皮质脊髓束或上运动神经元的损害。脊髓与大脑损害所导致痉挛的临床特点略有不同。痛性肌肉痉挛多见于脊髓损害，有步行能力的脊髓损害患者，双下肢僵直呈轻度环形步态或双下肢交叉、上下轻度跳跃步态。

由颈椎病引起的脊髓病变是老年性步态障碍的最常见原因，约占老年异常步态的18%，颈椎的骨质增生或韧带肥厚、钙化致使椎管狭窄，引起对脊髓的机械性压迫或累及血管。早期双下肢麻木，发软或僵硬，轻度站立不稳以及膀胱功能障碍（尿急、尿频），病变进展可出现痉挛性的双下肢麻痹，病程不典型或病变轻微者，极易误诊、漏诊，CT、MRI 的问世使得该病确诊率大大提高，早期诊断可做外科治疗，预后较好，其他如原发性侧索硬化、后侧索联合硬化、家族性遗传性痉挛性截瘫等因波及锥体束，均可出现痉挛步态。

年轻人的痉挛步态常见于外伤、脱髓鞘疾病（多发性硬化）、血管畸形等，源于成人急性呼吸窘迫综合征（ARDS）的空泡性脊髓病是世界范围的新问题。

脑卒中后的偏瘫步态是最常见的痉挛步态，脑卒中后随着运动功能的恢复，早期运动模式为屈肌和伸肌的共同运动，即一组肌群的同时活动，下肢的伸肌共同运动模式为髋关节伸展、内收、内旋，膝关节伸展，踝关节跖屈内翻。由于受共同运动的影响，支撑相因负重激活下肢伸肌紧张，出现膝过伸展及踝跖屈，因此使负重的患肢过度伸长，为防止和纠正足趾拖曳使骨盆上举而呈环形步态。踝的过度跖屈致使前足掌或足底外侧（如有足内翻）首先着地而非足跟着地。摆动相由于伸肌的过度紧张，屈肌不能迅速进入正常工作状态，使关节的屈-伸-屈光滑的正弦曲线消失。偏瘫步态由于步行节律紊乱，支撑相缩短，步幅不均，为增加步行时的稳定性，步幅多缩小。

**2. 异常肌张力的评定标准**

（1）痉挛的评定标准：使用徒手检查法，根据关节被动运动时所感受的阻力来进行分级评估。常用的评估方法有神经科分级法和改良 Ashworth 分级法，其他方法还有 Penn 分级法和 Clonus 分级法，但不常用。肌张力的分级评价见表 4-9。

表 4-9　肌张力的分级评价

| 级别 | 神经科分级法 | Ashworth 分级法 | Penn 分级法 | Clonus 分级法 |
|---|---|---|---|---|
| 0 | 肌张力降低 | 无肌张力增高 | 无肌张力增高 | 无踝阵挛 |
| 1 | 肌张力正常 | 稍增高，被动活动时有一过性停顿 | 肢体受刺激时出现轻度肌张力增高 | 踝阵挛持续 1～4 秒 |
| 2 | 稍高，肢体活动未受限 | 增高较明显，活动未受限 | 偶有肌痉挛，<1 次/小时 | 持续 5～9 秒 |
| 3 | 肌张力高，活动受限 | 增高明显，被动活动困难 | 经常痉挛，>1 次/小时 | 持续 10～14 秒 |
| 4 | 肌肉僵硬，被动活动困难或不能 | 肢体僵硬，被动活动不能 | 频繁痉挛，>10 次/小时 | 持续 15 秒 |

改良 Ashworth 分级法：临床上在进行肌张力评定时，由于 Ashworth 原始痉挛 5 级分级评定时容易出现集束效应，即大部分患者集中在低、中级评分水平，因此存在一定缺陷。为此多采用改良 Ashworth 分级法，添加了一个中间等级，以降低处于中间级别附近的集束效应。同时，改良 Ashworth 分级法评定时还需要考虑阻力出现的角度，并要求将被动运动的速度控制在 1 秒内通过全关节活动范围。评定时受试者处于舒适体位，一般采用仰卧位，分别对双侧上下肢进行被动关节活动范围运动。改良 Ashworth 分级评定标准见表 4-10。

表 4-10　改良 Ashworth 分级评定标准

| 级别 | 评定标准 |
|---|---|
| 0 | 无肌张力增加，被动活动患侧肢体在整个关节活动范围内均无阻力 |
| 1 | 肌张力稍增加，受累部分被动屈伸时，在 ROM 的末时出现突然卡住，然后呈现最小的阻力或释放 |
| 1+ | 肌张力轻度增加，被动屈伸时，在 ROM 后 50% 范围内出现突然卡住，并在此后的被动活动中均有较小的阻力 |

| 级别 | 评定标准 |
|---|---|
| 2 | 肌张力较明显增加，被动活动患侧肢体在 ROM 大部分内，阻力均明显增加，但仍能较容易地被移动 |
| 3 | 肌张力严重增高，被动活动困难 |
| 4 | 僵直，受累部分被动屈伸时呈现僵直状态，不能活动 |

（2）肌张力迟缓的评定标准：肌张力迟缓的评定相对比较简单，可将其严重程度分为轻度、中度到重度两个等级，具体标准见表 4-11。

表 4-11　迟缓性肌张力分级

| 级别 | 评定标准 |
|---|---|
| 轻度 | 肌张力降低，肌力下降，将肢体置于可下垂的位置并放开，肢体只能短暂抗重力，随即落下，仍能完成一些功能性动作 |
| 中度到重度 | 肌张力显著降低或消失，肌力 0 级或 1 级，将肢体放在抗重力体位，肢体迅速落下，不能维持规定动作，不能完成功能性动作 |

**3. 生物力学评定方法**　痉挛的生物力学评定方法试图量化痉挛患者肢体的位相性牵张反射和紧张性牵张反射。生物力学评定方法的观察指标包括：力矩（肢体活动通过某一特定范围所获得的力量大小）；阈值（力矩或肌电图活动开始显著增加的特殊角度）；肌电信号（靠近体表肌群的肌电信号分析等）。

（1）钟摆试验：常用于下肢痉挛的评定。受试者仰卧位，尽量放松肌肉，患侧小腿在床外下垂，当小腿自伸直位自由落下时，通过电子量角器记录摆动情况。正常摆动所产生的角度运动呈典型的正弦曲线模式，而痉挛的肢体则摆动运动受限，并很快地回到起始位。

（2）屈曲维持试验：常用于上肢痉挛的评定。受试者坐位，患肩屈 20° ～30° ，外展 60° ～70° ，肘关节置于支架上，前臂旋前固定，用一被动活动装置使肘关节在水平面上活动，用电位计、转速计记录肘关节位置角度和速度，用力矩计记录力矩。

（3）便携式测力计方法：采用便携式测力计可对肌肉在被动牵张时所表现的阻力增高现象进行相对精确的评定，由此进行痉挛的定量评定。采用仪器一般为 Penny 和 Giles 便携式测力计，其具有一传感器和一液晶显示器，最大读数 300N。应用一可塑性装置将传感器的远端固定在肢体远端，以使便携式测力计在被动运动过程中保持与固定点的接触。通过不同速度时的被动运动，记录达到被动运动终点时便携式测力计的读数。

（4）电生理评定方法：可用于评定痉挛和张力过强。一般认为，上运动神经元损伤后，脊髓因失去上位中枢的控制而导致节段内运动神经元和中间神经元的活性改变，以至相应电生理改变。临床上常用肌电图通过检查 H 反射等电生理指标来反映脊髓阶段内运动神经元及其他中间神经元的活性。

（5）等速装置评定方法：肌肉在被动牵张时所表现的阻力增高，可用等速装置作精确的测定。测试主要有等速摆动试验和等速被动测试两种方法。前者是在等速装置上模拟摆动试验的评定方法，可诱发肌肉的牵张反射，测得的阻力包括反射和非反射成分；后者是在等速装置上完成类似 Ashworth 评定的量化评定方法，不诱发牵张反射，测得的阻力主要是非反射成分。

### （三）适应证与禁忌证

1. 适应证　肌张力评定适用于中枢神经系统和外周神经系统疾患，包括神经系统损害造成神经源性肌力减退等的评定，如上下肢代表性肌群的肌张力评定可作为全面评价瘫痪严重程度的指标。

2. 禁忌证　包括关节不稳、骨折未愈合且未做内固定、急性渗出性滑膜炎、严重疼痛、关节活动范围极度受限、急性扭伤、骨关节肿瘤等。

---

【案例分析】

1. 该案例中患者王某的右侧肌张力正常，左侧上下肢都存在肌张力增高。

2. 使用改良 Ashworth 分级法评定，患者左肩关节和左肘关节肌张力 1 级，左腕关节、左髋关节和左膝关节肌张力 1+ 级，左踝关节肌张力 4 级。

## ▌任务四　平衡功能评定

案例导入　◆

　　男性，21 岁，2 个月前因交通意外导致脑外伤，病情稳定后介入康复治疗。经过训练，现患者能在端坐位下完成抛接球训练，且坐位平衡反应均能诱发出来；能独立站立，但不稳定。

思　　考

1. 请问患者的坐位平衡属于哪一类？
2. 请问患者平衡的维持需要哪几个方面的参与？
3. 4 个月时，用 Berg 平衡量表对患者进行平衡功能的评定，得分为 45 分，请问患者现在平衡功能如何？

平衡是人体保持各种姿势状态稳定的一种能力，是一种自发的、无意识的或反射性的活动，良好的平衡功能是维持人体正常活动的基本保证。

### 一、平衡概述

#### （一）定义

平衡（balance，equilibrium）是指在不同的环境和情况下维持身体直立姿势的能力。一个人的平衡功能正常时，能够：①保持体位；②在随意运动中调整姿势；③安全有效地对外来干扰做出反应。

支撑面（base of support）是指人体在各种体位下（卧、坐、站立、行走）所依靠的接触面。人体站立时的支撑面为两足及两足之间的面积。当身体的重心落在支撑面内，人体就能保持平衡；当身体的重心落在支撑面以外时，人体就失去平衡。支撑面大小与人体平衡的维持能力密切相关。支撑面大，身体重心低，体位稳定性好就容易维持平衡；支撑面小，身体重心提高，体位的稳定就需要较强的平衡能力来维持。

稳定极限（limits of stability）是指正常人站立时身体可倾斜的最大角度，或在能够保持平衡的范围内倾斜时与垂直线形成的最大角度。它的大小取决于支撑面的大小与性质。

### （二）平衡的分类

**1. 静态平衡** 又称一级平衡，指人体在无外力作用下，在睁眼和闭眼时保持某姿势稳定状态的能力，例如：坐位和站位时的平衡。

**2. 自我动态平衡** 又称二级平衡，指人体在无外力作用下，从一种姿势调整到另一种姿势的过程中，重新获得稳定状态的一种能力，例如：站起、坐下或行走过程的平衡。

**3. 他人动态平衡** 又称三级平衡，指人体在外力作用下对抗外来干扰，例如：推、拉等产生的保护性调整反应，以重新恢复稳定状态的一种能力。

### （三）人体平衡的维持机制

人体能够在各种情况下保持平衡，一般认为，需要3个环节的参与：感觉输入、中枢整合和运动控制。前庭系统、视觉调节系统、身体本体感觉系统、大脑平衡反射调节系统、小脑共济协调系统以及肌群的力量在维持人体平衡方面亦起着重要作用。

**1. 感觉输入**

人体站立时身体所处位置与地球引力及周围环境的关系通过视觉、躯体感觉、前庭感觉的传入而被感知。适当的感觉输入，特别是躯体、前庭和视觉信息对平衡的维持和调节具有前馈和反馈的作用。

（1）视觉系统：由视网膜收集经视通路传入视中枢，提供周围环境、身体运动和方向信息。在环境静止不动的情况下，视觉系统能较准确地感受环境中物体的运动以及眼睛和头部的视空间定位。当身体的平衡因躯体感觉受到干扰或破坏时，视觉系统通过颈部肌肉收缩使头部保持向上直立位和保持水平视线来使身体保持或恢复到原来的直立位，从而获得新的平衡。如果去除或阻断视觉输入，如闭眼或戴眼罩，姿势的稳定性较睁眼站立时显著下降。这也是视觉障碍者或老年人平衡能力降低的原因之一。

（2）躯体感觉：平衡的躯体感觉包括皮肤感觉（触、压觉）和本体感觉。在维持身体平衡和姿势的过程中，与支撑面相接触的皮肤触、压觉感受器向大脑皮质传递有关体重的分布情况和身体重心的位置；分布于肌肉、关节及肌腱等处的本体感受器（螺旋状感觉神经末梢）收集随支撑面变化的信息，经深感觉传导通路向上传递。正常人站立在固定的支撑面上时，足底皮肤的触、压觉和踝关节的本体感觉输入起主导作用，当足底皮肤和下肢本体感觉输入完全消失时，人体失去感受支撑面情况的能力，姿势的稳定性立刻受到严重影响，此时，闭目站立时身体倾斜、摇晃，甚至摔倒。

（3）前庭系统：头部的旋转刺激了前庭系统中的两个感受器。一个是3个半规管内的壶腹嵴（运动位置感受器），能感受头部在三维空间中的运动角加（减）速度的变化引起的刺激。另一个是前庭迷路内的椭圆囊、球囊（耳石器），感受静止时的地心引力和直线加速度变化引起的刺激。在躯体感觉和视觉系统正常的情况下，前庭冲动在控制人体重心位置上的作用很小。当躯体感觉和视觉信息输入均不存在（被阻断）或输入不准确而发生冲突时，前庭系统的感觉输入在维持人体平衡方面就变得非常重要。

### 2. 中枢整合

3种感觉信息在包括脊髓、前庭核、内侧纵束、脑干网状结构、小脑及大脑 皮质等多级平衡觉神经中枢中进行整合加工，并形成运动的方案。当体位或姿势变化时，为了判断人体重心的准确位置和支撑面情况，中枢神经系统将3种感觉信息进行整合，迅速判断何种感觉所提供的信息是有用的，何种感觉所提供的信息是相互冲突的，从中选择出提供准确定位信息的感觉输入，放弃错误的感觉输入。

### 3. 运动控制

中枢神经系统在对多种感觉信息进行分析整合后下达运动指令，运动系统以不同的协同运动模式控制姿势变化，将身体重心调整到原来的范围内或重新建立新的平衡。当平衡发生变化时，人体通过3种调节机制或姿势性协同运动模式来应变，包括踝调节机制、髋调节机制及跨步调节机制。

（1）踝调节机制：是指人体站立在一个比较坚固和较大的支撑面上，受到一个较小的外界干扰（如较小的推力）时，身体重心以踝关节为轴进行前后转动或摆动（类似钟摆运动），以调整重心，保持身体的稳定性。

（2）髋调节机制：指人体站立在较小的支撑面上（小于双足面积），受到一个较大的外界干扰时，稳定性明显降低，身体前后摆动幅度增大。为了减少身体摆动，使身体重心重新回到双足范围内，人体通过髋关节的屈伸活动来调整身体重心和保持平衡。

（3）跨步调节机制：当外力干扰过大，使身体的摇动进一步增加，重心超出其稳定极限，髋调节机制不能应答平衡的变化时，人体启动跨步调节机制，自动地向用力方向快速跨出或跳跃一步，来重新建立身体重心支撑点，使身体重新确定稳定站立的支撑面，避免摔倒。

**感觉统合试验**

## （四）平衡反应及其表现方式

### 1. 平衡反应

平衡反应是指平衡状态改变时，人体恢复原有平衡或建立新平衡的过程，包括反应时间和运动时间。反应时间是指从平衡状态的改变到出现可见运动的时间。运动时间是指从出现可见运动到动作完成、建立新平衡的时间。

平衡反应使人体不论卧位、坐位、站立位均能保持稳定的状态或姿势，是一种自主反应，受大脑皮质控制，属于高级水平的发育性反应。人体可以根据需要进行有意识的训练，以提高或改善平衡能力，例如体操、技巧等项目运动员、舞蹈、杂技演员的平衡能力就明显高于普通人群。当某种原因导致人体平衡能力受损时，通过积极的治疗和平衡训练，可以使平衡功能得到改善。

**2.特殊平衡反应**

（1）保护性伸展反应：当身体受到外力作用而偏离支撑点时所发生的一种平衡反应，表现为上肢和（或）下肢的伸展。其作用在于支持身体、防止摔倒。

（2）跨步及跳跃反应：当外力使身体偏离支撑点或在意外情况下，为了避免摔倒或受到损伤，身体顺着外力的方向快速跨出或跳跃一步，以改变支撑点，建立新平衡的过程。其作用是通过重新获取新的平衡，来保护自己避免受到伤害。

**3.平衡反应的表现方式**

平衡反应的表现方式常见表现方式有4种，如图4-1。

（1）第一种方式：坐位或站立位，当身体的支撑点发生变化时，出现躯干向外力作用的方向弯曲，同时肢体向外伸展。

（2）第二种方式：坐位或站立位，当身体的支撑点发生倾斜或重心移位时，出现躯干向倾斜上方弯曲，同侧肢体向外伸展，对侧肢体保护性伸展。

（3）第三种方式：体位同上，从前向后推受试者，先后出现足趾背屈、屈髋、躯干屈曲、上肢向前平抬，最后头、肩向前倾斜。

（4）第四种方式：体位同上，从后向前推受试者，先后出现足趾屈曲、足跟抬起、伸髋、躯干后伸、上肢向后摆，最后肩后伸、头后仰。

**4.平衡反应的形成规律** 平衡反应的形成具有一定的规律。通常在出生6个月时形成俯卧位平衡反应，7～9个月形成仰卧位和坐位平衡反应，9～12个月形成蹲起反应，12～21个月形成站立反应。

## 二、平衡功能评定

平衡功能评定是评定受试者感受、控制或调节平衡的能力。

### （一）评定目的

（1）明确有无平衡障碍。

（2）了解平衡障碍的程度、类型。

（3）分析引起平衡障碍的原因。

（4）预测发生跌倒的可能性。

（5）协助康复计划的制订与实施。

（6）评估治疗效果。

（7）研制平衡障碍评定与训练的新设备。

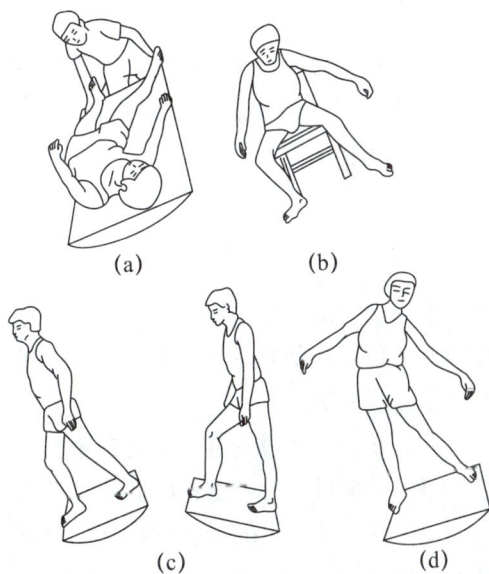

图4-1 平衡反应的四种表现方式

### （二）适应证与禁忌证

**1.适应证** 任何引起平衡功能障碍的疾患都有必要评定平衡功能。主要为：

（1）中枢神经系统损害：如脑外伤、脑血管意外、帕金森病、多发性血管硬化、小脑疾患、颅内肿瘤、脑瘫、脊髓损伤等。

（2）耳鼻喉科疾患：如各种眩晕症。

（3）骨关节疾患与损伤：如骨折及骨关节疾患、截肢、关节置换、影响姿势与姿势控制的颈部与背部损伤以及各种运动损伤、肌肉疾患及周围神经损伤等。

（4）其他人群：如老年人、运动员、飞行员及宇航员。

**2. 禁忌证**

（1）下肢骨折未愈合。

（2）不能负重站立。

（3）严重心肺疾病。

（4）发热、急性炎症。

（5）不能主动合作者。

### （三）平衡功能分级

根据平衡活动的完成情况，可将平衡功能分为 4 级。

Ⅰ级：能正确地完成活动。

Ⅱ级：能完成活动，仅需要较小的帮助来维持平衡。

Ⅲ级：能完成活动，但需要较大的帮助来维持平衡。

Ⅳ级：不能完成活动。

### （四）评定指标

（1）稳定性指维持身体姿势在最小的摆动范围，摆动范围越小，稳定性越好。

（2）对称性指身体的质量平均分布，在站立位，身体质量平均分布在双下肢，坐位时平均分布在两臀部。

（3）动态稳定性指维持身体在运动中的稳定性。

### （五）平衡功能评定的方法

平衡功能的评定是运动功能评定的重要组成部分。人体平衡功能可以在坐位、跪位、双腿站立位、单腿站立位下进行测定。临床上平衡功能评定的方法有观察法、量表法及平衡仪测试法等。

**1. 观察法** 通过观察受试者在不同条件下的平衡表现，进行平衡功能评定。

（1）平衡反应的评定：观察受试者是否有平衡反应出现及反应出现的状态。

（2）静止状态下的平衡评定：睁、闭眼坐，睁、闭眼站立，双足靠拢站，足跟对足尖站，单足交替站等。Romberg's 征：又称为"闭目直立检查法"，双足并拢站立，维持 30 秒，观察在睁、闭眼时身体摇摆的情况。

（3）运动状态下的平衡评定：坐、站立时移动身体，在不同条件下行走，包括足跟着地走、足尖着地走、直线走、侧方走、倒退走、环行走、绕障碍物走等。

观察法虽然过于粗略和主观，缺乏量化，但由于其应用简便，可以对具有平衡障碍的患者进行粗略的筛选，具有一定的敏感性和判断价值，至今在临床上仍广为应用。

**2. 量表法** 量表法是运用平衡评定量表对受试者平衡功能进行定量评定。优点是不需要专门的设备，结果量化，评分简单，应用方便。信度和效度较好的量表有 Berg 平衡量表测试、Fugl-Meyer 平衡功能测试、Lindmark 平衡功能测试、MAS 平衡功能测试和 Semans 平衡障碍分级等。

**3. 平衡仪测试法**　平衡测试系统是近年来国际上发展起来的定量评定平衡能力的一种方法，其中包括 Balance Per-formance Monitor（BPM），Balance Master，Smart Balance，Equitest 等。这类仪器采用高精度的压力传感器和电子计算机技术，整个系统由受力平台、显示器、电子计算机及专用软件构成。受力平台可以记录到身体的摇摆情况并将记录到的信号转化成数据输入计算机，计算机在应用软件的支持下，对接收到的数据进行分析，实时描计压力中心在平板上的投影与时间的关系曲线，其结果以数据及图的形式显示，故也有称平衡测试仪为计算机动态姿势图。

姿势图能精确地测量人体重心的位置、移动的面积和形态，可以评定平衡功能障碍或病变的部位和程度，评价康复治疗的效果，同时，平衡测试仪本身也可以用作平衡训练。其主要性能包括以下几个方面。

（1）静态平衡测试：在睁眼、闭眼、外界视动光的刺激下，测定人体重心平衡状态，主要参数包括：重心位置，重心移动路径总长度和平均移动速度，左右向（$x$ 轴向）和前后向（$y$ 轴向）重心位移平均速度，重心摆动功率谱，睁眼、闭眼重心参数比值等。

（2）动态平衡测试：被测试者以躯体运动反应跟踪计算机荧光屏上的视觉目标，保持重心平衡；或者在被测试者无意识的状态下，支撑面突然发生移动（如前后水平方向，前上、后上倾斜），了解机体感觉和运动器官对外界环境变化的反应以及大脑感知觉的综合能力。

平衡测试仪不仅可以定量评定平衡功能，还可以明确平衡功能损害的程度与类型，有助于制定治疗和康复措施，评价治疗效果，所以现广泛应用于临床。

### 三、临床常用平衡评定量表

### （一）Berg 平衡量表（berg balance scale，BBS）

由 Katherine Berg 于 1989 年首先报道，包括站起、坐下、独立站立、闭眼站立、上臂前伸、转身一周、双足交替踏台阶、单腿站立等 14 个项目，每项分为 5 级，测试一般可在 20 分钟内完成。Berg 平衡量表是个标准化的评定方法，目前已广泛应用于临床。

**1. 评定指南**　测评者按照以下说明示范每个项目和（或）给予受试者以指导，见表 4-12。测试项目中，有要求受试者在一定位置上保持一定时间的，如果受试者不能达到所要求的时间或距离，或活动需要监护，或需要外界支持与帮助，则按照评定标准给予相应的分数。如果某个项目测试双侧或测试 1 次不成功需要再次测试，则记分时记录此项目的最低得分。如果测评者对评定标准不明确，会影响评定结果。

**2. 测评工具**　秒表或带有秒针的手表、尺子（需有 5 cm、12 cm、25 cm 刻度）、高度适中的椅子、台阶或高度与台阶相当的小凳子。

表 4-12　Berg 平衡量表记录表

姓名：　　　　　性别：　　　　　年龄：　　　　　测评员：　　　　　诊断：

| 项　目 | 第一次评定得分 | | | 第二次评定得分 | | | 第三次评定得分 | | |
|---|---|---|---|---|---|---|---|---|---|
| | 年　　月　　日 | | | 年　　月　　日 | | | 年　　月　　日 | | |
| （1）从坐到站 | | | | | | | | | |
| （2）独立站 | | | | | | | | | |
| （3）独立坐立 | | | | | | | | | |
| （4）从站到坐 | | | | | | | | | |
| （5）床－椅转移 | | | | | | | | | |
| （6）闭眼站立 | | | | | | | | | |
| （7）双足并拢站立 | | | | | | | | | |
| （8）站立位上肢前伸 | | | | | | | | | |
| （9）站立位从地上拾物 | | | | | | | | | |
| （10）转身向后看 | | | | | | | | | |
| （11）转身一周 | | | | | | | | | |
| （12）双足交替踏台阶 | | | | | | | | | |
| （13）双足前后站立 | | | | | | | | | |
| （14）单足站立 | | | | | | | | | |

**3. 评定标准**

Berg 平衡量表的评定标准见表 4-13。

表 4-13　Berg 平衡量表记录表

| 检查项目 | 完成情况 | 评分 |
|---|---|---|
| （1）由坐到站 | 不用手帮助即能够站起且能够保持稳定 | 4 |
| | 用手帮助能够自己站起来 | 3 |
| | 用手帮助经过几次努力后能够站起来或保持稳定 | 2 |
| | 需要较小的帮助能够站起来或保持稳定 | 1 |
| | 需要中度或较大的帮助才能够站起来 | 0 |
| （2）独立站立 | 能够安全站立 2 分钟 | 4 |
| | 能够在监护下站立 2 分钟 | 3 |
| | 能够独立站立 30 秒 | 2 |
| | 经过几次努力能够独立站立 | 1 |
| | 没有帮助不能站立 30 秒 | 0 |
| （3）独立坐 | 能够安全地坐 2 分钟 | 4 |
| | 能够在监护下坐 2 分钟 | 3 |
| | 能够坐 30 秒 | 2 |
| | 能够坐 10 秒 | 1 |
| | 没有支撑则不能坐 10 秒 | 0 |
| （4）由站到坐 | 用手稍微帮助即能够安全地坐下 | 4 |
| | 需要用手帮助来控制身体重心下移 | 3 |
| | 需要用双腿后侧抵住椅子来控制身体重心下移 | 2 |
| | 能够独立坐在椅子上但不能控制身体重心下移 | 1 |
| | 需要帮助才能坐下 | 0 |

续表

| 检查项目 | 完成情况 | 评分 |
|---|---|---|
| （5）床－椅转移 | 用手稍微帮助即能够安全转移 | 4 |
| | 必须用手帮助才能够安全转移 | 3 |
| | 需要监护或言语提示才能完成转移 | 2 |
| | 需要1个人帮助才能完成转移 | 1 |
| | 需要2个人帮助或监护才能完成转移 | 0 |
| （6）闭眼站立 | 能够安全站立10秒 | 4 |
| | 能够在监护下站立10秒 | 3 |
| | 能够站立3秒 | 2 |
| | 闭眼时不能站立3秒但睁眼站立时能保持稳定 | 1 |
| | 需要帮助以避免跌倒 | 0 |
| （7）双足并拢站立 | 能够独立地将双脚并拢并独立站立1分钟 | 4 |
| | 能够独立地将双脚并拢并在监护下站立1分钟 | 3 |
| | 能够独立地将双脚并拢但不能站立30秒 | 2 |
| | 需要帮助才能将双脚并拢但双脚并拢后能够站立15秒 | 1 |
| | 需要帮助才能将双脚并拢且双脚并拢后不能站立15秒 | 0 |
| （8）站立位上肢前伸 | 能够前伸大于25cm的距离 | 4 |
| | 能够前伸大于12cm的距离 | 3 |
| | 能够前伸大于5cm的距离 | 2 |
| | 能够前伸但需要监护 | 1 |
| | 当试图前伸时失去平衡或需要外界支撑 | 0 |
| （9）站立位从地上拾物 | 能够安全而轻易地捡起拖鞋 | 4 |
| | 能够在监护下捡起拖鞋 | 3 |
| | 不能捡起但能够到达距离拖鞋2~5cm的位置且独立保持平衡 | 2 |
| | 不能捡起并且当试图努力时需要监护 | 1 |
| | 不能尝试此项活动或需要帮助以避免失去平衡或跌倒 | 0 |
| （10）转身向后看 | 能够从两侧向后看且重心转移良好 | 4 |
| | 只能从一侧向后看，另一侧重心转移较差 | 3 |
| | 只能向侧方转身但能够保持平衡 | 2 |
| | 当转身时需要监护 | 1 |
| | 需要帮助以避免失去平衡或跌倒 | 0 |
| （11）转身一周 | 能在两个方向用4秒或更短的时间安全地转一圈 | 4 |
| | 只能在一个方向用4秒或更短的时间安全地转一圈 | 3 |
| | 能够安全地转一圈但用时超过4秒 | 2 |
| | 转身时需要密切监护或言语提示 | 1 |
| | 转身时需要帮助 | 0 |
| （12）双足交替踏台阶 | 能够独立而安全地站立且在20秒内完成8个动作 | 4 |
| | 能够独立站立，但完成8个动作的时间超过20秒 | 3 |
| | 在监护下不需要帮助能够完成4个动作 | 2 |
| | 需要较小帮助能够完成2个或2个以上的动作 | 1 |
| | 需要帮助以避免跌倒或不能尝试此项活动 | 0 |

| 检查项目 | 完成情况 | 评分 |
|---|---|---|
| （13）双足前后站立 | 能够独立地将一只脚放在另一只脚的正前方且保持30秒 | 4 |
| | 能够独立地将一只脚放在另一只脚的前方且保持30秒 | 3 |
| | 能够独立地将一只脚向前迈一小步，且能够保持30秒 | 2 |
| | 需要帮助才能向前迈步但能保持15秒 | 1 |
| | 当迈步或站立时失去平衡 | 0 |
| （14）单足站立 | 能够独立地抬起一条腿，且保持10秒以上 | 4 |
| | 能够独立地抬起一条腿，且保持5~10秒 | 3 |
| | 能够独立地抬起一条腿，且保持3~5秒 | 2 |
| | 经过努力能够抬起一条腿，保持时间不足3秒但能够保持站立平衡 | 1 |
| | 不能够尝试此项活动或需要帮助以避免跌倒 | 0 |

#### 4.评分结果

测评共14个项目，根据完成质量，每个项目分为0~4分，最低分为0分，最高分为4分，总分56分。评分越低，则表示平衡功能越差。

0~20分：平衡能力差，只能坐轮椅。

21~40分：平衡能力尚可，能辅助步行。

41~56分：平衡能力好，能独立行走。

<40分：预示有跌倒的危险。

### （二）Fugl-Meyer平衡功能测试

由瑞典医生Fugl-Meyer等人在Brunnstrom评定基础上发展而来，常用于测试上运动神经元损伤的偏瘫受试者。评定内容及标准见表4-14。

表4-14　Fugl-Meyer平衡功能测试

| 评定内容 | 评分 | 评定标准 |
|---|---|---|
| 无支持坐位 | 0分 | 不能保持平衡 |
| | 1分 | 能保持平衡，但时间短，不超过5分钟 |
| | 2内 | 能保持平衡，超过5分钟 |
| 健侧展翅反应 | 0分 | 被推动时，无肩外展及伸肘 |
| | 1分 | 健侧有不完全反应 |
| | 2分 | 健侧有正常反应 |
| 患侧展翅反应 | 0分 | 被推动时，患肢无肩外展及伸肘 |
| | 1分 | 患侧有不完全反应 |
| | 2分 | 患侧有正常反应 |
| 支持站立 | 0分 | 不能站立 |
| | 1分 | 完全在他人的帮助下站立 |
| | 2分 | 1人帮助站立1分钟 |
| 无支持站立 | 0分 | 不能站立 |
| | 1分 | 站立少于1分钟或身体摇摆 |
| | 2分 | 站立平衡多于1分钟 |

| 评定内容 | 评分 | 评定标准 |
|---|---|---|
| 健肢站立 | 0分 | 维持平衡少于1~2秒 |
| | 1分 | 维持平衡4~9秒 |
| | 2分 | 维持平衡多于9秒 |
| 患肢站立 | 0分 | 维持平衡少于1~2秒 |
| | 1分 | 维持平衡4~9秒 |
| | 2分 | 维持平衡多于9秒 |

### （三）Lindmark 平衡功能测试

由瑞典学者 Birgitta Lindmark 在 Fugl-Meyer 方法上修订而成，1998 年发表，方法更为适用。评定内容及标准见表4-15。

表 4-15　Lindmark 平衡功能测试

| 评定内容 | 评分 | 评定标准 |
|---|---|---|
| 自己坐 | 0分 | 不能坐 |
| | 1分 | 稍许帮助（如一只手）即可坐 |
| | 2分 | 独自坐超过10秒 |
| | 3分 | 独自坐超过5秒 |
| 保护性反应：患者闭上眼睛，从左侧向右侧推；再从右侧向左侧推 | 0分 | 无反应 |
| | 1分 | 反应很小 |
| | 2分 | 反应缓慢，动作笨拙 |
| | 3分 | 正常反应 |
| 在帮助下站立 | 0分 | 不能站立 |
| | 1分 | 在2个人中度帮助下才能站立 |
| | 2分 | 在1个人中度帮助下能够站立 |
| | 3分 | 稍许帮助（如一只手）即可站立 |
| 独立站立 | 0分 | 不能站立 |
| | 1分 | 能站立10秒，或重心明显偏向一侧下肢 |
| | 2分 | 能站立1分钟，或站立时稍不对称 |
| | 3分 | 能站立1分钟以上，上肢能在肩水平以上活动 |
| 单腿站立（左腿、右腿） | 0分 | 不能站立 |
| | 1分 | 能站立，不超过5秒 |
| | 2分 | 能站立，超过5秒 |
| | 3分 | 能站立，超过10秒 |

注：满分为15分。

### （四）MAS 平衡功能测试

MAS 平衡功能测试是澳大利亚学者 Carr 和 Shepherd 在 20 世纪 80 年代提出的运动检测方法，常与其他运动功能的评定一起进行。总评分48分，其中有关平衡功能测定有12分，共2个项目，每个项目7个等级（0~6分）。

#### 1. 坐位平衡

评分标准：

0分：完全不能完成。

1分：在支持下保持坐位平衡（治疗者给予受试者帮助）。

2分：无支撑下保持坐位平衡10秒（受试者不抓握任何物体，膝足并拢，双足平放在地上）。

3分：无支撑下保持坐位平衡，身体前倾，体重均匀分布（头部直立、挺胸、重心在髋关节前，体重分布在双侧下肢）。

4分：无支撑下保持坐位平衡，并能向后转动头部及躯干（双足并拢平放在地上，手放在膝上，不接触身体）。

5分：无支撑下保持坐位平衡，并能身体向前，手摸地面，然后回到坐位平衡（双足平放在地上，不抓任何物体，保持下肢不动，必要时可支撑患侧上肢，手至少接触足前10cm的地面）。

6分：无支撑坐在椅上，向侧方弯腰，手摸地面，然后回到坐位平衡（双足平放在地上，不抓任何物体，保持下肢不动，必要时可支撑患侧上肢）。

2. 坐位到站立位

评分标准：

0分：完全不能完成。

1分：在治疗者帮助下站起来。

2分：借助辅具站起来，但体重分布不均匀，需要用手来支撑。

3分：自己站起来，体重分布均匀，不需要用手支撑。

4分：自己站起来，体重分布均匀，并能保持髋、膝伸直5秒。

5分：自己站起来，体重分布均匀，髋、膝关节完全伸直，然后再坐下。

6分：10秒内，不需要任何帮助，自己站起来，坐下3次，自己站起来，体重分布均匀。

### （五）Semans平衡障碍分级法

Semans平衡障碍分级法适用于脑卒中后偏瘫和小儿脑瘫受试者。平衡障碍分级与评定标准见表4-16。

表4-16　Semans平衡障碍分级法

| 平衡障碍分级 | 评定标准 |
| --- | --- |
| V | 能单腿站立 |
| IV | 能单膝跪立 |
| III | 双足前后交叉站立时，身体重心能从后足移向前足 |
| II-3 | 能双足站立 |
| II-2 | 能双膝跪立 |
| II-1 | 能手膝位跪立 |
| I | 能在伸直下肢的情况下坐稳 |
| 0 | 伸直下肢时不能坐 |

### （六）日本东京大学康复部的平衡评定法

由日本学者报道的一种平衡测试方法，见表4-17。

表4-17　日本东京大学康复部的平衡评定

| 序号 | 项目 | 1分 | 0.5± | 0分 |
|------|------|------|------|------|
| Ⅰ | 翻身 | 能 | 有把持时能 | 不能 |
| Ⅱ | 坐起 | 能 | 同上 | 不能 |
| Ⅲ | 保持坐位 | 稳定 | 稍推即不稳 | 不能 |
| Ⅳ | 保持手膝位 | 稳定 | 同上 | 不能 |
| Ⅴ | 在手膝位上做以下动作 | | | |
| Ⅴ-ⅰ | 举起患手 | 持续3秒以上 | 持续3秒以下 | 不能 |
| Ⅴ-ⅱ | 抬起患足 | 持续3秒以上 | 持续3秒以下 | 不能 |
| Ⅴ-ⅲ | 举起健手 | 持续3秒以上 | 持续3秒以下 | 不能 |
| Ⅴ-ⅳ | 抬起健足 | 持续3秒以上 | 持续3秒以下 | 不能 |
| Ⅴ-ⅴ | 抬起患手及患足 | 持续3秒以上 | 持续3秒以下 | 不能 |
| Ⅴ-ⅵ | 抬起患手及健足 | 持续3秒以上 | 持续3秒以下 | 不能 |
| Ⅴ-ⅶ | 抬起健手及患足 | 持续3秒以上 | 持续3秒以下 | 不能 |
| Ⅴ-ⅷ | 抬起健手及健足 | 持续3秒以上 | 持续3秒以下 | 不能 |
| Ⅵ | 从椅坐位站起 | 能 | 有把持时能 | 不能 |
| Ⅶ | 取跪立位 | 能 | 有把持时能 | 不能 |
| Ⅷ | 保持跪立位 | 稳定 | 稍推即不稳 | 不能 |
| Ⅸ | 用膝行走 | 能 | 有把持时能，但稍推不稳 | 不能 |
| Ⅹ | 在跪立位上将一膝立起保持一侧 | 能 | 有把持时能 | 不能 |
| Ⅺ | 跪位 | 稳定 | 稍推即不稳 | 不能 |
| ⅩⅡ | 由一侧跪位站起 | 能 | | 不能 |
| ⅩⅢ | 保持站位 | 能 | | 不能 |
| ⅩⅣ | 单腿站立 | 能 | | 不能 |
| ⅩⅤ | 单腿跳 | 能 | | 不能 |

注：表中Ⅹ、Ⅺ、ⅩⅠ、ⅩⅡ、ⅩⅣ、ⅩⅤ项需左、右侧均试。各项总分相加后，分数越低表示平衡障碍越严重。

【知识链接】

**人体重心的位置**

人体重心位于S2下缘，S3上缘前方7 cm骨盆入口处。

身体重心的位置不确定：抬起一侧上肢或下肢、改变姿势、某些异常运动时，重心也会随之变化。

**重心位置示意图**

【案例分析】

本案例中患者因脑外伤导致平衡功能障碍，我们对其进行了平衡功能的评定，通过学习，我们可以对思考题做出以下分析：

1. 他人动态平衡又称 3 级平衡，指人体在外力作用下对抗外来干扰，例如：推、拉等产生的保护性调整反应，以重新恢复稳定状态的一种能力。患者可对抗抛接球产生的干扰，故为 3 级平衡。

2. 人体能够在各种情况下保持平衡，一般认为，需要 3 个环节的参与：感觉输入、中枢整合和运动控制。

3. 患者现在能独立行走。Berg 平衡量表得分范围 0～56 分，评分越低，表示平衡功能越差。

0～20 分：平衡能力差，只能坐轮椅。

21～40 分：平衡能力可，能辅助步行。

41～56 分：平衡能力好，能独立行走。

＜40 分：预示有跌倒的危险。

脊髓损伤受试者的
平衡测试

## 任务五  协调功能评定

**案例导入**

患者，女，50 岁，1 个月前因突然晕倒在地、意识丧失急送医院，检查结果为脑干及小脑多发性出血，立即行对症治疗，现患者病情稳定，转入康复科行康复治疗。患者表现为四肢功能障碍，目前主要存在肌张力增高、感觉减退、动作控制差、完成动作不知轻重且没有方向等问题，指鼻试验和跟—膝—胫试验：仅能发起动作，不能完成动作。

**思  考**

1. 请问患者目前主要存在什么功能障碍？

2. 请问在对患者该功能（思考题 1）进行评定时需要检测哪些内容？

协调运动主要表现为产生平滑的、准确的、有控制的运动，同时伴有适当的速度、距离、方向、节奏和肌力。协调与平衡功能关系密切，互相联系，互相影响，使人体活动中的身体保持平稳、准确。

### 一、协调概述

#### （一）定义

协调（coordination）是指人体产生平滑、准确、有控制的运动能力。

协调功能：正常的随意运动需要有若干肌肉的共同协作运动，当主动肌收缩时，必有拮抗肌松弛、固定肌的支持固定和协同肌的协同收缩，才能准确地完成一个动作，肌肉之间的这种配合运动称为协调运动。

协调运动的特征为适当的速度、距离、方向、节奏、力量及达到正确的目标。

协调障碍：协调障碍是指以笨拙的、不平衡的和不准确的运动为特点的异常运动。协调功能障碍又称为共济失调（dystaxia）。

### （二）协调运动的产生机制

协调运动的产生需要有功能完整的中枢神经系统、感觉系统和运动系统。其中中枢神经系统中小脑、基底核、脊髓后索 3 个神经支配区域参与调控，主要用于维持肌张力、协调运动和姿势平衡。其中小脑对协调运动起着重要的作用，每当大脑皮质发出随意运动的命令时，小脑便产生了制动作用。

当大脑和小脑发生病变时，四肢协调动作和身体平衡发生障碍，感觉系统的异常也可造成协调运动障碍；协调运动障碍还包括不随意运动以及由于肌肉的痉挛、肌肉肌腱挛缩造成的运动异常。

### （三）协调障碍的常见类型

根据中枢神经系统的不同病变部位，协调障碍分为以下 3 种。

**1. 小脑共济失调**  小脑的主要功能是维持身体的平衡、调节肌张力和调节随意运动，因小脑病变部位的不同可出现不同类型的小脑共济失调。具体表现如下：

（1）大写征：写字时，字越写越大。

（2）辨距不良：对距离的判断力不佳，达不到目标或超过目标。

（3）意向性震颤：在随意运动时发生震颤，动作越接近目标，震颤越明显。

（4）姿势性震颤：站立时身体前后摇摆，坐位时如手脚合拢，躯干与头颅出现摇晃。

（5）轮替运动障碍：完成快速交替动作时困难。

（6）动作分律：完成动作时不是一个平滑的动作，而是一连串运动成分。

（7）酩酊步态：行走时两脚分开较宽，摇晃不稳定，步态不规则，状如醉汉。

**2. 基底节共济失调**  此类病变的特点主要是肌张力发生改变和随意运动功能障碍，表现为震颤、肌张力过高或低下、随意运动减少或不自主运动增多。具体如下：

（1）震颤：是一种最明显易见的过度运动征，多表现为四肢、头部、颚、嘴唇等部位以各种幅度和周期进行振动的现象。帕金森综合征常见静止性震颤现象，即随着有目的的运动，震颤逐渐减轻或消失。

（2）抽搐：躯干和接近躯干的四肢肌肉急骤地大幅度运动，可见到激烈振臂的运动，很多情况发生在一侧。

（3）偏身舞蹈症：为一种突然发生的不自主、不规则的舞蹈样动作。

（4）手足徐动症：是一种四肢末端缓慢的、不规则的如蚯蚓爬行的扭转样动作。

（5）肌张力障碍症：是一种躯干和接近躯干的四肢部分肌肉不断痉挛的状态，且肌张力的变化无法预测，是一种畸形的肌异常紧张症。

**3. 脊髓后索共济失调**  脊髓后索病变造成深感觉障碍，此类受试者不能辨别肢体的位置和运动方向。表现为：行走时动作粗大，迈步不知远近，落地不知深浅，抬足过高，跨步宽大，踏地加重，并需要视觉补偿，常目视地面行走，闭目或在黑暗处行走困难，易跌倒。检查时会发现精细触觉和深感觉减退或消失，"闭目难立征"阳性。

### （四）协调功能的发育和衰退过程

随着小儿出生后大脑的发育、神经系统的成熟，一些原始反射的消退使得小儿随意运动、协调运动发育逐渐完善，而且这种发育完善与视觉、感知觉的发育完善密切相关。一般小儿在 7 岁左右平衡、精细动作、粗大运动的协调发育基本成熟。

老年人随着年龄的增长，可因肌力减退、运动反应时间减慢、关节柔韧性消失、姿势缺陷和平衡障碍等负面因素逐渐增多，而出现原发性或继发性的协调运动障碍，协调功能衰退。

## 二、协调功能评定

协调功能评定是评定肌肉或肌群共同完成一种作业或功能活动的能力。

### （一）评定目的

（1）明确有无协调功能障碍。

（2）帮助了解协调障碍的程度、类型及引起协调障碍的原因。

（3）评估与协调相关的作业或功能活动能力。

（4）为康复计划的制订与实施提供依据。

（5）对训练疗效进行评估。

（6）协助研制协调评定与训练的新设备。

### （二）适应证与禁忌证

#### 1.适应证

（1）小脑性共济失调：小脑疾患、酒精中毒或巴比妥中毒。

（2）感觉性共济失调：脊髓疾病。

（3）前庭功能障碍。

（4）以震颤为主要症状的疾病：帕金森病、老年动脉硬化、慢性肝病、甲状腺功能亢进。

（5）舞蹈样运动：儿童的脑风湿病变。

（6）手足徐动：脑性瘫痪、肝豆状核变性、脑基底核变性（脑炎或中毒）等。

（7）手足抽搐：低钙血症和碱中毒。

（8）运动徐缓：进行性肌营养不良。

#### 2.禁忌证

（1）严重的心血管疾病。

（2）不能主动合作者。

### （三）协调评定的内容

在协调功能评定时，应依次检测以下内容：

（1）完成动作的时间是否正常。

（2）运动是否准确、直接、有节律。

（3）加快速度或闭眼时是否影响运动质量。

（4）进行活动时身体有无无关的运动。

（5）动作完成过程中有无辨距不良、震颤或僵硬。

（6）受试者是否很快感到疲劳。

## 三、协调功能评定方法及分析

协调功能评定主要是观察受试者在维持各种体位和姿势以及完成指定动作时有无异常，能否达到平滑、准确和有控制。协调功能评定一般采取先睁眼后闭眼、先慢后快的方式。

### （一）观察法

观察受试者的日常生活活动，或者让受试者完成指定动作（如从俯卧位翻身至仰卧位、站立等），通过与健康人比较，判断受试者是否存在协调功能障碍。

### （二）协调试验法

协调试验法可分为以下两类：

#### 1. 平衡性协调试验

（1）试验方法：

1）双足站立：正常舒适位；两足并拢站立；一足在另一足前方。

2）站立位完成活动：上肢交替地放在身旁、头上方或腰部；弯腰，返回直立位；身体侧弯；在保护下，出其不意地让受试者失去平衡。

3）单足站立：睁眼和闭眼站立。

4）步行：直线走，一足跟在另一足尖之前；侧方走和倒退走；正步走；变换速度走；突然停止后再走；环形走和变换方向走；足跟或足尖着地走。

（2）评分标准：

4分：能完成活动。

3分：能完成活动，需要较少帮助。

2分：能完成活动，需要较大帮助。

1分：不能完成活动。

#### 2. 非平衡性协调试验

（1）试验方法：

1）指鼻试验：受试者肩关节外展90°，肘关节伸直，然后用示指触及自己鼻尖。

2）指－他人指试验：评测者将示指举在受试者面前，受试者用示指触及评测者示指头，评测者改变示指距离、方向，受试者再用示指触及。

3）指鼻和指－他人指试验：受试者用示指交替地触及自己鼻尖和评测者示指头，后者可改变方向和距离。

4）指－指试验：让受试者双肩外展90°，肘伸直，然后双手靠近，用一手示指触及另一手示指头。

5）对指试验：让受试者用拇指头依次触及其他手指头，并逐步增加对指速度。

6）抓握试验：用力握拳、释放，并充分伸展各指，速度逐步增加。

7）轮替试验（前臂旋转试验）：受试者双手张开，掌心交替地向上和向下，速度逐步增加。

8）拍膝试验：受试者一侧用手掌，一侧握拳，两侧交替拍膝。

9）拍地试验：受试者取坐位，足跟触地，足尖抬起做拍地动作，可以双脚同时做或分别做。

10）拍手试验：受试者屈肘，前臂旋前，用手拍膝，同侧或对侧，可以双手同时做或分别做。

11）跟－膝－胫试验：受试者仰卧，一侧足跟从另一侧的膝盖上沿着胫骨前缘上下滑动。

12）画圆或横"8"字试验：受试者用上肢或下肢在空气中画一圆或横"8"字。测评下肢时取仰卧位。

13）肢体保持试验：将上肢保持在前上方水平位；将下肢膝关节保持在伸直位。

（2）评分标准：亦可以说是协调功能（障碍）分级，每个试验分别进行评分。

1分：不能完成活动。

2分：重度障碍。仅能完成发起运动，不能完成整个运动。运动无节律性，明显的不稳定或摆动，可见无关的运动。

3分：中度障碍。能完成指定的活动，但动作速度慢、笨拙、不稳定。在增加运动速度时，完成活动的节律性更差。

4分：轻度障碍。能完成指定的活动，但完成的速度和熟练程度稍差。

### （三）注意事项

（1）评定时患者必须意识清晰。

（2）评定前要向患者说明目的和检查方法，以充分取得患者的合作。

（3）评定时应注意双侧对比，注意协调障碍是一侧性的还是双侧性的。

（4）应注意被检肢体的肌力，当肌力不足4级时，该项评定无意义。

（5）应注意障碍在什么部位最明显（头、躯干、上肢、下肢）。

（6）在睁眼、闭眼条件下障碍的差别。

### （四）协调试验的选择

可根据运动缺陷，选择相应的协调试验方法，见表 4-18。

表 4-18　不同运动缺陷时的协调试验方法

| 运动缺陷 | 评定方法 |
|---|---|
| 轮替运动障碍 | 指鼻试验<br>交替指鼻和指指试验<br>轮替试验<br>膝关节屈伸试验<br>变速走 |
| 辨距不良 | 指示准确<br>画圆或横"8"字试验<br>跟-膝-胫试验<br>走标记物 |
| 动作分解 | 指鼻试验<br>指-他人指试验<br>交替地跟-膝、跟-趾试验 |
| 意向震颤 | 在功能活动中观察，接近靶时缺陷加重<br>交替指鼻和指指试验<br>对指试验<br>指他人指试验 |
| 静止性震颤 | 在静止时观察受试者<br>在活动时观察受试者，活动时缺陷减轻或消失 |
| 姿势性震颤 | 观察正常的站立姿势 |
| 运动徐缓 | 走路中观察手的摆动<br>变换速度和方向行走<br>突然停止后再走<br>观察受试者功能活动 |
| 姿势紊乱 | 上、下肢固定或保持在某一位置<br>在坐位或立位下出其不意地使之脱离平衡<br>改变站姿（双足正常站位变换为一足在另一足前方）<br>单足站 |
| 步态紊乱 | 直线走、侧方走、倒退走、正步走<br>变速走、环形走 |

【案例分析】

1. 根据患者的表现结合相关概念，我们不难得出患者目前主要存在协调功能障碍。
2. 在协调功能评定时，应依次检测以下内容：
（1）完成动作的时间是否正常。
（2）运动是否准确、直接、有节律。
（3）加快速度或闭眼时是否影响运动质量。
（4）进行活动时身体有无无关的运动。
（5）动作完成过程中有无辨距不良、震颤或僵硬。
（6）受试者是否很快感到疲劳。

**精细运动的评定**

## 任务六　步态分析评定

**案例导入** ◆

　　患者，男，45岁，脑梗死后遗症，现因想进一步改善步态到康复科接受治疗，表现为行走时躯干左右摇摆、患侧下肢划圈样，伴有膝过伸、足下垂等。

　　**思　考** ......

　　1. 请问患者表现为哪种异常步态？
　　2. 我们可以从哪些基本参数方面来分析患者的步态？
　　3. 请用步行周期法为患者进行步态分析。

步态分析（gait analysis，GA）是利用力学原理和人体解剖学、生理学知识对人类行走状态进行对比分析的一种研究方法。其中步态（gait）是指人体步行时的行为特征，包括步行（walking）和跑（running）两种状态。

步行是通过双脚交互动作移动机体的人类特征性活动。

### 一、正常步态的基本构成

在进行步态分析之前，应首先了解正常步态及其相关知识，只有这样才能对正常和异常步态模式进行比较和分析，为进一步矫正异常步态，制定康复治疗方案提供必要的依据。

正常步态是人体在中枢神经系统控制下，通过髋、膝、踝和足趾的一系列活动，身体沿一定方向移动的，此时躯干基本保持在两足之间的支撑面上。正常步态具有稳定性、周期性、方向性、协调性以及个体差异性。

### （一）基本参数

步态分析中常用的基本参数是有关行走的生物力学分析所涉及的最基本知识，进行步态分析者应当熟练掌握。

1. 步态时 – 空参数　步态时 – 空参数如图4-2所示。

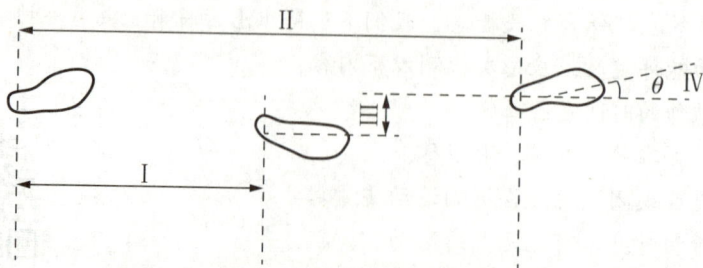

图4-2　步态时 – 空参数（Ⅰ步长，Ⅱ步幅，Ⅲ步宽，$\theta$足偏角）

2. **步长（step length）** 行走时一侧足跟着地到紧接着的对侧足跟着地所行进的距离称为步长，又称单步长，通常用 cm 表示。步长与身高呈正比，腿长，步长也大。健全人平地行走时，一般步长为 50～80 cm。

3. **步幅（stride length）** 行走时一侧足跟着地到该侧足跟再次着地所行进的距离称为步幅，又称跨步长，用 cm 表示，通常是步长的两倍。

4. **步宽（stride width）** 在行走中左、右两足间的横向距离称为步宽，通常以足跟中点为测量参考点，用 cm 表示，健全人约为（8±3.5）cm。步宽越窄，步行的稳定性越差。

5. **足偏角（foot angle）** 在行走中人体前进的方向与足的长轴所形成的夹角称为足角，通常用°（度）表示，健全人约为 6.75°。

6. **步频（cadence）** 指单位时间内行走的步数，又称步调，通常用步 / 分（steps/min）表示。健全人平均自然步频为 95～125 步 / 分。

7. **步速（walking velocity）** 指单位时间内行走的距离，即行走速度，通常用 m/min 表示。健全人平均自然步速为 65～95 m/min。

8. **步长时间（step time）** 在行走时，一侧足跟着地到对侧足跟着地的平均时间，通常用秒（s）表示，健全人约为 0.5 秒。

---

【知识链接】

**足廓清的概念**

足廓清（foot clearance）：廓清指步行摆动相下肢适当离开地面，以保证肢体向前行进，包括摆动相早期 - 中期髋关节屈曲，摆动相早期膝关节屈曲，摆动相中 - 后期踝关节背屈。

廓清障碍是指足不能完全离地，在摆动相中出现与地面接触摩擦的情况。

---

### （二）步行周期

步行周期（gait cycle）：在行走时一侧足跟着地到该侧足跟再次着地的时间过程。

步行时段（gait phase/period）：行走中每个步行周期都包含着一系列典型姿位的转移。人们通常把这种典型姿位变化划分出一系列时段，称之为步态时段。

步行周期是行走步态的基本功能单元，一个步行周期可分为支撑相（stance phase）和摆动相（swing phase）。一般用该时段所占步行周期的百分数（cycle %）作为单位来表达，有时也用秒（s）表示。正常的步行周期及各时段发生过程一般描述如下（图 4-3）。

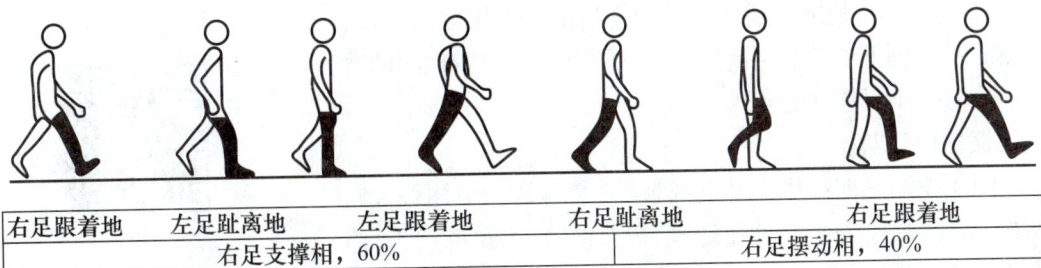

| 右足跟着地 | 左足趾离地 | 左足跟着地 | 右足趾离地 | 右足跟着地 |
|---|---|---|---|---|
| | 右足支撑相，60% | | | 右足摆动相，40% |

图 4-3 步行周期

**1. 支撑相** 指在步行中足与地面始终有接触，即同侧足跟着地到足尖离地的阶段，约占步态周期的60%。支撑相又包括单支撑相和双支撑相。

1）单支撑相：指单侧足完全负重，对侧足腾空的阶段，一般占一个步行周期的40%。

2）双支撑相：支撑相中，体重从一侧下肢向另一侧下肢传递过程中，即一侧下肢完成足跟抬起到足尖向下蹬踏离开地面的时期内，另一侧下肢同时进行足跟着地和全足底着地动作，而产生了双足同时着地的阶段。一般占一个步行周期的20%。

双足支撑是步行的最大特点。此阶段的长短与步行速度有关，速度越快，双支撑相就越短，当由走变为跑时，双支撑相变为零。双支撑相的消失，是走和跑的转折点，故成为竞走比赛时，判断是否犯规的标准。步行障碍时常首先表现为双支撑相的时间延长，以增加步行稳定性。

支撑相分期如下：

（1）支撑早期：指步行周期和支撑相的起始阶段，占步行周期10%～15%，为一个步行周期中的第一个双支撑相。其具体包括首次着地和承重反应期（负荷反应期）。

1）首次着地：指足跟接触地面的瞬间，约发生在步行周期的0～10%。该时段是推进支撑相发生的位置，因此是造成支撑相异常最常见的原因。

2）承重反应期：是指足跟着地之后重心由足跟向全足转移（足放平）的过程，约发生在步行周期10%～15%。此时膝关节于支撑相达最大屈曲角度，标志支撑腿有效承受体重，故称承重反应期。

（2）支撑中期：指从对侧下肢离地至躯干位于该侧（支撑）腿正上方时，是一个步行周期中的单支撑相，约发生在步行周期的15%～40%。主要功能是保持膝关节稳定，控制胫骨前向惯性运动，为下肢向前推进做准备。若此阶段下肢承重力小于体重或身体不稳定时此期缩短，以将重心迅速转移到另一足，保持身体平衡。

（3）支撑末期：开始于足跟抬起，结束于足尖离地，约发生在步行周期的40%～60%。

1）足跟离地：指支撑腿主动加速蹬离的时段，从支撑腿足跟离地到对侧足跟着地，为单腿支撑期，约发生在步行周期的40%～50%。

2）摆动前期：指对侧腿足跟着地到支撑腿足趾离地前一段时间，身体重心向对侧下肢转移，约为步行周期的50%～60%。此时对侧足处于支撑早期，为第二个双支撑期。临床中偏瘫患者往往出现向下蹬踏的起始动作完成不充分。

**2. 摆动相** 是指在步行中足始终与地面无接触的阶段，通常指从一侧下肢的足尖离地到该侧下肢的足跟着地间的阶段，占整个步行周期的40%。

摆动相分期如下：

（1）摆动早期：从支撑腿离地至该侧腿膝关节达最大屈曲的时段，主要目的是使足底离开地面（称为足廓清），约发生在步行周期的60%～70%。此阶段的主要动作为屈髋带

RLA 八分法

动屈膝，加速肢体前向摆动。

（2）摆动中期：指膝关节从最大屈曲位继续向前摆动至该侧小腿与地面垂直时的时段，发生在步行周期的70%～85%，足廓清仍是主要任务。

（3）摆动末期：指与地面垂直的小腿继续向前减速运动至该侧足跟再次着地之前的时段，约发生在步行周期的85%～100%。此时迈步即将结束，为进入下一个步行周期做准备。

## 二、正常步态的运动学特征

### （一）骨盆及下肢各关节在步行中的运动

人在步行时为了减少能量的消耗，身体各部位要尽量减少身体重心的移位，维持一定的低耗能活动范围的运动。

骨盆及下肢各关节在步行周期中的角度变化见表4-19、图4-4。

### （二）参与步行的主要肌肉的活动

步行的动力主要来源于下肢及躯干的肌肉作用，在一个步行周期中，肌肉活动具有保持平衡、吸收震荡、加速、减速和推动肢体运动的功能。步行中主要肌肉的活动见表4-20。

表4-19　骨盆及下肢各关节在步行周期中的角度变化

| 步行周期 | 关节运动角度 | | | |
|---|---|---|---|---|
| | 骨盆 | 髋关节 | 膝关节 | 踝关节 |
| 首次着地（足跟着地） | 5° 旋前 | 30° 屈曲 | 0° | 0° |
| 承重反应（足放平） | 5° 旋前 | 30° 屈曲 | 0°～15° 屈曲 | 0°～15° 跖屈 |
| 站立中期 | 中立位 | 30° 屈曲～0° | 15°～5° 屈曲 | 15° 跖屈～10° 背屈 |
| 站立末期（足跟离地） | 5° 旋后 | 0°～10° 过伸展 | 5° 屈曲 | 10° 背屈～0° |
| 迈步前期（足趾离地） | 5° 旋后 | 10° 过伸展～0° | 5°～35° 屈曲 | 0°～20° 跖屈 |
| 迈步初期（加速期） | 5° 旋后 | 0°～20° 屈曲 | 35°～60° 屈曲 | 20°～10° 跖屈 |
| 迈步中期 | 中立位 | 20°～30° 屈曲 | 60°～30° 屈曲 | 10° 跖屈～0° |
| 迈步末期（减速期） | 5° 旋前 | 30° 屈曲 | 30° 屈曲～0° | 0° |

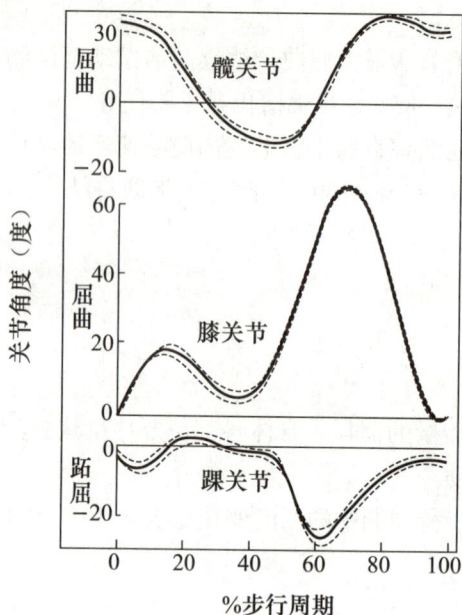

图4-4　步行中下肢各关节运动角度曲线图

表4-20　步行中下肢主要肌群的活动

| 步行周期 | 正常运动 | 肌群活动 | | |
|---|---|---|---|---|
| | | 作用于髋关节的肌群 | 作用于膝关节的肌群 | 作用于踝关节的肌群 |
| 足跟着地↓足放平 | 髋关节：30° 屈曲<br>膝关节：0°～15° 屈曲<br>踝关节：0°～15° 屈曲 | 骶棘肌、臀大肌、腘绳肌收缩 | 股四头肌先行向心性收缩以保持膝关节伸展位，然后进行离心性收缩 | 胫前肌离心性收缩，防止足放平时前脚掌拍击地面 |
| 足放平↓站立中期 | 髋关节：30°～5° 屈曲<br>膝关节：15°～5° 屈曲<br>踝关节：15° 跖屈～10° 背屈 | 臀大肌收缩活动逐渐停止 | 股四头肌活动逐渐停止 | 腓肠肌和比目鱼肌离心性收缩，控制小腿前倾 |
| 站立中期↓足跟离地 | 膝关节：5° 屈曲<br>踝关节：10°～15° 背屈 | — | — | 腓肠肌、比目鱼肌离心性收缩对抗踝关节背屈，控制小腿前倾 |
| 足跟离地↓足趾离地 | 髋关节：10° 过伸展～中立位<br>膝关节：5°～35° 屈曲<br>踝关节：15° 背屈～20° 跖屈 | 髂腰肌、内收大肌、内收长肌收缩 | 股四头肌离心性收缩控制膝关节过度屈曲 | 腓肠肌、比目鱼肌、腓骨短肌、姆长屈肌收缩产生踝关节跖屈 |
| 加速期↓迈步中期 | 髋关节：20°～30° 屈曲<br>膝关节：40°～60° 屈曲<br>踝关节：背屈～中立位 | 髋关节屈肌、髂腰肌、股直肌、股薄肌、缝匠肌、阔筋膜张肌收缩，启动摆动期 | 股二头肌、股薄肌、缝匠肌向心性收缩引起膝关节屈曲 | 背屈肌收缩使踝关节呈中立位，防止足趾拖地 |
| 迈步中期↓减速期 | 髋关节：30°～20° 屈曲<br>膝关节：60°～30° 屈曲<br>踝关节：中立位 | 腘绳肌收缩 | 股四头肌向心收缩以稳定膝关节于伸展位，为足跟着地做准备 | 胫前肌收缩使踝关节保持中立位 |

### 三、正常步态的动力学及肌电活动特征

#### （一）正常步态的动力学特征

正常步态的动力学是描述运动或使关节和肢体运动的力的分析。尽管可以通过运动学原理分析下肢在行走过程中的力的变化，但客观和定量的信息只能通过仪器的测量和分析获得。步行中的动力学分析主要包括地反力、关节力矩、肌肉活动等及人体代谢性能量与机械能转换与守恒等。通过动力学分析可以揭示特异性步态形成或产生的原因。

人体在行走过程中承受着来自地面的地反力和力矩。

**1. 地反力（ground reaction force，GRF）**　指人在站立、行走及奔跑中足底触及地面产生作用于地面的力量时，地面因此而产生的一个大小相等、方向相反的力。人体借助于地反力推动自身前进。地反力分为垂直分力、前后分力和内外分力。垂直分力反映行走过程中支撑下肢负重和离地的能力；前后分力反映支撑腿的驱动与制动能力；内外分力则反映侧方负重能力与稳定性。

**2. 力矩（torque）**　力矩是力与力作用线的垂直距离的乘积，它是使一个关节发生转动的力，是肌肉、韧带和摩擦力作用的最终结果。在正常步态中，关节角度并不达到其运动范围的终点，摩擦力也非常小。因此，力矩常被看作是肌肉力矩。因此，当主动肌与拮抗肌肌肉力量失衡时，维持正常关节运动的力矩将发生改变。力矩分为伸展力矩、屈曲力矩和支持力矩。支持力矩为髋、膝、踝关节力矩的代数和，是保证站立相支撑腿不塌陷的支持力。

#### （二）正常步态的肌电活动特征

为观察步行中下肢各肌肉的电活动，在相应的肌肉表面涂上电极胶后再固定皮表肌电图电极，引线通向挂在患者腰背部的小型肌电发射器上。在固定在室内的肌电图机旁设有专门从发射器接受电波的天线和前置放大系统，将接收到的肌电讯号送入肌电图机进行放大和记录，通过反映步行中肌肉活动的模式、肌肉活动的开始与终止、肌肉在行走过程中的作用、肌肉收缩的类型以及和体位相关的肌肉反应水平，分析与行走有关的各肌肉的活动。

### 四、步态分析评定

#### （一）评定目的

（1）确定有无异常步态。

（2）了解异常步态的性质与程度。

（3）分析异常步态的原因。

（4）为制订计划和治疗提供依据。

（5）评估治疗效果。

### （二）适应证与禁忌证

#### 1. 适应证

（1）神经系统疾患：

1）中枢性神经疾患：如脑卒中、脑外伤、多发性硬化、血管畸形、帕金森病，后颅窝肿瘤、遗传性小脑变性病、代谢性疾病、脊髓损伤等。

2）周围性神经疾患：周围神经炎、周围神经损伤及代谢性疾病等。

（2）骨骼肌肉系统疾患：

1）肌肉疾患：局部损伤引起的肌无力、遗传因素导致的肌营养不良等。

2）骨及关节疾患：两侧肢体不等长、下肢关节炎、骨关节损伤、脊柱侧弯、截肢等。

（3）老年步态：随着年龄的增长和身体机能的退化，老年人行走时呈现出特有的步态。

#### 2. 禁忌证

1）站立平衡功能障碍者。

2）下肢骨折未愈合，各种原因所致的关节不稳者。

3）严重心肺功能障碍者。

### （三）定性分析（观察法）

步态的定性分析是由康复医师或治疗师用肉眼观察患者的行走过程，然后根据所得印象或按照一定的观察项目逐项评定，并对步态做出定性结论。此方法不需要特殊设备和仪器，操作简便，临床常用。但不足之处主要是依靠检查者的观察技能，具有主观性强、可靠性差的弱点，临床多与定量的分析技术相结合，使步态分析更完善。

**1. 病史**　详细的了解病史是正确地进行步态分析、获得步态相关信息的重要手段，包括现病史、既往史、手术史、治疗史等。通过病史的采集，可以了解与步态相关的症状，如行走时有无伴随疼痛、持续的时间；可以了解既往有无影响步态的疾病，如骨折、肌肉或神经疾病、肿瘤等。

**2. 体格检查**　体格检查是判断步态障碍的基础，既要全面地检查身体状况，如心肺功能、脊柱是否有侧弯、头颈的活动度等，又要重点地检查与行走有关部位的反射、关节活动度、肌力、肌张力、感觉、肢体长度和周径（围度）、平衡与协调、压痛、肿胀、皮肤状况等。对怀疑有神经疾病的患者应评定其关节位置觉。

**3. 观察**　在没有任何电子设备的帮助下观察步态并进行描述。要实现优质的观察，需对观察的场地、内容和程序有一定的要求。

1）场地：测试场地内光线要充足，面积至少为 6 m×8 m，让被检查者尽可能地少穿衣服，以便能够清晰地观察。

2）内容：注意全身姿势和步态，包括步行节律、稳定性、流畅性、对称性、重心偏移、手臂摆动、各关节姿势与角度、患者神态与表情、辅助装置（矫形器、助行器）的作用等。在自然步态观察的基础上，可以要求患者加快步速，减少足接触面（跖足或足跟步行）或步宽（两足沿中线步行），以凸显异常；也可以通过增大接触面或给予支撑（足矫形垫或矫形器），以改善异常，从而辅助评定。具体内容见表4-21。

表4-21　临床定性分析观察要点

| 步态内容 | 观察要点 |
|---|---|
| 步行周期 | 时相是否合理，左右是否对称，行进是否稳定和流畅 |
| 步行节律 | 节奏是否匀称，速率是否合理，时相是否流畅 |
| 疼痛 | 是否干扰步行，部位、性质、程度及发作时间与步行障碍的关系 |
| 头颈 | 头是否抬起；颈是否居中 |
| 肩部 | 塌陷或抬高，肩胛骨前伸、后缩，肩活动过度或不足 |
| 双臂 | 摆动的幅度，是否协调 |
| 躯干 | 前屈或侧屈，扭转，摆动过度或不足 |
| 骨盆 | 前、后倾斜，左、右抬高，旋转或扭转 |
| 髋关节 | 前屈或后伸是否充分或不足，内外旋 |
| 膝关节 | 摆动相是否可屈曲，支撑相是否可伸直，关节是否稳定 |
| 踝关节 | 摆动相是否可背屈和跖屈，是否足下垂、足内翻或足外翻，关节是否稳定 |
| 足 | 足是否足跟着地、足趾离地，需要时是否全足着地，是否稳定、间距合理 |

还应观察整体运动的对称性和协调性，髋、膝、踝线性排列是否正常，患侧下肢负重及重心转移的情况，步长、步宽、足偏角、步频步速及对称性，疼痛、疲劳以及患者所着鞋的情况等。

3）程序：嘱患者以自然、习惯的姿势和速度在测试场地来回步行数次，检查者从前方、后方和侧方反复观察，分别观察支撑相和摆动相步态模式的特征，与正常步态进行对照，并注意进行两侧的对比。

临床定性的步态分析是在详细了解患者病史和全面体格检查的基础上进行的。因为很难同时观察身体的多部位和多关节运动，所以可以使用录像带，它能在患者不同的体位观察，而且可以反复观察不致引起患者的疲劳。

### （四）定量分析

定量步态分析系统包括运动学、动力学以及动态肌电图三个部分，运动学观测人体运动时的空间位置变化，动力学通过受力板或压力感受器测量行走时地反力变化，动态肌电图测试分析肌电信号。通过对这三部分数据的收集及处理，结合运算公式可以观测到人体在行走中的步态、关节角度以及肌肉的收缩活动等步态特征。

步态的定量分析是通过器械或专门的设备获得的客观数据对步态进行分析的方法。所用的器械或设备可以非常简单，如卷尺、秒表、量角器等测量工具以及能留下足印的设备；也可以是较为复杂的，如利用电子角度计、肌电图、录像、高速摄影，甚至步态分析仪等设备。

**1. 足印法**　足印分析法是步态分析中一种简便、定量、客观而实用的临床研究方法。

1）设施与器材：行走通道、绘画颜料（石灰粉或墨汁）、1100 cm×45 cm硬纸或地板胶、秒表、剪刀、尺、量角器。

2）步态采集：选用走廊、操场等可留下足印的地面作为步道，宽45 cm，长1100 cm，在距离两端各 250 cm 处画一横线，中间 600 cm 作为测量正式步态用。被检查者赤脚，让足底粘上颜料。先在步道旁试走 2～3 次，然后两眼平视前方，以自然行走方式走过准备好的步道。当被检查者走过起始端横线处时按动秒表，直到走到终端的横线外停止秒表，记录走过的步道中间 600 cm 所需的时间。要求在上述 600 cm 的步道中至少包括连续 6 个步印，供测量使用。

3）记录与分析：画出每一足印的中轴线 AJ 线，即足底最凸点（J）与第 2～3 足趾之间（A）的连线。把每一足印分成三等分，画出足印后 1/3 的水平线 CD，CD 线与 AJ 线垂直相交，交点为 F；其他足印也用相同的方式画出上述线。连接同侧连续两个足印的 F 点，即成 FF 线，这是患者行走时的前进线；FF 线与 AJ 线的夹角即为足角；两条平行的 FF 线之间的垂直距离即为步宽（BS）。根据有关定义，可测算左右步幅（SD）、步长（ST）、步速（600 cm/ 所需时间）及步频（600 cm 所走步数 / 所用秒数 ×60），见图 4-5。

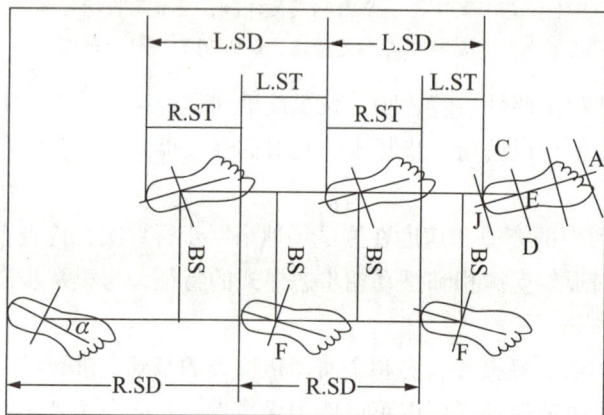

图 4-5　足印分析法的测量

电子步态分析系统

注：R.SD 表示右步幅，L.SD 表示左步幅，R.ST 表示右步长，L.ST 表示左步长，BS 表示步宽，α 表示足偏角。

**2. 吸水纸法**　该方法可以穿鞋测试，不会引起患者不愉快的触觉，依从性强。可以很容易地得到一个准确、永久的步行记录。具体操作方法为，在步道上铺三层纸，下层为具有防水能力的褐色，中层为含水的潮湿纸，如餐巾纸，上层为能吸水的纸巾。被检查者体重的压力使中层纸的水分被上层干纸吸收，形成清晰的湿足印，再用记号笔描出留在上层吸水纸上的足印，晾干后进行测量并记录。其测量参数与足印分析法相同。

**3. 鞋跟绑缚标记笔法**　用尼龙搭扣将两支水性记号笔分别绑缚在鞋跟处，调整记号笔使足跟着地时能准确定位。测量方法与足印分析法相似，用此法可以获得患者的步幅、步长、步宽、步速及步频，从而记录治疗前后的行走能力。

**4. 其他电子步态分析系统**　有步态分析系统、足底压力系统、动态肌电图、超声定位步态分析仪等。他们与足印法一样也是通过获得的运动学参数、动力学参数等来分析步态特征的。优点是设备测试的精准度高，缺点是设备价格昂贵，分析过程复杂，但随着科技的进步，相关分析技术将会越来越受到临床的广泛重视和推广。

### （五）步行能力的评定

#### 1. 相关概念

（1）功能性步行：应符合以下标准：①安全：独立行走时稳定，没有跌倒的忧虑，不需要他人的帮助。②质量：行走姿势基本正常，站立时双手能游离做其他活动，不用步行架等笨重的助行器。③心血管功能：心脏有足够的能力。④速度和耐力：有一定的速度和耐力，即能连续走 5 分钟，并走过 575 m 左右。

功能性步行又可以分为社区性步行和家庭性步行，前者主要表现为有能力在家庭周围地区采购、散步、上公园、到附近医疗机构就诊等，具体标准为：①终日穿戴支具并能耐受；②能一口气走 900 m 左右；③能上、下楼梯；④能独立地进行日常生活活动。若除②外均能达到者，可列为家庭性步行，即速度和耐力达不到要求，但可以在家中步行，并能完成一定的活动。

（2）治疗性步行：行走安全和质量均不符合功能性行走的要求，但有支具或辅助器具的帮助能短暂步行者，称为治疗性行走。治疗性行走虽然没有实用性，但有明显的治疗价值：①给患者能站能走的感觉，形成巨大的心理支持；②减少对坐骨结节等处的压力，减少压疮的发生机会；③肢体负重可以防止或减轻骨质疏松；④下肢活动改善血液淋巴循环；⑤减缓肌肉萎缩；⑥促进尿、大便的排出；⑦减少对他人的依赖。因此，我们对没有功能性行走能力的患者应尽可能创造条件，鼓励和帮助患者实现治疗性行走。

#### 2. 评定步行能力的方法

（1）Hoffer 步行能力分级：它是一种客观的分级方法，通过分析可以了解患者是否可以步行以及确定是哪一种行走的形式，具体内容见表 4-22。

表 4-22　Hoffer 步行能力分级

| 分级标准 | 具体内容 |
| --- | --- |
| Ⅰ 不能行走 | 完全不能步行 |
| Ⅱ 治疗性步行 | 借助于膝－踝－足矫形器、拐等能在室内行走，但能耗大、速度慢、距离短、无功能价值，但有治疗意义 |
| Ⅲ 家庭性步行 | 用踝－足矫形器、手杖等可以在家行走自如，但不能在室外长时间行走 |
| Ⅳ 社区性步行 | 用踝－足矫形器、手杖或甚至不用，可以在室外和社区内行走，并可进行散步、购物等活动，但时间不能长，否则仍需要轮椅。 |

（2）Holden 步行功能分类：与 Hoffer 一样，是临床常用步行能力评定表。见表 4-23。

表 4-23　Holden 步行功能分类

| 级别 | 表现 |
| --- | --- |
| 0 级 无功能 | 患者不能走，需要轮椅或 2 人协助才能走 |
| 1 级 需大量持续性帮助 | 需使用双拐或需要 1 个人连续不断地搀扶才能行走及保持平衡 |
| 2 级 需少量帮助 | 能行走但平衡不佳，不安全，需 1 人在旁给予持续或间断的接触身体的帮助或需使用膝－踝－足矫形器（KAFO）、踝－足矫形器（AFO）、单拐、手杖等以保持平衡和保证安全 |
| 3 级 需监护或言语指导 | 能行走，但不正常或不够安全，需 1 人监护或用言语指导，但不接触身体 |

| 级别 | 表现 |
|---|---|
| 4级 平地上独立 | 在平地上能独立行走，但在上下斜坡、在不平的地面上行走或上下楼梯时仍有困难，需他人帮助或监护 |
| 5级 完全独立 | 在任何地方都能独立行走 |

（3）Nelson步行功能评定：它通过对患者静态负重能力、动态重量转移和基本的步行效率三个方面进行分析，判断患者的步行能力，是一种半定量性质的评定方法，适用于轻度至中度步行功能障碍的患者。

1）静态负重能力：为安全起见，一般在平行杠内进行：①双足站：先看在平行杠内能否正常地站立，再看能否维持30秒（这是稳定所必需的时间），如有必要，可让患者扶杠，但扶杠只能用来保持稳定而不能用来负重，而且扶杠要在记录中注明。②健足站：记录单足站立的时间，因为步行需要至少能站6秒，时间更长对步行不一定必要，但表明下肢有等长收缩的耐力；③患足站：与上面一样记录单足站立的时间。

2）动态重量转移：检查患者能否迅速地将体重从一侧肢体转移到另一侧肢体。检查者先在平行杠内示范，如迅速地走8步，完成4个完整的双侧往返的体重转移，然后让患者尽可能快地照着做，用秒表测第一次提足到第8次提足的时间。为证明提足充分，提足时事先放于足下的纸应能自由地抽出。一般不能扶杠，如扶了要在记录中注明。

3）基本的步行效率：先让患者在平行杠内尽快地行走6 m，记录时间和步数。来回各一次，取平均值，如有必要，可扶杠，但要注明。然后让患者在杠外用或不用手杖走6 m。来回各一次，记录两次的总时间取平均值，步数也是这样。

> 【知识链接】
>
> **偏瘫患者的预后**
>
> 偏瘫患者在发病初期，在仰卧位若能完成下列动作，则将来可以步行的可能性为90%：
>
> 1. 空中屈伸膝：在屈患髋约45°情况下能伸屈膝关节。
> 2. 主动直腿抬高：在下肢直立情况下抬高下肢。
> 3. 保持立膝：在屈髋45°、屈膝90°情况下不向左右偏倒。

## 四、常见异常步态

任何神经、肌肉及骨关节疾病均有可能导致步行功能障碍，因此，对异常步态的分析和评定，首先应采集病史和进行体格检查，在此基础上，进一步区分是上运动神经元疾病、下运动神经元疾病、小脑或基底神经节的紊乱，还是骨骼肌肉疾病或心理疾病等，继而分析异常步态模式的特征，制定适宜的康复治疗计划。

### （一）中枢神经受损所致的异常步态

**1. 偏瘫步态** 偏瘫步态是指患者在行走时，由于骨盆后缩、膝关节屈曲不充分，患侧产生提髋、下肢外旋、外展"划圈"，亦称"划圈步态"。同时伴有足内翻、跖屈，使患侧下肢不能正常负重，出现膝过伸、支撑相缩短等。

**2. 膝过伸步态**　由于股四头肌无力或痉挛，跖屈肌无力或痉挛、踝背屈肌无力和跟腱挛缩，或者行走时股四头肌与股二头肌收缩不协调等，使患者的膝关节在支撑相出现过度伸展、髋后突的步态。

**3. 剪刀步态**　剪刀步态是上运动神经元损伤所致的痉挛型截瘫脑瘫患者（儿）行走时的特征性异常表现。由于骨盆及下肢肌群肌张力增高，患儿行走时姿势僵硬如木偶状，髋关节内收、内旋；踝关节跖屈并内旋。髋内收肌张力过高，双膝内侧常呈并拢状，行走时，下肢向前内侧迈出，双足尖（相对或分开）点地，交叉前行，呈剪刀状。

**4. 舞蹈步态**　为双下肢大关节的快速、无目的、不对称的运动，多见于四肢肌张力均增高的脑瘫患者。支撑相时足内翻、足尖着地，身体不能保持平衡。摆动相时双侧髋关节、膝关节屈曲困难。行走时，双上肢屈曲，不协调抖动，双下肢跳跃，呈舞蹈状。

**5. 截瘫步态**　脊髓损伤的患者，因损伤节段不同，治疗及时与否，方法是否得当，其步行能力有很大差异。截瘫患者早期借助下肢支具在平行杠内步行，能力进一步提高后用助行器、腋杖或手杖以摆至步、摆过步或四点步的模式完成行走过程。如T1～12水平不完全损伤患者，双下肢可因肌张力高而始终保持伸直，足底着地时伴有踝阵挛，拄双拐可完成摆至步和摆过步。L1～5水平损伤患者，利用膝踝关节矫形器和前臂拐、手杖进行功能性步行；不用拐杖行走时，步态可呈现为臀大肌步态、垂足步态。

**6. 蹒跚步态**　小脑病变者，由于共济失调，行走时，步宽加大，步幅长短不一，速度快慢不等，东倒西歪，呈蹒跚状。行走时，重心上下、左右移动幅度大，稳定性差。

**7. 前冲步态**　亦称帕金森病步态，患者行走时，启动困难，一旦启动，躯干前倾，双上肢缺乏摆动，步幅短小，越走越快，呈前冲或慌张步态。

### （二）周围神经受损所致的异常步态

**1. 臀大肌步态**　出现在因各种原因导致的臀大肌肌力减弱的患者，如臀下神经损伤时，导致臀大肌无力，髋关节伸和外旋受限。行走时，由于臀大肌无力，表现为挺胸、凸腹，躯干后仰，过度伸髋，膝绷直或微屈，重力线落在髋后，整个行走过程重心在水如平面前后方向的移位较大，似"鹅步"。

**2. 臀中肌步态**　出现在因各种原因导致的外展肌肌力减弱的患者，如臀上神经损伤或髋关节骨性关节炎时，髋关节外展、内旋（前部肌束）和外旋（后部肌束）均受限。行走时，由于臀中肌无力，使骨盆控制能力下降，支撑相受累侧的躯干和骨盆过度倾斜，摆动相身体向两侧摇摆，整个行走过程重心在水平面左右方向的移位较大，似"鸭步"，又称为Trendelenburg步态。

**3. 股四头肌步态**　股神经损伤时，屈髋关节、伸膝关节受限。行走时，由于股四头肌无力，不能维持膝关节的稳定性，为膝关节不出现过度屈曲的情况，而将膝关节锁定在过伸位，躯干前倾，重力线落在膝前。整个行走过程重心在垂直位移动的幅度较大。

**4. 胫前肌步态**　腓深神经损伤时，足背屈、内翻受限，其特征性的临床表现是早期足跟着地之后不久"拍地"，它是由于在正常足跟着地之后，踝背屈肌不能进行有效的离心性收缩控制踝跖屈的速率。行走时，由于胫前肌无力使足下垂，为了使足离地完成足廓清，以抬高患肢（过度屈髋、屈膝）来完成摆动，犹如跨越门槛，故亦称跨阈步态。

**5. 腓肠肌步态** 胫神经损伤时，膝屈曲、足跖屈受限。行走时，由于腓肠肌无力，支撑相足跟着地后，身体稍向患侧倾斜，患侧髋关节下垂，蹬地无力。

### （三）骨关节疾患所致的异常步态

**1. 疼痛步态** 疼痛步态是自我保护的走路方式，患者通过改变步态减少疼痛下肢的负重，对侧下肢快速向前摆动以缩短患肢的支撑相，或缩短步幅、步长以减轻疼痛，又称短促步。

**2. 关节强直步态** 下肢各关节挛缩僵直，如髋关节屈曲挛缩时出现代偿性骨盆前倾，腰椎过伸，步长缩短；膝关节屈曲挛缩超过30°时可出现短腿步态；膝伸直挛缩时，摆动期患肢外展或同侧骨盆上提，以防止拖地；踝跖屈挛缩时足跟不能着地，摆动期常增加屈髋屈膝来代偿。

**3. 短腿步态** 又称下肢不等长步态，患肢缩短达2.5 cm以上者，该腿着地时同侧骨盆下降，导致同侧肩倾斜下沉，对侧腿摆动时，髋膝过度屈曲与踝背屈加大，出现斜肩步。如缩短超过4 cm，则步态特点可改变为患肢用足尖踮起着地、膝完全伸直的代偿方式，出现跳跃步态。

**4. 假肢步态** 截肢穿戴假肢后的步态取决于多种因素，如残端长度、截肢平面、假肢安装调整的合适程度、行走训练是否恰当、假肢结构和性能的好坏等，其中截肢平面是影响患者步态的关键。因以上不同因素将出现不同的步态。

### （四）其他步态

平足（扁平足）、高弓足、老年步态等。

---

【案例分析】

1."划圈样"是偏瘫步态的典型步态，躯干摇摆似"鸭步"，是臀中肌无力的表现，故该患者的步态为偏瘫步态、臀中肌步态。
2.步长、步幅、步宽、足偏角、步频、步速及步长时间等。
3.结合正常步行周期各个时相特点进行分析。

## 学习检测

### 一、选择题

1.主动关节活动度（ ）。被动关节活动度。
A.大于 B.小于 C.等于 D.无法比较

2. 用量角器测量关节活动范围时，量角器移动臂的正确放置方法是（　　　）。

A. 与构成关节的远端骨长轴平行　　　　B. 与构成关节的近端骨长轴平行

C. 与构成关节的远端骨长轴垂直　　　　D. 与构成关节的近端骨长轴垂直

3. 测定 ROM 的目的是（　　　）。

A. 确定妨碍功能或可产生畸形的受限程度，确定增加功能活动能力或减轻畸形所需增加的范围

B. 测定运动功能障碍

C. 主动 ROM 比被动的 ROM 稍大

D. 关节运动时所经过的运动弧

4. 在进行徒手肌力检查中，应从（　　　）开始检测。

A. 零级　　　　B. 一级　　　　C. 二级　　　　D. 三级　　　　E. 四级

5. 以下关于肌张力的描述错误的是（　　　）。

A. 指肌肉静息状态下的紧张度

B. Ashworth 痉挛评定分级 0 级指僵硬

C. 检查时以触摸肌肉硬度及伸曲肢体时感知的阻力作为判断依据

D. 肌张力异常包括肌张力低下及增高

E. 正常肌张力能使肢体保持一定姿势

6. 在维持人体平衡中，不起作用的是（　　　）。

A. 听觉系统　　　　　　　　　　　B. 躯体感觉系统

C. 视觉感觉系统　　　　　　　　　D. 中枢神经系统

E. 运动系统

7. 某患者发生车祸后导致颅脑外伤并胫骨骨折，经救治 2 周后病情稳定，CT 显示存在基底节病变。现阶段不适宜进行的评定有（　　　）。

A. 肌张力评定　　　　　　　　　　B. 协调功能评定

C. 立位平衡功能评定　　　　　　　D. 肌力评定

E. 情绪测验

8. 运动是否平滑、准确、有控制反映了（　　　）。

A. 平衡功能　　　　　　　　　　　B. 粗大运动功能

C. 精细运动功能　　　　　　　　　D. 认知功能

E. 协调功能

9. 常用的协调功能评定方法不包括（　　　）。

A. 指鼻试验　　　　　　　　　　　B. 指指试验

C. 迈步试验　　　　　　　　　　　D. 对指试验

E. 跟膝胫试验

10. 指鼻试验时，患者能完成指定的活动，但动作速度慢、笨拙、不稳定，根据协调功能评定标准应得（　　　）。

A. 1 分　　　　B. 2 分　　　　C. 3 分　　　　D. 4 分　　　　E. 5 分

11. 臀中肌步态属于（　　　）。

A. 扶膝步态　　　　B. 跨阈步态　　C. 鹅步　　　　　D. 鸭步　　　　　E. 短腿步态

12. 关于一个步行周期说法不正确的是（　　　）。

A. 包括支撑相和摆动相　　　　　　　B. 支撑相占 60%

C. 摆动相占 40%　　　　　　　　　　D. 有一个双支撑相

E. 步行周期是时间过程

13. 等速肌力测定的禁忌证是（　　　）。

A. 肌力 3 级以上　　　　　　　　　　B. 骨折

C. 手术早期　　　　　　　　　　　　D. 扭伤

E. 严重疼痛

## 二、简答题

1. 请测量张某肩关节前屈的关节活动度。

2. 请测量张某髋关节外展的关节活动度。

3. 对患者上肢及下肢主要肌群进行徒手肌力评定。

# 项目五
## 感觉与疼痛评定

**学习目标**

1. 掌握感觉功能和疼痛的评估方法。

2. 熟悉感觉障碍和疼痛的分型和特点。

3. 熟悉感觉功能和疼痛评估的注意事项。

## ▌ 任务一　感觉障碍评定

**案例导入** ◆

> 陈某，男，65岁，12年前不慎从高处跌落导致双下肢运动、感觉功能障碍，大小便失禁，无昏迷，无头晕头痛，无恶心呕吐，无惊厥抽搐，即送当地医院，行影像学检查示，胸12椎体骨折脱位，即行TSRH内固定，术后上述症状未见改善，长期在当地医院住院治疗，予神经营养药物治疗及康复训练、针灸等，现双下肢运动、感觉功能障碍，大小便失禁等无改变。6年前行膀胱造口术，无恶寒发热，无头晕头痛，无恶心呕吐，无咳嗽咳痰。发病以来，患者精神一般，食欲、睡眠尚好，大小便如上所述。

> 思　考
>
> 如何对脊髓损伤患者进行浅感觉的评估？

## 一、概述

感觉（sensation）是人脑对直接作用于感受器的客观事物的个别属性的反应，它要求客观事物直接作用于人的感官，是一种直接反映。感觉所反映的是客观事物的个别属性，且任何一种感觉都是脑对事物个别属性的反映。个别属性有大小、形状、颜色、硬度、湿度、声音、气味、味道等。感觉分为躯体感觉和内脏感觉，躯体感觉是康复评价中最重要的部分。感受器对于刺激的反应或感受器所在的部位不同，躯体感觉又分为浅感觉、深感觉和复合感觉。

感觉障碍（sensory disturbances），是指机体与外界环境的联系发生了变化，甚至联系中断。不同部位、不同程度的神经系统损害可以产生不同的感觉异常。因此，通过对感觉障碍的分析、判断可以推断出神经系统损害的水平。

### （一）感觉的分类

**1. 浅感觉**　浅感觉包括皮肤及黏膜的感觉、痛觉、温度觉和压觉。浅感觉是受外在环境的理化刺激产生，其感受器大多表浅，位于皮肤内。

**2. 深感觉**　深感觉是由于体内肌肉收缩，刺激了肌、腱、关节和骨膜等处的神经末梢，及本体感受器而产生的感觉，也称本体感觉，包括运动觉、震动觉、位置觉。

**3. 复合感觉**　复合感觉包括皮肤定位觉、两点辨别觉、体表图形觉和实体辨别觉。这些感觉是大脑综合分析、判断的结果，也称皮质感觉。

### （二）感觉障碍分类

感觉障碍按病变性质分为刺激性症状和抑制性症状两类。

**1. 刺激性症状**　感觉刺激性病变可引起感觉过敏（量变），也可引起感觉障碍（质变），包括感觉过敏、感觉倒错、感觉过度、感觉异常、对位感觉及疼痛等。

（1）感觉过敏：轻微感觉刺激就可引起强烈反应，由于感觉阈值降低或强烈的情绪因素造成。临床表现为患者对一般强度的刺激反应特别强烈和敏感。如痛觉过敏，一个轻微的痛刺激就能引起较强的疼痛感。

（2）感觉倒错：对刺激产生错误感觉，如将痛觉误认为触觉，温觉误认为冷觉，非痛性刺激而诱发出疼痛感觉等。

（3）感觉过度：系由于刺激阈增高与反应时间延长，刺激必须达到很强的程度方有感觉，有刺激后，需经一潜伏期，才能感到强烈的、定位不明确的不适感觉，患者不能正确指出刺激部位，也不能判明刺激的性质与强度。有时患者尚感刺激点会向四周扩散，并有"后作用"，即持续一段时间后才消失。

（4）感觉异常：感觉异常是指没有外界刺激而患者经常或间歇性地在某些部位感到不适感，如蚁走感、电击感、麻胀感、热感或凉感、针刺感或电击感等等。常由于感觉径路受到刺激而致。多见于周围神经疾病、脊髓病变及脑部疾患等。

（5）对位感觉：对位感觉指刺激一侧肢体时，产生对侧肢体相应部位刺激感受，本侧刺激部位无感觉，常见于右侧壳核及颈髓前外侧索损害。

（6）疼痛：国际疼痛协会（international association for the study pain，IASP）认为疼痛是由实际的或潜在的组织损伤导致的一种不愉快的感觉和情感经历。

2. 抑制性症状　感觉通路受破坏时出现的感觉减退或缺失。

（1）感觉减退：是指神经兴奋性阈值高，对外界刺激感受性减低的感知障碍。

（2）感觉缺失：感觉缺失是在意识清醒状态下不能感知刺激，根据感受器种类不同又分为痛觉缺失、触觉缺失、温度觉缺失和深感觉缺失等。同一部位内所有感觉均缺失，称为完全性感觉缺失，若同一部位只有某种感觉障碍（如皮肤温、痛觉缺失），而其他感觉仍保存者，称为分离性感觉障碍，只有深感觉缺失，而浅感觉（痛、温、触觉）仍保存者，亦称为分裂性感觉障碍。

### （三）感觉障碍的分型及特点

根据病变部位不同可分为周围神经型感觉障碍、脊髓型感觉障碍、脑干型感觉障碍、丘脑型感觉障碍、内囊型感觉障碍、皮质型感觉障碍。

#### 1. 周围神经型感觉障碍

（1）末梢型：四肢远端对称性完全性感觉缺失，越向远端越重，呈手套、袜筒型分布，伴相应区运动及自主神经功能障碍，常见于多发性神经病。

（2）神经干型：某一神经干受损时，所支配的区域感觉呈条、块状障碍。臀上皮神经炎、股外侧皮神经炎、腓骨颈骨折引起的腓总神经损伤、肱骨中段骨折引起的桡神经损伤等引起的感觉障碍就是神经干型感觉障碍。

（3）后根型：单侧节段性完全性感觉障碍，如髓外肿瘤压迫脊神经根，可伴后根放射性疼痛（根性痛）。

#### 2. 脊髓型感觉障碍

（1）脊髓横贯性损害：病变平面以下传导束性全部感觉障碍，伴有截瘫或四肢瘫、尿便障碍。见于急性脊髓炎、脊髓压迫后期。

（2）脊髓半切综合征：表现病变平面以下对侧痛、温觉丧失，同侧深感觉丧失及上运动神经元瘫痪。

（3）后角型：单侧节段性分离性感觉障碍，见于一侧后角病变，如脊髓空洞症。

（4）前连合型：双侧对称性节段性分离性感觉障碍，见于脊髓中央部病变，如髓内肿瘤早期、脊髓空洞症等。

#### 3. 脑干型感觉障碍

脑干型感觉障碍属于传导束型感觉障碍，发生的症状根据受损的不同而出现不一样的感觉障碍。

（1）分离性感觉障碍：脊髓丘脑束在延髓内位于接近边缘的外侧部，内侧丘系则近中线。因此延髓旁正中部病变损伤内侧丘系，发生对侧肢体的深感觉障碍和感觉共济失调，而没有痛觉、温度觉感觉障碍。

（2）交叉性感觉障碍：延髓外侧部病变损害延髓丘脑束及三叉神经脊束核，发生病变对侧肢体痛觉、温度觉障碍和病灶同侧的面部感觉障碍。

（3）偏身感觉障碍：脑桥和中脑的内侧丘系、脊髓丘脑束和脑神经的感觉纤维合并一起，损伤时产生对侧偏身和面部的各种感觉缺失。

**4. 丘脑型感觉障碍**　丘脑是各种感觉的汇合之处，损伤时可出现偏身感觉障碍、丘脑痛、感觉过敏或倒错和非感觉症状出现。

（1）偏身感觉障碍：血管病变后累及腹后外侧核和腹后内侧核，导致对侧偏身所有形式感觉的减退或缺失。主要特征变现为肢体重于躯干，上肢重于下肢，肢体远端重于近端，深感觉受累重于浅感觉。

（2）丘脑痛：在感觉的部分恢复中，出现对侧偏身自发的、难以忍受的剧痛，主要以定位不准、性质难以形容为特征。疼痛阈值提高，较强的疼痛刺激才能引发痛觉。

（3）感觉过敏或倒错。

（4）非感觉症状：丘脑病变时，累及外侧膝状体或视辐射时，可产生对侧同向性偏盲；累及内囊后肢时，出现对侧肢体不完全性偏瘫；累及丘脑、纹状体和苍白球时，可出现偏身不自主运动等。

**5. 内囊型感觉障碍**　对侧颜面、颊黏膜、舌、躯干及上、下肥等部位痛、温、触觉减退或缺失，与运动障碍、视野障碍形成三偏征（对侧偏瘫、偏身感觉障碍、同侧同向偏盲）。上肢位置觉障碍突出，上、下肢远端较近端感觉障碍突出，痛温觉障碍较深感觉障碍严重，躯干正中线或距正中线23 cm的范围内感觉障碍较轻。

**6. 皮质型感觉障碍**　皮质型感觉障碍的特点是精细的、复杂的感觉损害严重，而浅感觉障碍较轻或保持不变。

（1）局限性感觉性癫痫：大脑皮质中央后回感觉中枢的刺激性病变所导致，主要表现为病灶对侧皮肤的相应部位发生阵发性感觉异常，并可向临近区域扩散，也可扩散至皮质运动区而引起运动性癫痫发作。

（2）偏身感觉障碍：大脑皮质感觉中枢的破坏性病变，产生对侧偏身感觉障碍。皮质感觉区分布广泛，所以感觉障碍往往只累及对侧身体的某一部分，称为单肢感觉障碍，主要表现为上肢比下肢重，远端重于近端，上肢的尺侧和下肢的外侧较明显。

（3）感觉忽略：两侧肢体对称部位给予触觉或痛觉刺激，患者只能感知健侧肢体的刺激，或者同时触觉刺激患侧面部和手（足），患者只能感知面部的刺激。

## 二、感觉功能的评定

### （一）感觉评定的适应证和禁忌证

**1. 感觉评定的设备**　感觉功能评定设备主要包括：①大头钉若干个；②两只测试管及试管架；③一些棉花、纸巾或软刷；④4～5件常见物：钥匙、硬币、铅笔、汤匙等；⑤感觉丧失测量器，或心电图测径器头、纸夹和尺子；⑥一套形状、大小、重量相同的物件；⑦几块不同质地的布；⑧音叉。

**2. 感觉评定的适应证和禁忌证**

（1）适应证：

1）中枢神经系统病变：如脑血管病变、脊髓损伤或病变等。

2）周围神经病变：如臂丛神经麻痹、坐骨神经损害等。

3）外伤：如切割伤、撕裂伤、烧伤等。

4）缺血或营养代谢障碍：如糖尿病、雷诺现象、多发性神经炎等。

（2）禁忌证：意识障碍患者或精神不能控制者。

（二）评定方法

1. 浅感觉检查 脊髓节段性感觉支配及其体表检查部位，具体见表 5-1。

表 5-1 脊髓节段性感觉支配及其体表检查部位

| 节段性感觉支配 | 检查部位 |
| --- | --- |
| C2 | 枕外隆凸 |
| C3 | 锁骨上窝 |
| C4 | 肩锁关节顶部 |
| C5 | 肘前窝桡侧面 |
| C6 | 拇指 |
| C7 | 中指 |
| C8 | 小指 |
| T1 | 肘前窝尺侧面 |
| T2 | 腋窝 |
| T3 | 第 3 肋间 |
| T4 | 第 4 肋间（乳头线） |
| T5 | 第 5 肋间 |
| T6 | 第 6 肋间（剑突水平） |
| T7 | 第 7 肋间 |
| T8 | 第 8 肋间 |
| T9 | 第 9 肋间 |
| T10 | 第 10 肋间（脐水平） |
| T11 | 第 11 肋间 |
| T12 | 腹股沟韧带中部 |
| L1 | T12 与 L2 之间上 1/3 处 |
| L2 | 大腿前中部 |
| L3 | 股骨内上髁 |
| L4 | 内踝 |
| L5 | 足背第 3 跖趾关节 |
| S1 | 足跟外侧 |
| S2 | 腘窝中点 |
| S3 | 坐骨结节 |
| S4~5 | 肛门周围 |

（1）触觉：嘱患者闭目，评定者用棉签或软毛笔轻触患者皮肤，让患者回答有无一种轻痒的感觉或让患者数所触次数。每次给予的刺激强度应一致，但刺激的速度不能有一定规律，以免患者未受刺激而顺口回答。检查四肢时，刺激的走向应与长轴平行；检

查胸腹部时刺激的走向应与肋骨平行。检查顺序为面部、颈部、上肢、躯干、下肢。

（2）痛觉：嘱患者闭目，评定者先用圆头针针尖在患者正常皮肤区域用针尖刺激数下，让患者感受正常的刺激感觉。然后再进行正式的检查，以均匀的力量用针尖轻刺患者需要检查部位的皮肤，让患者回答："痛"、"不痛"，同时与健侧比较，并让患者指出受刺激部位。对痛觉麻木的患者检查要从障碍部位向正常部位逐步移行，而对痛觉过敏的患者要从正常部位向障碍部位逐渐移行。为避免患者主观的不正确回答，间或可用圆头针针帽钝端触之，或将针尖提起而用手指触之，以判断患者回答是否正确。痛觉障碍有痛觉缺失、痛觉减退和痛觉过敏等。

（3）温度觉：包括温觉和冷觉。嘱患者闭目，用分别盛有冷水或热水的试管两支，交替、随意地接触皮肤，试管与皮肤的接触时间为2～3秒，让患者说出"冷"或"热"的感觉。选用的试管直径要小，管底面积与皮肤接触面不要过大，测定冷觉的试管温度在5℃～10℃之间，测定温觉的试管温度在40℃～45℃之间，如低于5℃或高于50℃，则在刺激时引起痛觉反应。

（4）压觉：嘱患者闭目，检查者用大拇指用劲地去挤压肌肉或肌腱，请患者指出感觉部位。对瘫痪的患者压觉检查常从有障碍的部位开始直到正常的部位。

### 2. 深感觉检查

（1）运动觉：嘱患者闭目，检查者轻轻握住患者手指或足趾的两侧，上下移动5°左右，让患者辨别移动的方向，如感觉不明确可加大运动幅度或测试较大关节，以了解其减退的程度。

（2）位置觉：嘱患者闭目，将其肢体放在一定位置，然后让患者说出所放的位置；或嘱患者用其正常肢体放在与患侧肢体相同的位置上，正常人能正确说出或做出正确位置。测定共济失调的指鼻试验、跟膝胫试验、站立、行走步态等，如在闭目后进行，也为测定位置觉的方法。

（3）震动觉：嘱患者闭眼，检查者将每秒震动256次的音叉防止患者身体的骨骼突出部位，如手指、尺骨茎突、鹰嘴、桡骨小头、内外踝、髂嵴、锁骨等，询问患者有无振动感和持续时间。也可利用音叉的开和关，来测试患者是否感到震动。检查时应注意身体上、下、左、右对比。震动觉可随年老而进行性丧失，在较年老者可完全丧失。震动觉和运动觉、位置觉的可不同时表现。

### 3. 复合感觉检查

（1）皮肤定位觉：嘱患者闭眼，一般常用棉花签、手指等轻触患者皮肤后，由患者用手指指出刺激的部位。正常误差手部<3.5 mm，躯干部<1 cm。

（2）两点辨别觉：区别一点还是两点刺激的感觉称为两点辨别觉。嘱患者闭眼，检查时用两脚规、叩诊锤的两尖端或针尖同时轻触皮肤，距离由大到小，测定能区别两点的最小距离。两点需同时刺激，用力相等。正常人以舌尖的距离最小，为1 mm，指尖为3～5 mm，指背为4～6 mm，手掌为8～15 mm，手背为20～30 mm，前胸40 mm，背部为40～50 mm，上臂及大腿部的距离最大约75 mm。

（3）实体觉：用手抚摸物体后确定该物体名称的能力称为实体觉。检查时嘱患者闭眼，将一熟悉的物件（如笔、钥匙、手表、手机等）放于患者手中，嘱其抚摸以后，说出该物体的属性和名称。先试患侧，再试健侧。

（4）图形觉：图形觉是指辨认写于皮肤上的字或图形的能力。检查时嘱患者闭眼，用手指或其他东西（笔杆）在患者皮肤上画一几何图形（圆形、正方形、三角形等）或数字（1~9），由患者说出所写的图形或数字。

（5）其他大脑皮质感觉：通常大脑皮质感觉检查还包括重量识别觉（识别重量的能力）以及某些质地（如软和硬，光滑或粗糙）的感觉。

### （三）感觉评估的意义

（1）对治疗提供指导作用。对那些感觉过敏的患者，可提供脱敏的治疗方案；

（2）对那些感觉减退的患者，特别是皮质感觉减退，提供一个感觉恢复的训练方案；

（3）在治疗时要利用多方面的途径来达到训练目的，如利用视觉。

（4）对感觉障碍的患者要用安全的措施防止并发症的出现，如烧伤和压疮。

### （四）感觉检查和评定的注意事项

（1）检查感觉功能时，患者必须意识清醒。

（2）检查前要向患者说明目的和检查方法以充分取得患者合作。

（3）检查时注意两侧对称部位进行比较。先检查正常的一侧，使患者知道什么是"正常"。然后请患者闭上眼，或用东西遮上，再检查患侧。

（4）先检查浅感觉，然后检查深感觉和皮质感觉，一旦浅感觉受到影响，那么深感觉和皮质感觉也会受到影响。

（5）根据感觉神经和它们所支配和分布的皮区去检查。

（6）先检查整个部位，如果一旦找到感觉障碍的部位，就要仔细找出那个部位的范围。

（7）如有感觉障碍，应注意感觉障碍的类型。

---

### 【案例分析】

脊髓损伤的浅感觉检查包括身体两侧的 28 个关键点。每个关键点要检查针刺觉和轻触觉，并按 3 个等级分别评分：①0＝缺失；②1＝障碍（部分感觉障碍或感觉改变，也包括感觉过敏）；③2＝正常；④NT＝无法检查。针刺觉检查用一次性安全针。轻触觉检查用棉花。在针刺觉检查时不能分辨钝性和锐性刺激的感觉评级为 0 级。

除此之外还需要做肛门指检检查，测试肛门括约肌，感觉分级为缺失或存在判定损伤是完全性还是不完全性。

## ▌ 任务二　疼痛评定

**案例导入** ◆

　　患者李某，男，55岁，两天前由于活动不慎时突然出现左膝关节疼痛，关节活动受限，膝关节呈现屈曲90°，伸展时疼痛加重，负重行走均不能。查体左膝关节稍肿胀，皮温稍高，内外侧均有压痛。髌骨研磨试验（＋），浮髌试验（－），双侧抽屉试验（－）。左膝关节MRI显示：左侧膝关节外侧半月板前、后角Ⅰ度损伤，左膝关节囊积液。通过手法牵伸和外固定支具固定，患者膝关节伸展0°～-10°，但是患者左下肢不能负重。为了使患者更快和更好地使用患侧下肢，我们建议患者继续进康复治疗。

　　思　　考

　　患者在进行康复治疗训练前，如何对该患者进行疼痛评定？

### 一、概述

　　疼痛是由伤害性刺激引起的一种复杂的主观感觉，常伴有自主神经反应、躯体防御运动、心理情感和行为反应。疼痛是一种难以描述和解释的纯主观性感觉，临床上相关疾病均有不同程度和不同形式的疼痛表现。

### 二、疼痛的发生机制

　　一般认为各种伤害因素作用于人体，受刺激组织释放组胺、钾离子、5-羟色胺、缓激肽等相关生物活性物质，这些物质作用于相应部位的痛觉感受器产生痛觉冲动，经脊髓丘脑束传至丘脑及脊髓网状系统传至脑干网状结构、丘脑下部及大脑边缘系统，进而投射到大脑，前者产生痛感觉，后者引起痛反应。

### 三、疼痛的分类

#### （一）ICF 国际功能、残疾和健康分类

**1. 全身性疼痛**　对预示身体某处结构受到潜在或者实际损害而感到扩散或遍及全身不舒服的感觉。

**2. 身体单一部位疼痛**　对预示身体某处结构受到潜在或者实际损害而感到身体一处或多处不舒服的感觉。包括：头和颈部疼痛、胸部疼痛、胃和腹部疼痛、背部疼痛、上肢疼痛、下肢疼痛、关节疼痛、其他特指的身体单一部位疼痛、身体单一部位疼痛胃特指。

**3. 身体多部位疼痛**　对预示身体某处结构受到潜在或实际损害而感到不舒服的感觉。

**4. 生皮节段辐射状疼痛**　对预示位于身体由相同神经根支配的皮肤区域的某些结构

受到潜在或实际损害而感到不舒服的感觉。

5. 节段或区域上辐射状疼痛　对预示位于身体不同部位非由相同神经根支配的皮肤区域的某些结构受到潜在或实际损害而感到不舒服的感觉。

6. 其他特指或未特指的疼痛。

7. 感觉功能和疼痛为特指的身体单一部位疼痛等。

### （二）按临床症状分类

按临床症状分类包括中枢性、外周性、心因性疼痛。

1. 中枢性疼痛　如丘脑综合征等。

2. 外周性疼痛　外周性疼痛分为内脏痛和躯体痛。内脏痛包括胆结石、消化性溃疡、肾结石、冠心病等；躯体痛包括皮肤、深部肌肉、骨、关节、结缔组织的疼痛等。

3. 心因性疼痛　包括癔症性疼痛、精神性疼痛等。

### （三）按疼痛的性质分类

按疼痛的性质分类包括刺痛、灼痛、酸痛、放射痛、牵涉痛。

### （四）按疼痛的持续时间分类

按疼痛的持续时间分类，包括急性疼痛、慢性疼痛、亚急性疼痛、再发性疼痛。

1. 急性疼痛　疼痛时间通常在 1 个月以内。

2. 慢性疼痛　疼痛时间通常在 6 个月以上。

3. 亚急性疼痛　疼痛时间介于急性疼痛和慢性疼痛之间，约 3 个月。

4. 再发性急性疼痛　疼痛在数月或数年中不连续的有限的急性发作。

## 四、疼痛的评定目的

疼痛的评定是指在疼痛治疗之前及治疗过程中利用一定的方法评价患者疼痛的强度和性质。疼痛评定的目的主要是能够准确地判断疼痛的部位、性质和程度，知道疼痛与解剖结构之间的联系；确定疼痛对患者的运动功能和日常生活活动能力的影响；制定疼痛的治疗方案，判断治疗的有效程度和变化特点。

## 五、常用的评定方法

### （一）视觉模拟评分法

视觉模拟评分（visual analogue scale，VAS）是目前临床上最常用的评定，它采用一条 10 cm 长的直尺，称为 VAS 尺，面向医生的一面标明 0～10 完整的数字刻度，面向患者的一面只在两端标明有 0 和 10 的字样，0 端代表无痛，10 端代表最剧烈的疼痛，直尺上有可移动的游标（图 5-1）。患者移动游动标尺至自己认定的疼痛位置时，医生立即在尺的背面看到表示疼痛强度的具体数字。此方法简单易行，在临床上使用广泛。

```
     0    1    2    3    4    5    6    7    8    9    10
     |-----|-----|-----|-----|-----|-----|-----|-----|-----|-----|
     无痛                                              剧痛
```

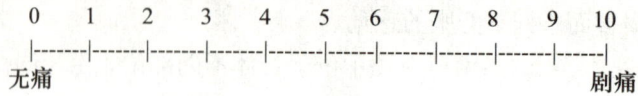

图 5-1　视觉模拟评分

## （二）数字评分法

数字评分法（numeric rating scale，NRS），此方法要求患者用 0～10 这 11 个点来描述疼痛强度（图 5-2），在 1 根直尺上有 0～10 共 11 个点，0 表示无痛，有疼痛时和疼痛较强时增加点数，10 表示最剧烈疼痛。这也是临床上经常使用的测量主观疼痛的方法，容易被患者理解，可以口述也可以记录。

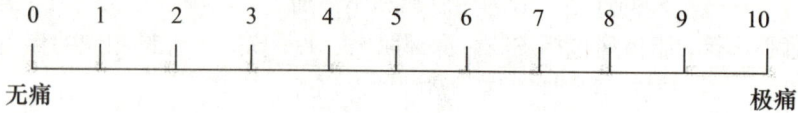

```
     0    1    2    3    4    5    6    7    8    9    10
     |----|----|----|----|----|----|----|----|----|----|
     无痛                                          极痛
```

图 5-2　数字评分法

## （三）口述分级评分法

口述分级评分法，又称语言评价量表（verbal rating scale，VRS），是由一系列用于描述疼痛的形容词组成，这些描述词以疼痛从最轻到最强的顺序排列，用于评定疼痛的强度。口述分级法评分法又分为四点口述分级评分法和五点口述分级评分法。

1. 四点口述分级评分法　将疼痛分为无痛（1分）、轻度疼痛（2分）、中度疼痛（3分）和重度疼痛（4分）。此方法容易理解但不精确，不适用于言语功能障碍患者。

2. 五点口述分级评分法　将疼痛分为无痛（0分）、轻度疼痛（1分）、中度疼痛（2分）、重度疼痛（3分）、极重度疼痛（4分），如图5-3。此法容易理解，沟通方便，但受主观因素影响较大，也不适合用于言语功能障碍患者。五点口述分级评分法比四点口述分级评分法详细，常被用于临床研究。

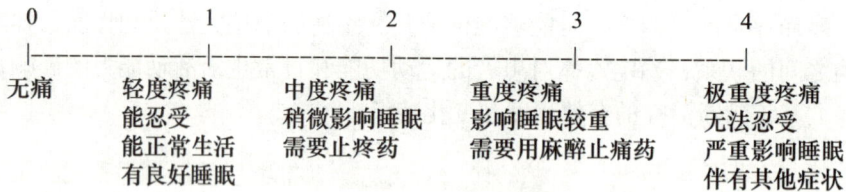

```
     0              1              2              3              4
     |--------------|--------------|--------------|--------------|
     无痛        轻度疼痛       中度疼痛        重度疼痛        极重度疼痛
                能忍受        稍微影响睡眠     影响睡眠较重      无法忍受
                能正常生活     需要止疼药      需要用麻醉止痛药   严重影响睡眠
                有良好睡眠                                 伴有其他症状
```

图 5-3　五点口述分级评分法

## （四）疼痛日记评定法（PDS）

疼痛日记评定法由评定者、评定者亲属或护士记录每天每个时间段（0.5 小时、1 小时、2 小时、4 小时）与疼痛有关的活动，其活动方式为坐位、行走、卧位，使用药物名称及剂量、疼痛的强度等。疼痛强度用 0～10 的数字量级来表示。睡眠过程按无疼痛记分（0 分）。PDS 适用于需要连续记录疼痛相关的结果范围，如疼痛严重程度、疼痛发作频率、持续疼痛时间、药物用法和日常活动对疼痛的效应等，以及了解被评定者行为与疼痛、疼痛与药物用量之间的关系等。疼痛日记评分无特殊的禁忌证，特别适于癌性疼痛的评定者镇痛治疗应用。但需要注意的是该法不宜频繁使用，以免被评定者发生过度焦虑和丧失自控能力。

### （五）面部表情测量法

类似于 VAS，不用文字表明，而是以不同的面部表情代表不同程度的疼痛。把表示不同程度疼痛的面部表情有顺序地排列在标尺上，其中一端为显露笑容的面孔表示无痛，另一端为痛苦面容表示极端痛苦。此法更适用于小儿和疼痛形容困难者，如图 5-4。

| 疼痛评分图 | | | | | |
|---|---|---|---|---|---|
| 表情图 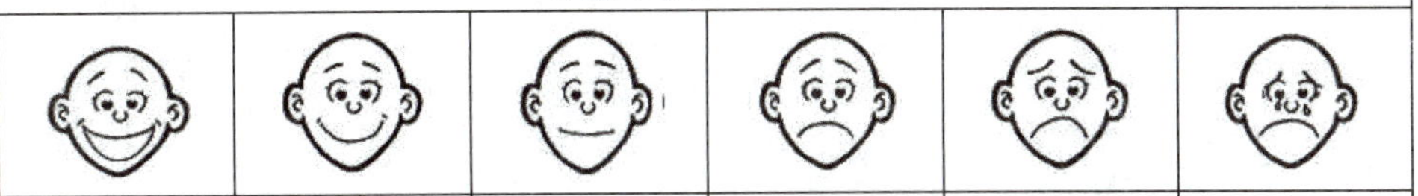 | | | | | |
| 分值 | 0 | 1~2 | 3~4 | 5~6 | 7~8 | 9~10 |
| 说明 | 非常愉快无疼痛 | 有一点疼痛 | 轻微疼痛，能忍受 | 疼痛影响睡眠，尚能忍受 | 疼痛难以忍受，影响睡眠、食欲 | 剧烈疼痛，哭泣 |

图 5-4　面部表情测量法

### （六）压力测痛法

**1. 压力测痛法**　主要用于痛域及耐痛域的评定，是一种客观评定疼痛的方法，特别适用于骨骼、肌肉系统疼痛评定。不适用于末梢神经炎、糖尿病、凝血系统疾病有出血倾向时的患者。

**2. 评定方法**　采用压力测痛计进行评定。使用压力测痛计在患者痛点处逐渐施加压力，并听取患者反应。记录诱发疼痛出现所需的压力强度（单位：$N/kg/cm^2$），所记录的数值为痛域。继续施加压力至患者不可耐受时，记录最高疼痛耐受限度所需的压力强度，此数值为耐痛域。在评定疼痛时记录评定区域的体表定位以便后续评估对比。在评估数日或者数周后应重复评定。

**3. 注意事项**　①评定时患者需要保持合适的体位和放松；②从压力测痛计加压开始记录数值；③在疼痛评定加压过程中，施加的压力要保持不变；④测定内脏痛时结果不可靠。

### （七）疼痛特性的评定

疼痛特性的评定主要适用于需要对疼痛特性进行评估的患者，合并存在心理问题者。常采用多因素疼痛调查问卷评分法。McCill 疼痛问卷（MPQ）和简化 MiCill（SF-MPQ）疼痛问卷较为常用。简化 MiCill（SF-MPQ）疼痛问卷是在 MOQ 的基础上简化得来，主要由 11 个感觉类和 4 个情感类对疼痛的描述词以及现时疼痛强度和 VAS 组成，描述词有"无痛""轻度痛""中度痛"和"重度痛"。此表在临床上应用具有简便、快速等特点。

评定方法：采用简化 McCill 疼痛问卷进行评定。问卷内容如表 5-2。

表 5-2　简化 McCill 疼痛问卷

| Ⅰ疼痛分级指数（PRI） | | | | |
|---|---|---|---|---|
| | 疼痛性质 | 疼痛程度 | | |
| A | 感觉项 | 无 | 轻 | 中 | 重 |
| 1 | 跳痛 | 0 | 1 | 2 | 3 |
| 2 | 刺痛 | 0 | 1 | 2 | 3 |
| 3 | 刀割痛 | 0 | 1 | 2 | 3 |
| 4 | 锐痛 | 0 | 1 | 2 | 3 |
| 5 | 痉挛牵扯痛 | 0 | 1 | 2 | 3 |
| 6 | 绞痛 | 0 | 1 | 2 | 3 |
| 7 | 烧灼痛 | 0 | 1 | 2 | 3 |
| 8 | 持续固定痛 | 0 | 1 | 2 | 3 |
| 9 | 胀痛 | 0 | 1 | 2 | 3 |
| 10 | 触痛 | 0 | 1 | 2 | 3 |
| 11 | 撕裂痛 | 0 | 1 | 2 | 3 |
| 感觉项总分： | | | | | |
| B | 情感 | 无 | 轻 | 中 | 重 |
| 1 | 软弱无力 | 0 | 1 | 2 | 3 |
| 2 | 厌烦 | 0 | 1 | 2 | 3 |
| 3 | 害怕 | 0 | 1 | 2 | 3 |
| 4 | 罪恶感 | 0 | 1 | 2 | 3 |

情感项总分：

Ⅱ视觉模拟评分法（VAS）

无痛（0分）——极痛（10分）

Ⅲ现时疼痛程度（PPI）

0——疼痛　　1——轻度不适　　2——不适　　3——难受　　4——可怕的　　5——极痛苦

注：无痛（0分）、轻度痛（1分）、中等痛（2分）、极痛（3分）。受试者根据自己的实际情况进行打分。选词数和现有疼痛强度用6分法评定即0～5分；VAS评分0～10分。

### （八）其他疼痛评定方法

**1. 疼痛与功能障碍的评定**　疼痛与功能障碍之间有着密切的联系，特别是对于慢性疾病患者，更应该进行功能障碍的评定，临床上通常要采用专门和针对性的评定量表，如 Oswestry 腰痛功能障碍指数等。

**2. 疼痛行为记录评定**　疼痛行为记录评定为一种系统化的行为观察。通过观察被评定者疼痛时的行为，提供有关的失能量化数据，如六点行为评分法（BRS-6）将疼痛分为6级，每级定为1分，从0分（无疼痛）到5分（剧烈疼痛，无法从事正常工作和生活），如表5-3。

**3. 小儿疼痛的评定**　对于小儿疼痛的客观评定有相当大的难度，主要采用一般行为评估法、生理学疼痛测试法、推测式方法、直接自报法和间距分级评分法等。

表5-3 六点行为评分法（BRS-6）

| 1 | 无疼痛（0分） |
| 2 | 有疼痛（1分），但容易被忽略 |
| 3 | 有疼痛（2分），无法忽视，但不干扰日常生活 |
| 4 | 有疼痛（3分），无法忽视，干扰注意力 |
| 5 | 有疼痛（4分），无法忽视，所有日常活动均受影响，但可完成基本生理需求 |
| 6 | 剧烈疼痛（5分），无法忽视，需要休息或卧床休息 |

【案例分析】

疼痛评定：①视觉模拟评分：采用一条10 cm长的直尺，称为VAS尺，面向医生的一面标明0～10完整的数字刻度，面向患者的一面只在两端标有0和10的字样，0端代表无痛，10端代表最剧烈的疼痛。令患者在允许的关节活动范围内进行主动和被动活动，在出现疼痛的时候让患者口述疼痛数值。

②五点口述分级评分法：将疼痛分为：无痛（0分）、轻微疼痛（1分）、中度疼痛（2分）、重度疼痛（3分）和极重度疼痛，不可忍受的疼痛（4分）。在评估时让患者选择疼痛分级，如果患者选择疼痛不能忍受则疼痛评分为4分。

# 学习检测

## 一、选择题

1. 人脑对直接作用于感觉器官的事物是个别属性的反应称为（　　）。

A. 反映　　　　　　　　　　　　B. 感觉

C. 知觉　　　　　　　　　　　　D. 直觉

E. 感受

2. 下列属于深感觉的是（　　）。

A. 痛觉　　　　　　　　　　　　B. 振动觉

C. 实体觉　　　　　　　　　　　D. 触觉

E. 温度觉

3. 检查脊髓损伤患者时，痛觉消失在肚脐水平，提示受损脊髓属（　　）。

A. T2节段　　　　　　　　　　　B. T4节段

C. T6节段　　　　　　　　　　　D. T10节段

E. T12节段

4. 疼痛是一种与组织损伤或潜在组织损伤相关的不愉快的（　　）感觉。

A. 主观感觉　　　　　　　　　　B. 客观感觉

C. 自我感觉　　　　　　　　　　　D. 不良感觉

E. 特殊感觉

5. 对疼痛进行评估下面正确的是（　　　）。

A. 相信患者，以患者的主观感受为主，患者说痛就是痛。

B. 根据经验总体评价患者

C. 只相信患者主诉便给药物治疗

D. 无须动态评估患者

6. 疼痛患者的心理变化不包括（　　　）。

A. 焦虑、紧张　　　　　　　　　　B. 抑郁、害怕、失眠

C. 绝望、孤独感和承受能力低　　　D. 强迫症

E. 恐惧

## 二、简答题

1. 感觉的分类有哪些？

2. 疼痛的评定方法主要有哪些？

# 项目六
## 神经电生理评定 ——————————

学习目标

1. 掌握神经电生理检查的临床意义，能进行基本操作，能使用常用的神经电生理检查设备，对检查结果能进行分析判断。

2. 熟悉常见神经损伤的神经电生理检查方法、分析及判断。

3. 了解针极肌电图的基本要求、方法及注意事项；表面肌电图的基本要求、方法及注意事项；神经传导检查技术的基本要求、方法及注意事项；诱发电位检查技术的基本要求、方法及注意事项。

神经电生理检查是神经系统检查的延伸，范围包含周围神经和中枢神经的检查。临床上常采用的神经电生理检查包括肌电图（electromyogram，EMG）、神经传导测定、诱发电位（evoked potential，EP）检查，还包括低频电诊断：直流－感应电检查（galvanic-faradic electrodiagnosis）和强度－时间曲线（intensity-time curve）、脑电图（electroencephalogram，EEG）。神经电生理检查记录和分析随意活动或电刺激时肌肉和神经的生物点活动，根据神经系统解剖学原则来对周围运动和感觉神经障碍进行定位，同时也是康复评定的重要内容和手段之一。

从神经电生理的角度来看，人体内各种信息传递主要是通过动作电位传导来实现的。对于运动神经的动作电位产生是由于刺激了运动神经纤维，冲动又通过神经肌肉接头到达肌肉，从而产生肌肉复合动作电位；感觉神经动作电位是通过刺激感觉神经产生，并且沿着神经干传导；而肌电图分析的是静息状态或随意收缩时骨骼肌的特征。

## 任务一　神经肌电图检查

**案例导入**

　　患者，男，58 岁，因"反复左下肢麻木不适十年余，再发加重 3 个月伴肌萎缩"来诊。十年余前始即反复出现左足背及足趾麻木，伴左小腿发胀不适，保守治疗（牵引、推拿）后可缓解。3 个月前无明显诱因始出现左小腿－左足背左足趾麻木疼痛，伴左下肢乏力，后渐觉左小腿、大腿变细，遂来诊。病程中否认明显腰痛，否认其他肢体不适。

　　查体：左胫前肌萎缩。左小腿前外侧、左足背外侧、左 1～3 足趾、足底针刺觉下降，左踝背伸、拇背伸肌力 4 级，左踝跖屈力量尚可。左膝腱反射较对侧减弱。

　　辅检：腰椎 MRI 平扫：腰椎退行性变，L3/4 椎间盘突出（中央型），L4/5 椎间盘突出（髓核游离型），L5/S1 椎间盘突出（中央型），L2 椎体内许莫式结节。

思　考

　　这位患者怎么了？什么是肌电图？肌电图的检查方法有哪些？

　　神经肌电图简称肌电图（electromyogram，EMG），它是对肌细胞在各种功能状态下的生物电活动进行检测分析，从而去分析评估脊髓、轴索、神经接头、肌纤维的功能，同时还能结合躯体的运动神经、感觉神经的诱发电位来进行分析。用图形的方式去了解运动和感觉神经纤维通路以及病变部位，对神经肌肉做出定性、定位的评定。

肌电图使用说明、案例分析中的肌电图报告

### 一、仪器设备

　　现代神经肌电图检查仪器种类很多，用于神经肌肉检测的仪器称为肌电图诱发电位检查仪，主要组成部分包括电极、放大器、滤波器、信号平均器、积分器、模－数转换器、显示器、扬声器、记录器、刺激器以及存储各种数据的部件。

### （一）电极

　　肌电图电极是收集电信号的部分，分为针电极和表面电极两类。

**1. 针电极**　针形电极可放置在所测试的可兴奋组织周围或直接放置于所测试的可兴奋组织之中。此类电极由铂、银或不锈钢制成。

　　实验室中常用的 EMG 针电极有以下 5 种：

　　（1）同心圆针电极：临床上最常用的一种类型，它主要记录电极周围有限范围内的运动单位电位的总和。最适合于电位的定量研究和比较；

（2）单极针电极：记录表面大于同心针电极，插入体内时疼痛较轻，但却较易弯折，而弯曲的电极尖可导致疼痛，绝缘层的脱落可导致伪迹的产生；

（3）软金属导线（50Pm）电极：在运动学检查中记录肌肉活动时十分有用，但不适用于电位的定量研究；

（4）单纤维针电极：记录表面设计制作得较小，用于选择性地记录单根肌纤维的放电活动；

（5）多极电极：专为确定运动单位的范围而制作的，仅限于研究中使用。

2. 表面电极　主要记录电极下较大范围内电活动的总和，常用于神经传导测定、诱发电位检查、表面肌电图等。放置位置在神经或肌肉表层的皮肤之上，材质由金、银或不锈钢制成，大小不等，有圆形、方形或指环形。第一种圆盘电极需皮肤清洁、轻摩擦或在电极与皮肤之间有电解质耦合剂。第二种自粘电极是自身附带黏胶的、柔软的卡片型电极，由银或氯化银制成，可不需要耦合剂。第三种环形电极，这类电极是由柔软的不锈钢线条捆扎成环形，用于手指和足趾的肌电测试，必须在电极和皮肤之间添加导电膏等电解质耦合剂。

### （二）放大器

电生理检查中，放大器是一台仪器的最关键部位，它一种能增加测试电位振幅的电子设备。这种设备用于放大微小电信号，从而使信号显示于显示仪器上（如示波器、电脑屏幕和条带记录仪）。前置放大器应当噪声低，阻抗高。

### （三）滤波器

神经和肌肉的生理反应具有自己特定的频率范围。通过电子仪器可以将外界干扰环境的噪声信号和兴奋组织的信号区别开来（只要信号频率范围不产生交叉），该电子仪器叫滤波器。

### （四）信号平均器

如果电刺激产生的生理反应信号过低或环境干扰所记录到的电噪声信号过高时，会导致电生理信号显示时无法直接读出。为了克服重要电生理信号被噪声信号掩盖这一问题，临床上开发使用了信号平均器。

### （五）积分器

电信号的积分就是计算信号波形曲线下的面积，积分器的输出单位为伏特－秒。

### （六）模－数转换器

神经或肌肉的电生理反应都被程序化记录，记录环节包括信号放大和滤波，然后以模拟信号输出而被显像成图。

### （七）信号显示和储存设备

可兴奋组织的电生理反应，可以通过模拟（连续地）或数字化的形式显示（个别或数字化测试评定）。一个完整的波形可以通过示波器、电脑显示器或条带记录仪显示（多导记录）。

### （八）显示器

显示器中阴极射线管是很重要的组成部分，它可以无限制地反映频率的变化，以便分析运动单位时限、波幅和波形。

### （九）扬声器

肌肉动作电位的音调有特异性，应用扬声器可以辨别各种自发电位和肌电活动的声音特点。

### （十）神经肌肉刺激器

一般而言神经肌肉刺激器能提供一个矩形单相脉冲电流。可以通过调整脉冲的振幅、脉冲持续时间以及脉冲的频率来控制电刺激参数。而脉冲持续时间一般都选在 0.05～1.0 毫秒范围内，在连续电压型刺激器中，最大的刺激幅度可以达到 600 V，而连续电流刺激器最大电流强度可达 100 mA，电刺激器的刺激频率一般选择在 1～50 Hz 的范围内。

## 二、基本检查方法

通常在检查进行以前，操作者就必须要充分了解患者病史，进行有针对性的神经系统检查，以便对患者诊断有一个大概的评估。然后计划出对患者应做哪些检查项目，查哪些神经和肌肉，在检查时，要注意根据患者的具体情况，适当调整检查内容，而不能对所有的检查患者遵循某一种特定模式，也就是说对患者检查一定要个体化，以期达到最后的目的。神经电检查是一项实践性很强、技术要求很严格、并且与临床结合非常紧密的检查项目，其结果的准确性直接能影响到最后的诊断，而要确保有准确的结果首先就是要严格、规范化操作。

神经电生理检查可应用多种电极，最常用的是同轴单心或双心针电极、表面电极及复式电极。

### （一）基本要求

常见的内容如下：

（1）了解病史。

（2）确定受试者检查项目、检查部位。

（3）向受试者解释检查的过程、目的，有无疼痛。

（4）告知受试者配合动作。

（5）实验室要求噪声低，光线柔和，安静舒适。

（6）房间要远离电源，肌电图机器电源插头最好用单一的。

（7）检查室的室温最好保持在 28℃～30℃，而患者的肢体温度最好保持在 32℃以上，这是检查结果准确的一个首要前提。

（8）在检查时，要注重根据受试者具体情况，调整检查内容。

## （二）操作过程

主要步骤为：

（1）检查时，要求患者要放松，体位舒适，充分暴露检查肢体。

（2）患者平卧位，受检部位皮肤常规消毒。

（3）将电及插入或粘贴被检部位。

（4）观察被检部位的电活动。

（5）记录与分析肌电图。

## （三）检查意义

（1）确定肌肉是处于神经的正常支配，部分支配，还是完全失支配。

（2）探寻神经再支配的证据。

（3）通过肌电图表现进一步确诊神经病变或肌病。

（4）肌电图异常模式可提示神经肌肉病变位置。

## 三、禁忌证及注意事项

### （一）禁忌证

（1）异常的凝血因子和（或）抗凝血治疗。

（2）肢体末端肿胀。

（3）皮炎。

（4）不合作或拒绝合作的患者。

（5）近期发生的心肌梗死。

（6）血液传播性疾病（克雅病、艾滋病、肝炎等）。

（7）免疫抑制。

（8）佩戴心脏起搏器或其他置入性医疗器械。

（9）对刺激高度敏感（开放式伤口、烧伤）。

### （二）注意事项

除此还需要注意以下几点：

（1）进行针极肌电图检测时，检查者必须佩戴乳胶手套，并且做好眼睛防护以防止感染血液传播疾病。在传播性疾病存在的情况下，需注意采取防护措施，例如在操作过程中必须穿白大衣等。

（2）肌电图检查6小时患者血清肌酸磷酸激酶（CPK）可有升高，但在48小时后恢复正常。

（3）针极肌电图检查是种有创检查，会引起患者不适，因此检查前一定要与患者沟通好，以求得患者的配合。由于插针和移动针电极过程中可致肌肉损伤，因此肌电图检查后最好不要在同一部位进行肌肉活检。

### （三）常见的几种伪迹

肌电信号极易被无关噪声污染，从而形成各种伪迹（artifacts），又叫伪差。常见的伪迹包括来自仪器和来自被检人体的，前者可以通过精心设计记录系统和严格遵守记录程序来避免，而来自被检体生理活动的伪迹，如肌电伪迹等比较难以除去。

1. 50 Hz 干扰　50 Hz 的干扰源包括电扇、电灯、透热疗法、灯光调光器开关等。检查者触摸针极可增强 50 Hz 干扰。为了消除 50 Hz 干扰，应移除室内所有不必要的电器或至少拔出其插头，且检查室应给予适当的屏蔽。

2. 电起搏器或经皮刺激所引起的活动　检查者应从患者的病史中注意这些伪迹产生的可能性。如能使参考电极靠近记录电极，起搏器活动常可被减小至可忽略的程度。经皮神经电刺激器（TENS）应关掉。

3. 电极功能异常　导线断裂、单极针电极绝缘不良、同心针电极尖端的短路以及电极与皮肤的接触不良均可引起反馈或其他噪声。因腐蚀或氧化所致的电极与前置放大器的连接不良将会明显使肌肉电位的振幅衰减。

---

【知识链接】

**肌电图应用于食品科学领域**

1985 年，托恩伯格（Tornberg）首次将肌电图用于食品科学领域。自此，肌电图技术开始用于食品质地的测量。该方法是一种相对简单的测量肌肉活动的方法，因为将电极贴在皮肤上，就可以测定接近皮肤表面的肌肉电位变化，也不干扰正常的咀嚼活动。

利用肌电图研究了人对块状和切细的食物（尺寸不同）的咀嚼行为。用塑料勺以随机的顺序提供给普通受试者一口量的（7 克的块，等重切细样品，等体积切细样品）生胡萝卜、黄瓜、烤肉或鱼丸。受试者可以在试验前或不同试验之间用水漱口，不告诉受试者正在品尝的是何种样品，当他们每次吞咽样品后举手。结果表明，咬肌的活动与咀嚼力密切相关，表面肌电图显示较硬的食物，其咀嚼力越大，咬肌活动越大，咀嚼时间越长，咀嚼次数也越多。人在咀嚼柔韧的食物时，嚼得要慢一些。咀嚼速度也可以由 EMG 的咀嚼肌肉的工作时间和一个咀嚼周期的时间而定。

要获得一定的营养，细切的食品由于体积的增加，而使咀嚼活动并不省力。等量的细切食品表现出增加的或者至少相似的咀嚼难易度，但等体积细切的食品表现出咀嚼活动少。不管食品的软硬和韧性，细切的食物可能消费起来反而更困难。

---

【案例分析】

左下肢神经源性损害（L5 节段，符合根性损害表现）。支持证据：左腓神经运动传导波幅降低或未引出，双下肢神经感觉传导未见异常，F 波未见异常。左侧 L5 节段所支配肌肉（胫前肌、胫后肌、臀中肌）针 EMG 示失神经支配表现（自发电位、募集

腰骶部神经根分布

电位缺失），符合 L5 根性损害表现。

## ▌ 任务二　针极肌电图

**案例导入** ◆

　　患者，女，54 岁。因"右足下垂一年余"来诊。一年余前无明显诱因突然出现右膝周外侧针刺样疼痛，程度剧烈，夜间需服止痛片方能入睡，伴右下肢步行困难，否认当时有右腰 / 臂部向右足放射性疼痛，经针灸等治疗，1～2 个月后疼痛消失，但遗留右足下垂至今无好转。于当地和上海长海医院就诊，考虑"腰椎间盘突出症"所致，建议手术，患者拒绝，行保守治疗无效遂来医院就诊。目前自诉除右第二足趾伸面稍麻木外，余无肢体麻木或疼痛。否认其他肢体异常。既往有"腰痛"史约十年，本次起病前后腰痛无明显变化。二便如常。否认糖尿病史。

　　查体：右胫前肌、趾短伸肌萎缩。右第二足趾伸面针刺觉下降。右踝背伸、拇背伸肌力 0 级，双侧踝外翻肌力基本对称，余下肢肌力未见明显异常。双膝腱反射、跟腱反射正常对称引出。

　　辅检：腰 MRI：L3/4、L4/5、L5/S1 椎间盘膨出。

**思　考**

　　什么是针极肌电图？该病例中检查顺序是什么？结论是什么？

　　针极肌电图是将针电极插入肌肉记录电位变化的一种神经电生理检查。肌肉放松时，针电极所记录到的电位叫自发电位（spontaneous activity）。插入或移动针极时所记录到的电位叫插入电位（insertional activity）。当肌肉随意收缩时所记录到的电位叫运动单位电位（motor unit potentials，MUP）。正常肌肉放松时不能检测到电活动，但在随意收缩时就会出现运动单位电位。在运动单位发生损伤时，静息的肌肉可出现多种电活动，运动单位电位可出现异常波形和电活动模式。

　　根据这些肌电图的表现推测出病变的性质、部位、受损程度，但肌电图检查毕竟是辅助检查，应将肌电图结果和神经传导速度以及病史和其他项目的检查结果相结合，来进行综合性的分析。

　　在进行针极肌电图检查时，检查者需要对每块肌肉的体表定位、激活方式和神经支配都了如指掌。因此，在这里介绍一些常用的肌肉解剖定位和进针部位。

### 一、常用肌肉解剖定位和进针部位

#### （一）第一背侧骨间肌（图 6-1）

神经支配：尺神经，内侧束，下干和 C8～T1 神经根。

进针部位：手呈中立位置，腕横纹与第二掌指关节中点倾斜进针。

激活方式：示指外展。

注意事项：进针不宜过深，可能进入拇收肌。

临床意义：尺神经深支运动传导，可于该肌记录。尺神经在腕部、肘部及C8～T1神经根有损害时，可出现此肌肉异常。

### （二）指总伸肌（图6-2）

神经支配：后骨间神经，桡神经，后束，中干，下干和C7、C8神经根。

进针部位：掌心向下，前臂背侧中、上1/3处，尺、桡骨之间进针。

激活方式：背伸掌指关节。

注意事项：进针太靠桡侧可能进入桡侧腕伸肌，太靠尺侧可能进入尺侧腕伸肌。

临床意义：在桡神经运动传导检测时，常于该肌记录。在桡神经任何部位损害，如腋部、桡神经沟处和后骨间神经处，均可出现此肌肉异常。

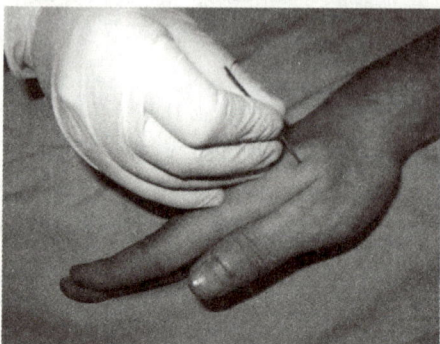

图6-1　第一背侧骨间肌进针部位

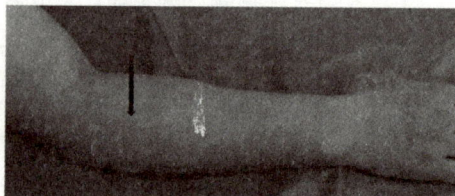

图6-2　指总伸肌进针部位

### （三）肱二头肌

神经支配：肌皮神经，外侧束，上干和C5～C6神经根。

进针部位：上臂中1/2处肌肉最丰满处进针。

激活方式：前臂旋后时屈曲肘关节。

注意事项：进针太靠远端可能刺到肱肌。

临床意义：C6神经根代表肌，在肌皮神经、外侧束和C5～C6神经根损害时，此肌肉出现异常。

### （四）胫前肌

神经支配：腓深神经，腓总神经，坐骨神经，骶丛和L4、L5神经根。

进针部位：胫骨结节下四横指，胫骨嵴外侧指宽处进针。

激活方式：踝背伸。

注意事项：此肌肉表浅，进针太深会扎到趾长伸肌。

临床意义：在腓深神经、腓总神经、坐骨神经、骶丛和L4、L5神经根损害时，此肌肉出现异常。

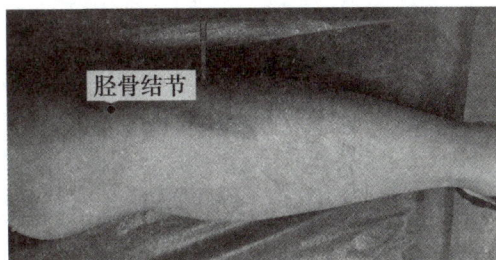

图 6-3　胫前肌进针部位

### （五）腓肠肌内侧头

神经支配：胫神经，坐骨神经，骶丛和 S1、S2 神经根。

进针部位：在小腿内侧，腘窝褶皱下约一手宽处进针。

激活方式：踝跖屈。

注意事项：进针太深会刺到趾长屈肌或比目鱼肌。

临床意义：胫神经、坐骨神经、骶丛和 S1、S2 神经根损害时，此肌肉出现异常。

## 二、正常肌电图

针极肌电图检查时，对于每一块需要检查的肌肉，通常分 4 个步骤来观察：①插入电活动：将记录针插入肌肉时所引张的电位变化；②放松时：观察肌肉在完全放松时是否有异常自发电活动；③轻收缩时：观察运动单位电位时限、波幅、位相和发放频率；④大力收缩时：观察运动单位电位募集类型。

### （一）插入电活动

**1. 插入点位**　在针电极插入肌内或在肌肉内移动时，因针的机械刺激，导致的肌纤维去极化，而产生的短促电活动，即为插入电位。正常的插入电位持续短暂，多在针移动停止后持续时间不超过 300 毫秒（图 6-4A）。

**2. 终板噪声**　针极插到肌肉运动终板附近时，可出现不规则电位，并听到海啸样声音，为终板噪声，受试者诉说进针处疼痛，将针稍退出疼痛即消失（图 6-4B）。

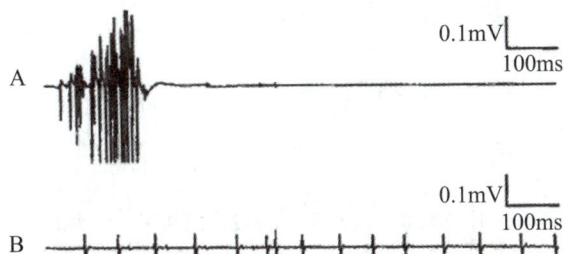

图 6-4　插入电活动

## （二）电静息

肌肉完全放松时，不出现肌电活动，显示器上呈一条平线。

## （三）轻收缩时肌电图

肌肉轻收缩时可记录到运动单位电位。由于运动单位本身结构、空间排列和兴奋程度不同，可以记录到不同形状、时限及不同波幅的电位。运动单位电位的分析主要有以下参数：

1. 上升时间　从起始正峰与随之而来的大的负峰的时间间隔，即时滞（time lag）。它可以帮助了解记录针尖与发放冲动的 MU 的距离。用作定量测定的 MU，其上升时间应小于 500 微秒，可产生尖锐、清脆的音响。

2. 时限　是从电位偏离基线到恢复至基线的一个时间过程。它代表长度、传导速度以及膜兴奋性不同的肌纤维同步化兴奋的程度。时限一般在 5～15 毫秒之间（图 6-5A）。

3. 波幅（amplitude）　又名振幅，代表电位活动的大小，指波峰到波底间的垂直高度，用微伏（microvolt，μV）表示（图 6-5B）。

4. 位相（phase）　是检测运动单位不同肌纤维放电的同步性。测定一个运动单位的位相数时，一般是指通过电位从离开基线再回到基线的次数再加一而得的。正常 MUP 多为双相或三相，如果多于四相，称之为多相电位，这是同步化欠佳或肌纤维脱失的表现（图 6-5C）。

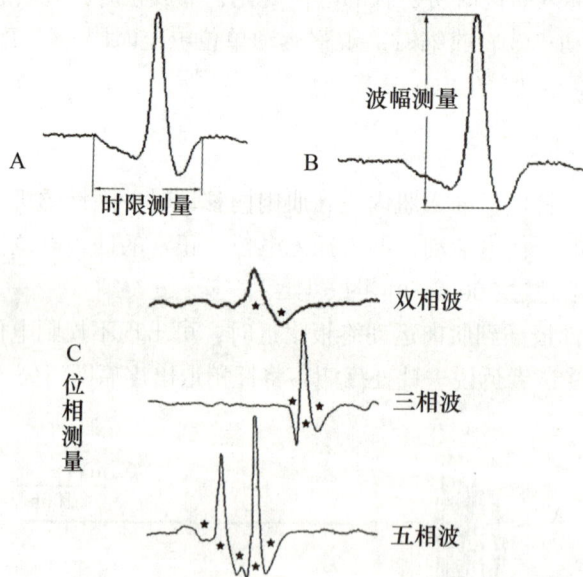

图 6-5　运动单位的分析

（图示中：A. 运动单位时限测量　B. 运动单位波幅的测量　C. 运动单位位相的测量）

## （四）运动单位电位募集和发放类型

1. 单纯相　轻度用力，只有几个运动单位，图中显示为孤立的单个电位（图 6-6A）。

2. 混合相　中度用力收缩时，募集运动单位增多，出现有些运动单位电位互相密集不可区分，但有些区域仍可见到单个运动单位电位（图6-6B）。

3. 干扰相　最大用力收缩时，肌纤维募集更多，放电频率增高，运动单位电位重叠在一起无法分辨单个电位（图6-6C）。

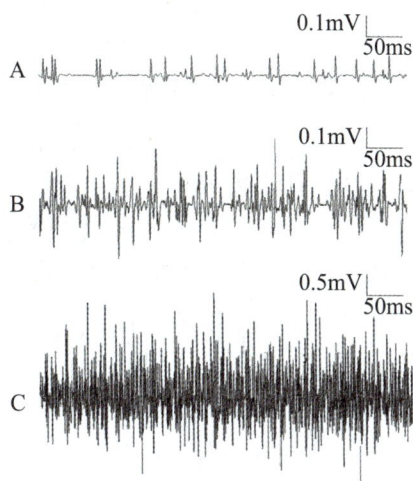

图6-6　正常人肌肉不同程度用力时运动单位募集现象图

**（图示中，A. 单纯相　B. 混合相　C. 干扰相）**

### 三、异常肌电图

#### （一）插入电位改变

针电极插入时电活动持续时间超过300毫秒，则为插入延长。插入电位延长多见于神经源性疾病，在多发性肌炎也可见到。插入电位减少或消失见于严重的肌肉萎缩、肌肉纤维化和脂肪组织浸润以及肌纤维兴奋性降低等。

#### （二）自发电位

1. 纤颤电位（fibrillation potentials）　由失神经支配的肌纤维对乙酰胆碱的敏感性增高或肌肉细胞膜电位的稳定性下降所致的单个肌纤维的自发放电。纤颤电位多呈双相，起始为正相，后为负相，时限1～2毫秒，波幅20～200 μV，频率2～30 Hz，声音为尖而高调的嗒嗒声（图6-7A）。一块肌肉上出现两处以上的纤颤电位，就应该考虑是病理性的。出现纤颤电位通常多代表神经源性损害，也可见于肌炎、肌纤维破坏、低血钾或高血钾症等。

2. 正锐波（正尖波）（positive sharp waves）　其产生机制及临床意义同纤颤电位；为一正相尖形主峰向下的双相波，形似"V"字形，时限10～100毫秒，波幅差异很大，一般为50～200 μV，频率4～10 Hz，声音呈遥远的雷鸣样音（图6-7B）。

3. 复杂重复放电（complex repetitive discharges，CRD）　复杂重复放电又叫肌强直样放电，是一组失神经肌纤维的循环放电，在肌电图检查时，表现为突发突止，频率为20～150 Hz，波幅为50～500 μV，规律出现，每次发出的形态基本保持一致，还会出现类似于机关枪样的声响（图6-7C）。通常它的出现多提示病变进入慢性过程。

**4. 肌强直放电（myotonic discharge）** 肌强直电位指针电极插入或移动时瞬间激发的高频放电，与安静时肌膜氯离子通透性减小有关，多见于肌肉自主收缩或受机械刺激后。波幅通常为 10 μV～1 mV，频率为 25～100 Hz。放电过程中波幅和频率逐渐衰减，扩音器可传出"飞机俯冲或摩托车减速"样声音（图 6-7D）。见于各种原因所致的肌强直。

**5. 束颤电位（fasciculation potential）** 指在安静的时候出现单个或部分运动单位电位支配肌纤维的自发放电，波形与正常的运动单位电位类似，但频率低，常为 2～3 Hz，节律不规则见于神经源性损害，常见于前角细胞病变（图 6-7E）。

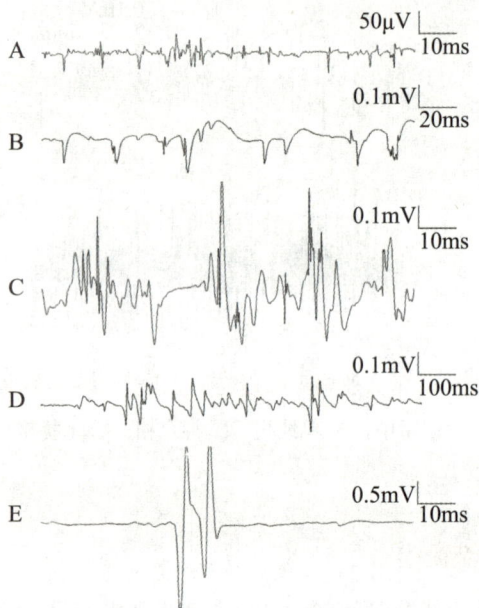

**图 6-7 自发电位**

（图示中：A.纤颤电位 B.正锐波 C.复杂重复放电 D.肌强直电位 E.束颤电位）

### （三）异常 MUAP

**1. 运动单位的时限和波幅改变** 按波形特点可分：①时限延长、波幅增高又称巨大电位，见于前角细胞病变和陈旧性周围神经损伤（图 6-8A）；②时限缩短、波幅降低又称小电位，见于肌源性损害的病变（图 6-8B）。

**2. 多相电位数量增多** 按波形特点可分：①短棘波多相电位，时限短（<3 毫秒），波幅不等（<300～500 uV），见于肌源性损害的病变及神经再生早期，又称新生电位（图 6-8C）；②群多相，位相多，波幅高，时限可达 30 毫秒，又称复合电位，意义与巨大电位相同。

### （四）异常募集相

**1. 募集减少** 也可叫单纯相，在大力收缩时，可以很清然地看到每个单个运动单位电位（图 6-9A），多见于神经源性损害的病变。

**2. 早期募集现象** 轻收缩即可出现由短时限、低波幅运动单位电位组成的相互重叠的募集现象叫早期募集现象或病理干扰相。这是由于肌纤维变性或坏死使运动单位变小，在肌肉大力收缩时参与募集的运动单位数量明显增加，表现为低波幅干扰相（图 6-9B、图 6-9C），多见于肌源性损害的病变。

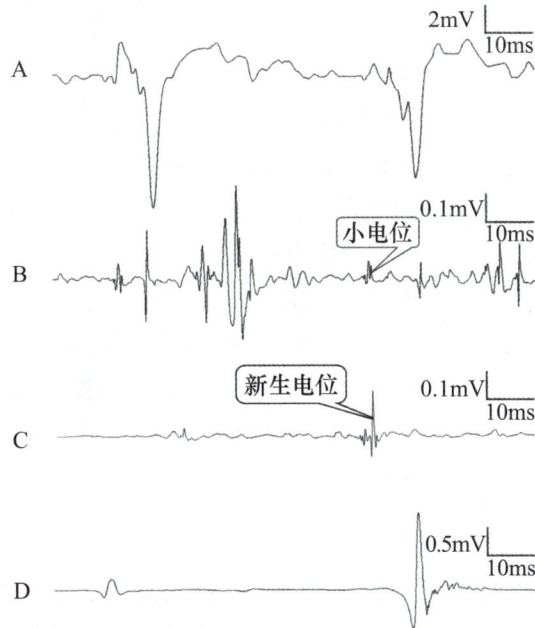

图 6-8 异常 MUAP

（图示中：A. 巨大电位　B. 小电位　C. 新生电位　D. 复合电位）

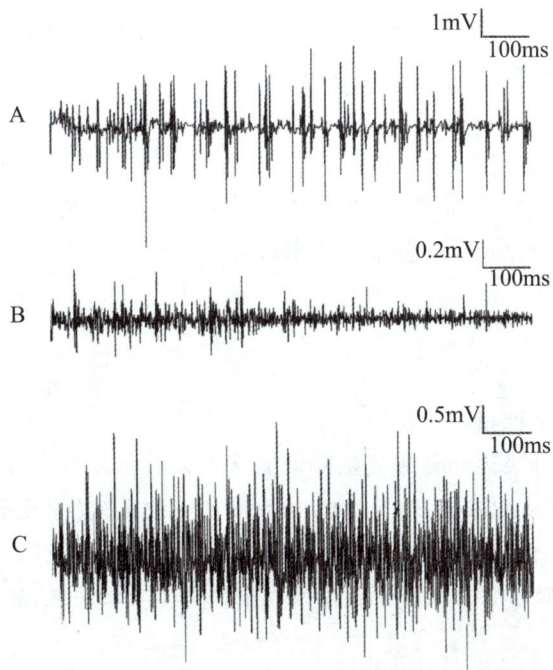

图 6-9 大力收缩时的各种不同的募集现象图

（图示中：A. 单纯相　B. 病理性干扰相　C. 干扰相）

## 四、常见病变异常肌电图

在肌电图检查时，可以根据自发电位出现的情况、运动单位电位形态、发放频率和募集形式来判断病变的性质、程度和预后。下面介绍几种常见的病变异常肌电图类型。

### （一）周围神经病变及损伤

1. **急性轴索损害** 在损伤2～3周后，插入电位延长，肌肉放松时，可见大量正尖纤颤电位。轻收缩时，可见运动单位电位形态保持正常。当大力收缩时，出现运动单位电位募集相减少。损伤1周内做肌电检查，未发现自发电位的出现，仅出现正常的运动单位电位募集相减少，所以在急性期内检查意义不大。

2. **慢性轴索损害** 插入电位延长，正尖纤颤电位明显减少或消失，患者出现复杂重复放电，主动轻度收缩时出现大电位，大力收缩时募集相减少。一旦出现复杂重复放电或大电位，就标志着病程已经超过几个月甚至更久，已进入慢性期。

3. **以脱髓鞘为主的周围神经病变** 插入电位不延长无自发电位，运动单位形态正常，但募集相减少。主要靠神经传导检查来确定病变。

### （二）脊髓前角细胞病变

常见束颤电位，轻收缩时，可见运动单位电位时限增宽，波幅变高，常有巨大电位，多相波多；大力收缩时，运动单位数量减少，呈高频发放的单纯相。

### （三）肌源性损害病变

1. **急性肌源性损害** 可有自发电位，轻收缩时运动单位电位时限缩短，波幅减小，多相电位增多；大力收缩时，可出现早期募集现象。

2. **慢性肌源性损害** 可有小的纤颤电位，有长时限、高波幅多相运动单位电位与短时限、低波幅多相运动单位电位同时存在；大力收缩时，可出现早期募集现象。

可以总结为，神经源性损害的肌电图表现为宽大电位以及单纯相，而肌源性损害的肌电图表现为矮小电位以及早期募集现象出现。

---

【案例分析】

右腓深神经近完全性损害。

支持证据：右非神经运动传导波幅降低显著或未引出波形，右腓浅神经感觉传导未见异常；右腓深神经所支配胫前肌针EMG示失神经支配表现（自发电位、募集电位缺失），而右腓浅神经、坐骨神经腓神经成分所支配肌肉（腓骨长肌、股二头肌短头）、L5神经根所支配其他肌肉（胫后肌）及其他节段所支配肌肉（股四头肌、腓肠肌、L4-S1椎旁肌）针EMG均未见异常。

首先检查肌力下降的肌群——右胫前肌或趾短伸肌。因趾短神经检查不及胫前肌方便，且疼痛较为明显，且这两块肌肉同属于腓深神经支配，故选择胫前肌作代表。结果示胫前肌有失神经支配表现。

　　然后检查腓浅神经所支配肌肉（右腓骨长肌或腓骨短肌），和腓总神经最近端分支所支配肌肉（股二头肌短头），以排除腓总神经其他分支有否受累。

　　胫前肌是 L5 神经根损害最常出现异常的肌肉。为了排除椎管内水平的损害，选择 L5 神经根支配的其他肌肉（右胫后肌、臀中肌）以及 L4～S1 椎旁肌检查，结果均未见异常。

　　再检查右下肢其他单神经支配的肌肉以排除其他病变——右股四头肌（股神经）、右腓肠肌（胫神经）。胫后肌也受胫神经支配，在此具有双重意义：相对于胫前肌而言，它即是 L5 神经根损害时最容易出现异常的肌肉，又是其他单神经支配的肌肉。

　　为排除双侧对称性病变，检查对侧胫前肌，未见异常。故最后定位为右腓深神经损害，与神经传导、查体结果相符。

## ▌ 任务三　神经传导速度检查

**案例导入** ◈

　　男，61 岁，因"右下肢麻木、乏力 2 个月"来诊。2011 年 8 月不慎摔倒致"右髂骨、右耻骨上下支骨折"，在当地医院行"骨盆骨折切开复位内固定治疗"，术后复查骨盆平片示"右髂骨骨折、右耻骨上下支骨折内固定术后"，否认遗留右下肢麻木、乏力等不适，正常到田地干农活。2013 年 1 月在医院行内固定取出术，术后出现右下肢内侧麻木、右伸膝乏力。

　　查体：持单腋拐独立步行。右下肢针刺觉均有障碍，以右大腿内侧、小腿内侧、小腿前方为主。肌力：右屈髋 1 级，右伸膝 0 级，右髋内收 3 级，右下肢远端肌力 4 级。双侧膝腱、跟腱反射均未引出。右股四头肌欠饱满。

**思　考**

1. 该患者需要再进行什么检查，需要注意些什么？
2. 该患者神经传导的测定需要注意什么？

　　神经传导的测定是种客观的定量检查，是应用脉冲电流刺激运动或感觉神经，记录激发电位，计算冲动在某段神经的传导速度。神经干在受到有效刺激发生兴奋后，产生的动作电位将以一定的速度沿神经传导向远端肌肉。对不同的神经纤维，其传导兴奋的速度也不同，一般来说直径大、有髓鞘的神经纤维，比直径小、无髓鞘的神经纤维传导速度快。利用此特征我们应用脉冲电流刺激运动或感觉神经，来测定神经传导速度，判定神经传导功能，借以协助诊断周围神经病变的存在及发生部位。

## 一、常用的检查方法

### （一）运动神经传导的测定

通过对运动传导的研究可以评估运动神经轴索、神经和肌肉接头以及肌肉的功能状态，并为进一步做肌电图检查提供准确的信息。

1. 测定和计算方法　通过对神经干上远、近两点超强刺激后，在该神经所支配的远端肌肉上可以记录到诱发出的混合肌肉动作电位（compound muscle action potentials, CMAP），又通过对此动作电位波幅、潜伏时和时限分析，来判断运动神经的传导功能。

$$运动神经传导速度（m/s）= \frac{两刺激点间的距离（mm）}{一段神经传导的时间（ms）}$$

以正中神经为例：记录电极为拇短展肌，在正中神经腕部刺激，CMAP 潜伏时为 3.5 毫秒，CMAP 潜伏时间为 7.6 毫秒，测出两刺激点距离为 230 mm，则正中神经腕 – 肘的运动神经传导速度为 230/（7.6–3.5）=56.1 m/s（图 6–10）。

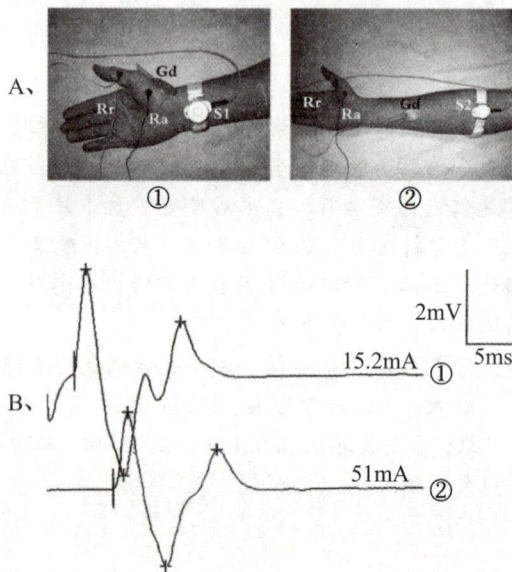

图 6-10　正中神经运动传导的测定

2. 技术要求

（1）刺激电流强度：刺激电流强度随测定神经的部位、病损程度而异。

（2）刺激电极：使用双极表面电极，两极间距 2～3 cm。刺激神经时，应将两极置于神经干上并使阴极朝向记录电极。

（3）记录电极：一般使用表面电极放在肌腹上记录，能获取电极下较大范围的电活动，对于肌肉萎缩严重者，要使用针电极记录。参考电极一般放在离记录电极 3～4 cm 处。在放电极以前，应该用酒精或电极膏擦干净刺激部位的皮肤。

（4）记录技术肌电图仪放大器上的电压放大要合适。

（5）距离测量：检查时应避免牵拉皮肤，保持肢体位置前后一致。

（6）温度：室温保持在28℃～30℃，肢体温度保持在30℃～32℃。

### （二）感觉神经传导的测定

感觉神经传导是反映冲动在神经干上的传导过程，体现的是后根神经节和其他周围神经的功能测定。

**1. 测定和计算方法**　电位是通过刺激一端感觉神经，冲动经神经干传导，在感觉神经的另一端记录这种冲动。此种形式产生的电位叫作感觉神经电位（sensory nerve action potential，SNAP）。感觉神经传导速度可以直接由制激点到记录点之间的距离和潜伏时来计算。

$$感觉神经传导速度（m/s）= \frac{刺激点与记录点的距离（mm）}{诱发电位的潜伏时（ms）}$$

以正中神经为例：示指刺激，腕部正中神经记录的 SNAP 潜伏时为 2.6 毫秒，测量刺激点与记录点间的距离为 130 mm，则正中神经示指 – 腕的感觉神经传导速度为 130/2.6=50 m/s（图 6-11）。

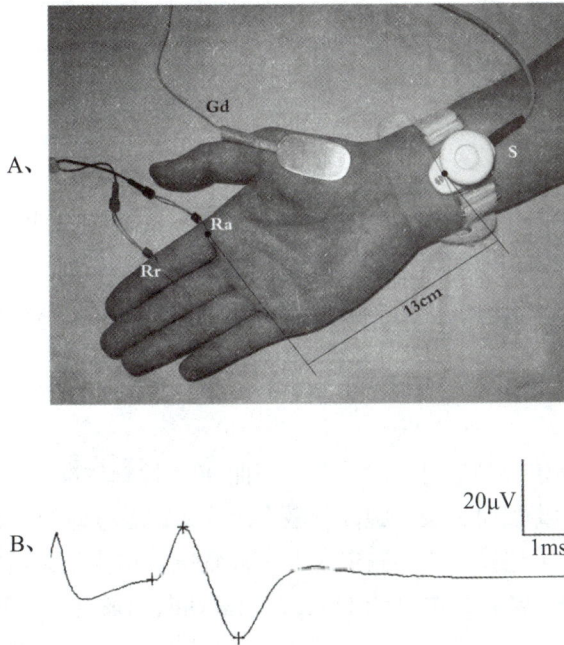

**图 6-11　正中神经感觉传导的测定**

感觉神经传导的测定方法有两种，即顺向法及逆向法。顺向法是在神经远端刺激，在近端记录神经的感觉电位；逆向法是在近端刺激神经干，在远端记录神经的感觉电位。逆向法临床上比较常用。

**2. 技术要求**

（1）受试者要放松四肢肌内，并用细砂纸轻擦皮肤。电极应放在神经干的走行上，两点间距离为 2～3 cm，记录电极靠近刺激器，地线放在记录电极和刺激电极之间。

（2）仪器有较高增益及较低噪声性能，并采用平均叠加技术。

（3）通常刺激量不要太大，以防止出现肌肉收缩，从而产生肌电干扰。

### （三）影响神经传导测定因素

**1. 技术因素**　如肌电图仪的放大倍数、刺激电极的极性位置、测量距离的准确性等均对其有影响。

**2. 温度**　皮肤温度降低时，传导速度减慢、潜伏时延长。

**3. 年龄**　年龄不同，其传导速度也不同。新生儿的传导速度只有成人的一半，而超过 60 岁传导速度又呈快速下降、波幅降低，尤其是感觉神经最为明显。

### （四）常见的异常神经传导类型

**1. 轴索损害**　动作电位波幅明显下降，神经传导速度和末端潜伏时正常或轻度异常。

**2. 髓鞘脱失**　神经传导速度减慢，波形离散或传导阻滞，末端潜伏时限明显延长，但动作电位波幅下降不明显。

**3. 传导阻滞**　运动神经近端刺激时引出的动作电位波福和面积较远端下降大于 50% 时，并且近端刺激出现波形离散。

## 二、常做的检查内容

### （一）正中神经

运动神经传导测定时，多在肘部和腕部刺激，在拇短展肌记录，腕部刺激点阴极距记录电极约 5 cm，地线置于腕背上。逆向法感觉神经传导测定时，将环状电极作为记录电极放在中指或示指上，刺激电极在腕部正中神经上距离记录电极约 13 cm，阴极朝向记录电极。

### （二）尺神经

一般在尺神经运动传导测定时，肘关节应屈曲 90° 检查较准确。常用的刺激点有肘上、肘下和腕部，在小指展肌记录，腕部刺激点阴极距记录电极约 5 cm，地线置于腕背上（图 6-12）。逆向法感觉神经传导测定时，将环状电极作为记录电极放在小指上，刺激电极在腕部尺神经上距离记录电极约 11 cm，阴极朝向记录电极（图 6-13）。

### （三）桡神经

常用的刺激点有 Erb 氏点、桡神经沟处及肘部，通常在指总伸肌或示指固有伸肌记录（图 6-14）。逆向法感觉神经传导测定时，记录电极放在手背拇指和示指形成的 V 字型底部上，刺激电极在手背距离记录电极约 10 cm，阴极朝向记录电极（图 6-15）。

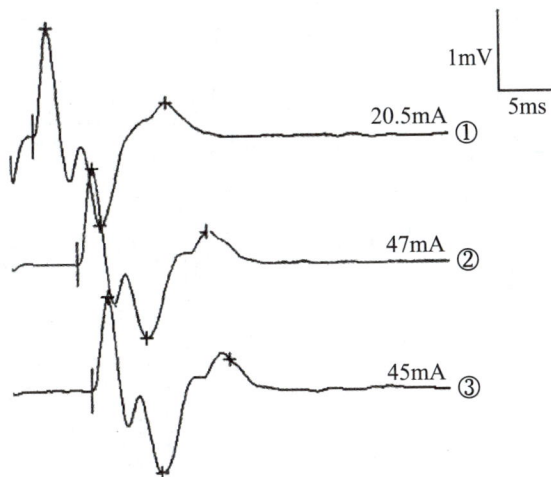

图 6-12　尺神经运动传导的测定

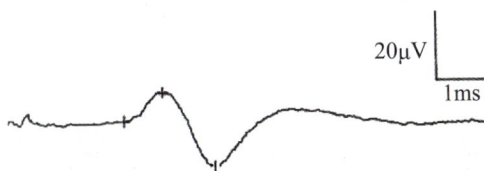

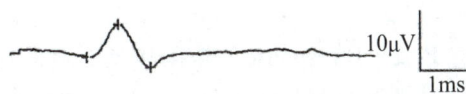

图 6-13　尺神经感觉传导的测定

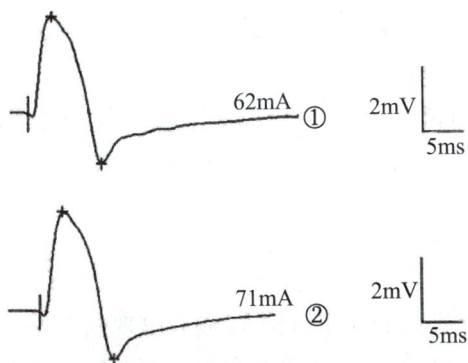

图 6-14　桡神经运动传导测定　　　　图 6-15　桡神经感觉传导测定

### （四）腓总神经

常用的刺激点在腓总神经腓骨小头下及踝背，在趾短伸肌记录，踝背刺激点阴极通常距离记录点约 7 cm，记录电极极朝向记录电极（图 6-16）。

### （五）胫神经

刺激点在腘窝和内踝，在拇指短展肌记录，内踝刺激点阴极通常距离记录点约 9 cm，腘窝处刺激强度要大（图 6-17）。

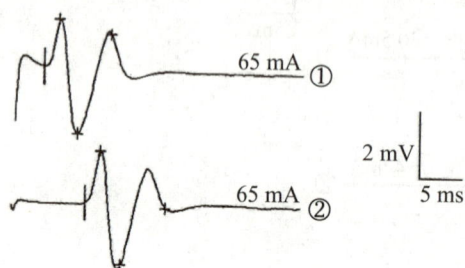

图 6-16　腓总神经运动传导测定

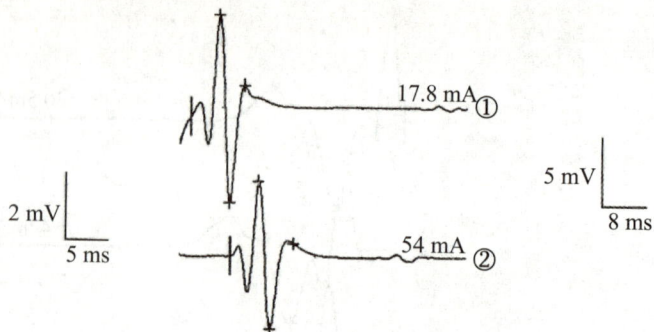

图 6-17　胫神经运动传导测定

### （六）腓肠神经

腓肠神经属于感觉神经，逆向法检查时记录点在外踝下方稍后，刺激点在小腿后，距离记录电极 15 cm 处，阴极朝向记录电极（图 6-18）。

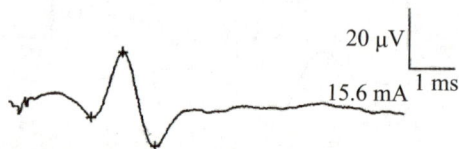

图 6-18　腓肠神经运动传导测定

## 三、特殊检查

由于常规的神经传导主要是测量相对远端的神经节段，对于神经近端的功能，需要特殊的检查。特殊检查包括 F 波、H 反射又叫迟发反应（late response）、瞬目反射（blink reflex）等。

### （一）F 波

F 波（F response）是在神经干超强刺激下，肌内的动作电位 M 波后出现的一个小的电位改版，经过运动纤维近端的传导又由前角细胞兴奋后返回的电位。当刺激点向近端移动时，M 波的潜伏时逐渐延长，而 F 波的潜伏时却逐渐缩短，这就提示了 F 波的兴奋是先离开肌肉记录电极而朝向脊髓，然后再由前角细胞返回到远端记录电极。F 波几乎可以在所有的运动神经上引出。

1. **检查方法**　刺激电极置于神经某一端点，阴极朝向记录电极，用表面电极在相应支配肌肉处记录，超强刺激 10～20 次。

2. **F 波的测定及计算方法**　测定 F 波，通常观察最短潜伏时、平均潜伏时、波幅及出现率和传导速度（图 6-19），正常情况 F 波出现率平均为 79%，波幅为 M 波的 5%～10%，近端神经传导速度的测量公式为：

$$F-wCV = 2D/（F-M-1）$$

D 为刺激点到棘突的距离，F 为 F 波潜伏时，M 为 M 波潜伏时，1 毫秒是冲动在脊髓前角细胞传导的时间。

**3.F波的临床应用**　常见的有：①了解该神经近髓段神经传导状况，对于神经根或神经丛病变起到诊断作用；②测定F波出现的频率，了解神经元池的兴奋性，用于评定肌肉痉挛程度的测定。

### （二）H反射

H反射（hoffman reflex，HR）是用电刺激胫神经，引出它所支配的腓肠肌收缩。H反射在成人仅能在胫神经上引出，它也是反映周围神经近髓段的功能状态。

**1.检查方法**　让患者俯卧位，两腿伸直，使小腿充分放松，记录电极放在腓肠肌内侧头和外侧头之间，参考电极放在距记录电极远端3～4 cm，地线放在记录电极和刺激电极之间。在腘窝处刺激胫神经，阴极朝向近端，从较小的刺激强度开始，逐渐增加刺激量。

**2.H反射的观察**　在一定刺激强度时H反射能恒定引出，随着刺激强度的增加，H反射波幅开始渐增而后渐减，最强或超强刺激时H反射反而消失，而运动单位M波波幅不断增高以至最大（图6-20）。H反射的正常值和身高有关，但潜伏时一般不超过35毫秒，通常要两侧对比，而且两侧刺激点到记录点的距离要相等。

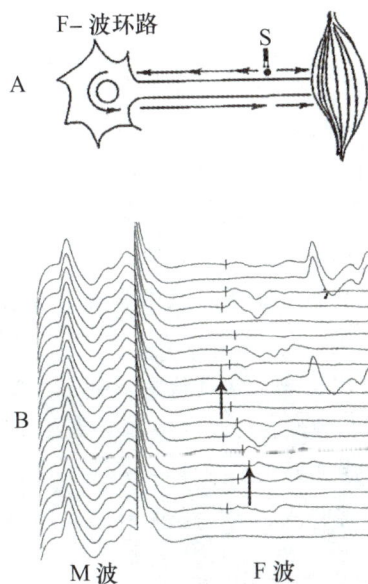

图6-19　F波的测定

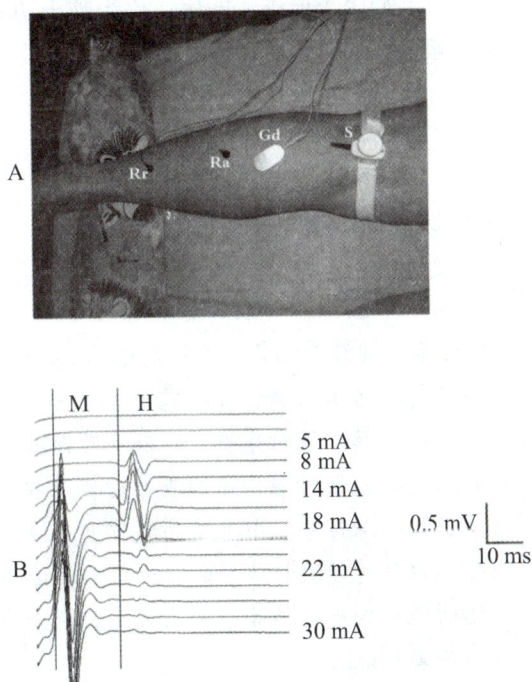

图6-20　H反射的测定

**3.H反射的临床应用**　常见的有：①在近端胫神经病、坐骨神经病、腰骶神经丛病、S神经根病变时，都可以出现H反射潜伏时延长或消失；②了解神经元池兴奋性；③感觉神经有损害时，H反射消失。

### （三）瞬目反射

瞬目反射（blink reflex.BR）是由于面部叩打、光、音、角膜触觉等刺激而诱发引起的防御反射，起着保护眼球的重要作用。

临床上瞬目反射的传入神经是三叉神经，传出神经是面神经。瞬目反射包含两个成分，即早发反应 R1 和迟发反应 R2。当刺激同侧三叉神经眶上支时，仅在刺激眼可以记录到 R1 波，而 R2 波在两眼都可记录到。

**1. 检查方法**　患者仰卧，眼睛睁开或轻微关闭。电极记录放在双侧眼轮匝肌下缘瞳孔下方，参考电极置于外眦，地线放前额中央。刺激一侧眶上神经，用超强刺激，但要注意刺激强度不要太大，以免引起刺激伪迹。一般重复刺激几次，选择波形稳定，重复性好的波形来测量 R1、R2 最短潜伏时。

**2. 瞬目反射的观察**　R1 的正常值在 13 毫秒左右，左右侧间差为 1~1.2 毫秒；R2 在 40 毫秒以内，两侧间差不超过 5 毫秒。

**3. 瞬目反射的临床应用**　常见的有：①三叉神经损害时病侧诱发的所有成分潜伏时均延长或消失；②面神经损害时，任一侧刺激时损伤侧 R1 波及 R2 波均延长或消失，中枢损害时则可出现多种情况；③能确切诊断颞骨内段轻度面神经麻痹。该法同听觉脑干诱发反应（ABR）检查法同样，作为脑干功能的客观检查法而被广泛应用于临床；④对面神经麻痹的诊断，具有其他检查法所不具备的特征。

- - - - - - - - - - - - - - - - - - - - - - - - - - - - - - - - - - - - - - - - - - - - - - - - - - -

### 【案例分析】

结论：右腰骶丛神经不完全性损害。

支持证据：右股神经运动传导未引出波形，右腓浅神经感觉传导未引出波形，F 波未见异常。右腰骶丛神经所支配肌肉（股四头肌、髂腰肌、臀中肌、大收肌、胫前肌）针 EMG 示失神经支配表现（自发电位、MUP 时限增宽、募集电位减少或缺失）。

该患者还可加做隐神经感觉传导，可代表股神经感觉纤维。如果结果异常就更加支持股四头肌、髂腰肌的异常为神经节后损害所致。

同时还要在做神经传导检查的时候还要注意，双侧对比检查。常规检查双侧胫、腓神经感觉和运动传导。由于该病例需重点检查股神经和闭孔神经，所以股神经传导必查。结果显示右股神经运动传导未引出波形，这与右屈髋、伸膝肌力显著下降一致。

右腓浅神经感觉传导未引出波形，符合脊神经节后损害特点，考虑坐骨神经－腓神经通路损害可能。

## ▌任务四　诱发电位

**案例导入**

　　患者男，20岁，因"渐进性右上肢乏力4个月余"来诊。4个月前无明显诱因出现右上肢乏力，由右上臂渐向手发展，伴肌萎缩。否认颈部或上肢疼痛，否认其他肢体异常，否认肢体麻木，否认言语或吞咽异常。大小便如常。

　　查体：右第1骨间肌萎缩。深浅感觉、肌张力未见异常。双上肢近端肌力对称5级，右屈肘、伸肘4级，右腕背伸4级，右分指、并指力量明显下降，右握拳力量下降。左肱三头肌腱反射正常引出，余双上肢健反射均未引出。双下肢腱反射对称正常引出。病理征阴性。常规颈椎MRI：矢状位可见C4～C6水平脊髓变细。

　　**思　　考**

　　1.该病人是什么病？

　　2.请结合你所学的知识给病人进行指导训练。

### 一、概述

　　诱发电位指在神经系统某特定部位给予适宜的刺激，导致中枢神经系统在感受内在或外部刺激过程中产生的电位变化。临床上常用的诱发电位有躯体感觉诱发电位、脑干听觉诱发电位和视觉诱发电位、运动诱发电位。

#### （一）躯体感觉诱发电位

　　躯体感觉诱发电位也称为躯体感觉诱发电位（somatosensory evoked potentials，SEP），临床上最常用的是短潜伏时躯体感觉诱发电位，简称SLSEP，特点是波形稳定、无适应性和不受睡眠和麻醉药的影响。刺激阈值一般用感觉阈以上，运动阈以下，主要反映躯体神经通路的功能状态。

　　SLSEP的临床应用：

　　1. 周围神经病　主要用于：①臂丛神经损伤的鉴别诊断，协助判断损伤部位是在节前或节后；②协助颈或腰骶神经根病的诊断；③间接测算病损周围神经的感觉传导速度。

　　2. 脊髓病变　对脊髓外伤有辅助诊断意义，可判断损伤程度、范围和预后。

　　3. 脑干、丘脑和大脑半球病变　取决于病损部位及是否累及SLSEP通路。

　　4. 中枢脱髓鞘病（MS）　SLSEP的异常率为71.7%，下肢体感通路异常率较上肢的高。

　　5. 昏迷　昏迷预后的评估及脑死亡诊断。

　　6. 脊柱和脊髓部位手术　术后监护、颅后窝手术监护。

### （二）脑干听觉诱发电位

脑干听觉诱发电位（brainstem auditory evoked potentials，BAEP）是利用短声刺激双耳，在头颅表面记录到听神经至脑干的电活动。主要反映听神经和脑干部分听传导功能。

BAEP 的临床应用：

1. 脑桥小脑角肿瘤　是诊断该病最重要的辅助手段。

2. 中枢脱髓鞘病　BAEP 有助于多发性硬化的早期诊断。

3. 脑干血管病　BAEP 可动态观察脑干受累情况，有助于判断疗效及预后。

4. 电反应测听方法　应用于临床听力学，客观评价听觉检查不合作者、婴幼儿和癔症患者的听觉功能。

5. 颅脑外伤　BAEP 的动态观察有助于预后的推断，判断意识障碍患者的转归、脑死亡的诊断都有重要意义，BAEP 还可用于颅后窝手术的监护。

### （三）视觉诱发电位

视觉诱发电位（visual evoked potentials，VEP）也称皮质视觉诱发电位，是视觉刺激在头皮枕部记录的视觉冲动，经外侧膝状体投射到枕叶距状裂后部与枕后极的电活动，主要反映视网膜视神经通路和视皮质功能状态。

VEP 的临床应用如下：

1. 视神经的潜在疾病　发现其病灶是 VEP 最有价值之处。

2. 多发性硬化　VEP 对其诊断也很有意义。

### （四）运动诱发电位

运动诱发电位（motor evoked potentials，MEP）是应用电或磁刺激皮质运动区或脊髓，产生的兴奋通过下行传导通路使脊髓前角细胞或周围神经运动纤维兴奋，在相应肌肉表面记录到电活动。常用的刺激有电刺激及磁刺激，因为磁刺激比较安全、无疼痛、可重复性，而且操作简单，近年来被广泛应用于临床。

MEP 的临床应用：

1. 脑损伤后　运动功能的评估及预后的判断。

2. 多发性硬化及运动神经元病协助诊断这些疾病。

3. 脊髓型颈椎病　可客观评价运动功能和锥体束损害程度。

## 二、常用的检查方法

### （一）躯体感觉诱发电位

躯体感觉诱发电位是将表面电极置于周围神经干，在感觉传入通路的不同水平及头皮相应的投射部位记录其诱发电反应。常用的刺激部位在上肢正中神经及下肢的胫后神经。

### （二）脑干听觉诱发电位

脑干听觉诱发电位用声音刺激单耳或双耳，然后记录诱发电反应。

### （三）视觉诱发电位

视觉诱发电位通过光刺激单眼或双眼，在枕部记录诱发电反应。

### （四）运动诱发电位

运动诱发电位在电磁屏蔽室进行，用电磁刺激相应脑区记录电极放置于拇短展肌、胫前肌等肌肉表面，记录运动诱发电反应。一般在肌肉放松状态下记录。某些患者松弛状态下引不出电位，可采用随意收缩激发出电位来检查。对于癫痫及脑出血患者应慎用磁刺激。

## 三、常用的检查内容

### （一）躯体感觉诱发电位

#### 1. 正中神经

检查方法：上肢记录部位是 Erb 点、C7 棘突及头部相应的感觉区（图 6-21）；刺激量以拇指初见收缩为宜，通常为感觉阈值的 3～4 倍，刺激频率 1～5Hz，叠加次数 50～200 次，直至波形稳定光滑为止。每侧测定 2 次，观察重复性及可信性。波形命名为极性 + 潜伏时（波峰向下为 P，向上为 N）。

波形及正常值：上肢正中神经刺激，诱发 SLSEP，记录的主要电位有 N9、N13、N20（图 6-21）。正常值范围通常在均值 +2.5～3SD 以内。

异常标准：主要变化有：①波形消失或低平；②各波潜伏时和峰间期延长；③两侧潜伏时差明显增大。

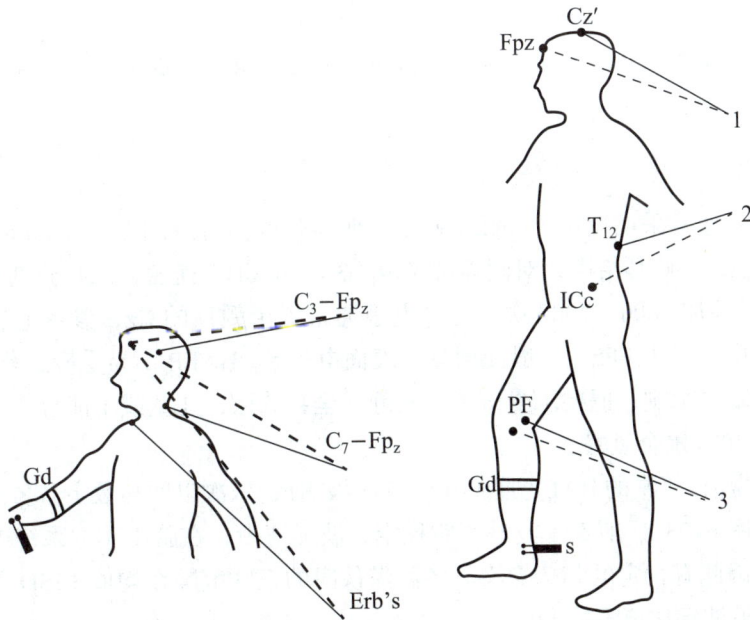

图 6-21　四肢体感诱发电位导联图

### 2. 胫后神经

检查方法：下肢的记录部位是腘窝点、T12 及头部相应的感觉区。刺激量以小趾肌初见收缩为宜，通常为感觉阈值的 3～4 倍，刺激频率 1～5 Hz，叠加次数 50～200 次，直至波形稳定光滑为止。每侧测定 2 次，观察重复性及可信性。波形命名为极性＋潜伏时（波峰向下为 P，向上为 N）。

波形及正常值：下肢胫神经刺激，记录的主要电位有 N17、N21、P40（图 6-22）。正常值范围通常在均值 +2.5～3SD 以内。

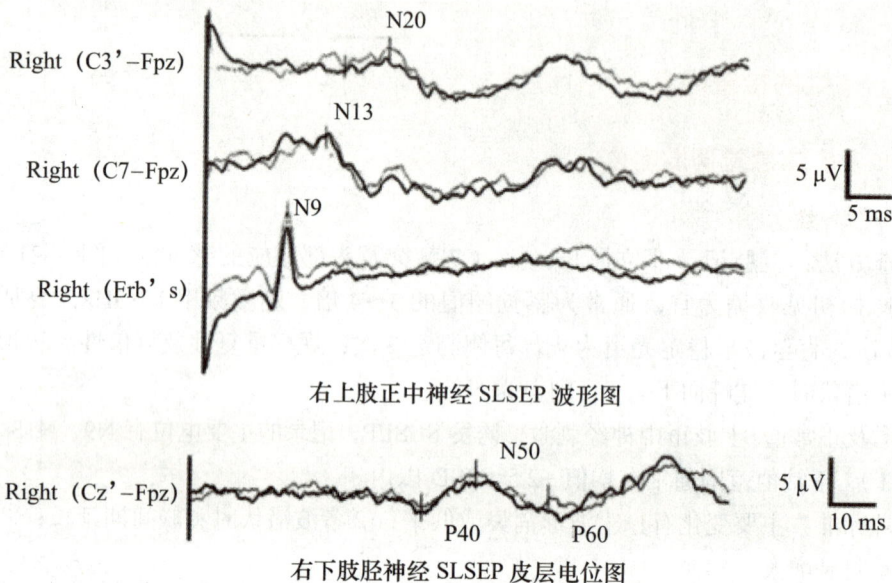

Right（C3'-Fpz）    N20

Right（C7-Fpz）    N13    5 μV   5 ms

Right（Erb's）    N9

右上肢正中神经 SLSEP 波形图

Right（Cz'-Fpz）    N50    5 μV   10 ms

P40    P60

右下肢胫神经 SLSEP 皮层电位图

**图 6-22　下肢体感诱发电位导联图**

异常标准：主要变化有：①波形消失或低平；②各波潜伏时和峰间期延长；③两侧潜伏时差明显增大。

### （二）脑干听觉诱发电位

检查方法：通常采用短声（click）刺激，刺激强度为短声阈上 50～60 dBSL，刺激频率 10～15 Hz，单侧耳给声，对侧耳被噪声（30～40 dB）掩盖，双耳分别测试，分析时间 10 毫秒，叠加 1000～2000 次。记录电极通常置于颅顶的 Cz，参考电极置于耳垂或乳突，接地电极置于 FPz。一般使用盘形表面电极 S。BAEP 不易受麻醉药、镇静药、意识状态及睡眠等影响，但要求受试者要安静，全身放松，儿童或不能合作者，检查前可口服适量的 10% 水合氯醛。

波形及正常值：正常的 BAEP 通常由 5～7 个波组成，依次以罗马数字命名为 Ⅰ、Ⅱ、Ⅳ、Ⅴ、Ⅵ、Ⅶ（图 6-23），前 5 个波潜伏时稳定，波形清晰，在脑干听觉系统中有特定的神经发生源，因此有肯定的临床意义。各波潜伏时的正常范围在均值 +3SD 以内，Ⅴ 波波幅最高，Ⅵ 波波幅比值不能 <0.5。

异常标准：主要变化有：①波形异常；Ⅰ波、Ⅲ波和Ⅴ波缺失或波形分化差难以辨认；

②PL 及 IPL 超过正常均值 +3SD；③两耳潜伏时之差（PL 和 IPL）即侧间差（LD）超过 0.4 毫秒；④波幅 V/Ⅰ值 <0.5。

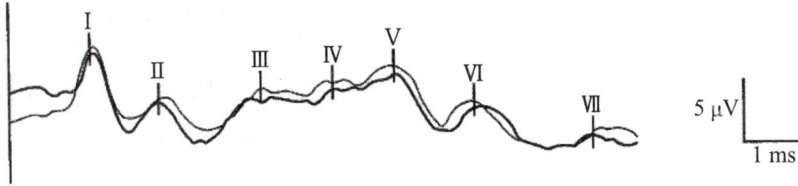

图 6-23　正常人脑干诱发电位波形图

### （三）视觉诱发电位

检查方法：在光线较暗的条件下检测，刺激形式为黑白棋盘格模式翻转刺激，刺激要求受试者眼与屏幕距离 70～100 cm，一只眼用眼罩严密遮盖，另一眼注视屏幕中心标记，两眼分别测试，每侧重复测定 2 次。刺激模式采用全视野、半视野、1/4 视野黑白棋盘格翻转，刺激频率为 2 Hz，分析时间 300 毫秒，叠加 200 次。记录电极置于枕骨粗隆上 5 cm 的中线 $O_z$ 和此点向左右旁开 5 cm 分别为 $O_1$、$O_2$，参考电极置于前额 Fz。

波形分析及正常值：PRVEP 主要波形成分有 N75、P100 和 N145，简称 NPN 复合波，正常情况下部分 N75 难以辨认，N145 潜伏时及波幅变异大，P100 潜伏时最稳定而且波幅最高，是 PRVEP 唯一可靠的成分（图 6-24）。P100 潜伏时的正常值范围通常为均值 +3SD 以内。

异常标准：主要变化有：①P100 潜伏时延长 > 均值 +3SD；②两眼潜伏时侧间差 > 10 毫秒以上；③波幅 <3 μV 或波形消失。

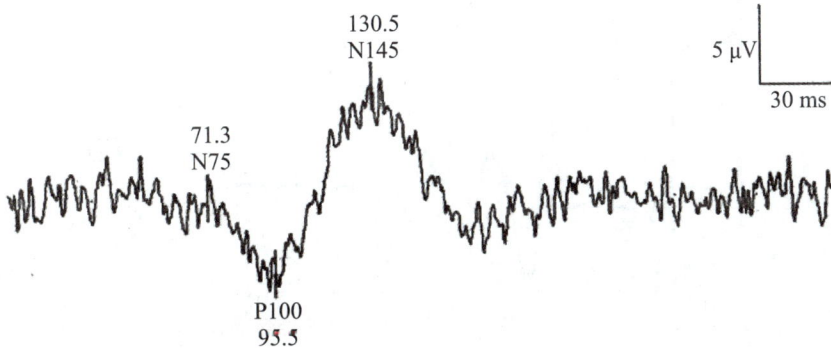

图 6-24　正常人视觉诱发电位波形图

### （四）运动诱发电位

检查方法：上肢刺激部位通常是大脑皮质相应运动区、C7 棘突、Erb 点，常用的记录部位为拇短展肌；下肢刺激部位为大脑皮质运动区及 L4，常用的记录部位为胫前肌。采用磁刺激器为圆形刺激线圈。皮质刺激强度为最大输出的 80%～90%，神经根刺激强度为 70%～80%。

波形分析及正常值：混合肌肉动作电位的起始潜伏时和波幅是两项主要测量指标

（图 6-25）。将刺激大脑皮质的反应潜伏时减去刺激颈或腰部的反应潜伏时，差值称为中枢运动传导时（简称 CMCT），代表上、下肢皮质脊髓束（锥体束）的传导时间，这是运动诱发电位检查的一个重要诊断参数。各段潜伏时及中枢运动传导时的正常值范围是均值 + 2.5SD。

异常标准：主要变化有：①反应波峡失或反应阈值增高；②各波潜伏时明显延长，伴有或不伴有波形离散；③中枢运动传导时延长；④双侧潜伏时侧间差延长；⑤双侧波幅比值有明显差异。

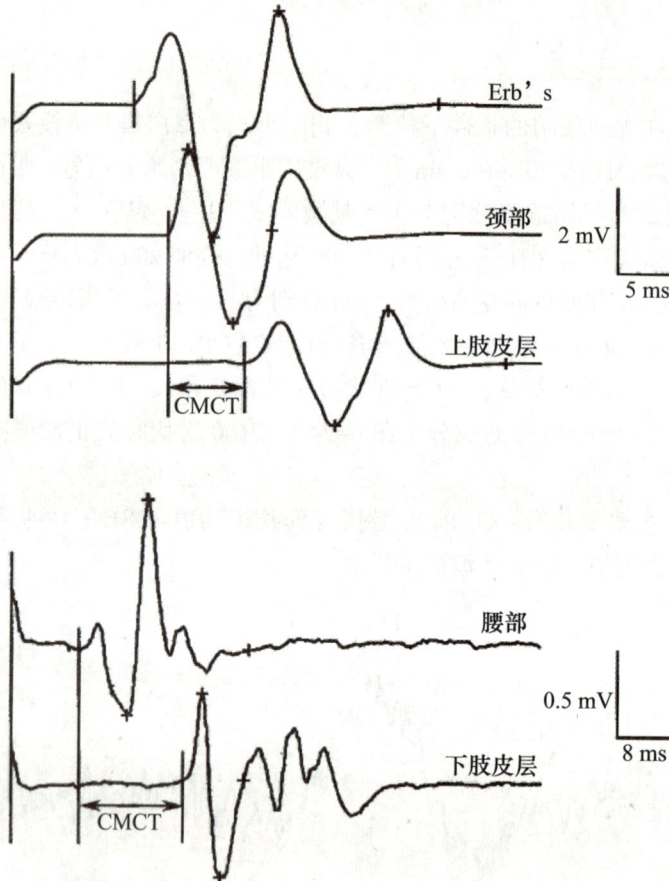

图 6-25　正常人磁刺激运动诱发电位波形图

【案例分析】

双上肢神经源性损害（右 C5～C8、左 C5 水平，考虑根或前角损害可能性大）。

支持证据：双上肢神经运动、感觉传导未见异常；双正中神经 F 波出现率降低。右 C5～C8、左 C5 水平所支配肌肉（三角肌、肱二头肌、伸指总肌、第 I 骨间肌）针 ENG

示失神经支配表现（自发电位、MUP 时限增宽、募集电位减少）。提示右 C5～C8、左 C5 水平脊神经节前损害可能性大。

## 任务五　表面肌电图

**案例导入**

男性，23 岁，因"左小腿变细伴酸胀乏力两年"来诊。患者两年前无意中发现左小腿较对侧细，后逐渐出现左单腿站立时提踵不能，长距离步行后出现左膝、左小腿酸痛，休息后好转。去年 5 月于查肌电图示：左下肢神经源性损害（S1 水平，符合根性损害表现）。后至医院神经内科就诊，予营养神经治疗，酸痛感好转减轻，但无力症状未有好转。现再次来诊。否认其他肢体异常，否认病程中腰痛或腰部向左足放射痛。否认外伤史。

查体：左内踝处针刺觉轻度下降。左小腿三头肌、左股四头肌较对侧欠饱满。左下肢 MMT：屈髋 5 级，屈膝 4 级，踝背伸 5 级，拇趾背伸 5 级，提踵 2 级。左侧单腿提踵不能。双膝腱反射对称正常引出，右跟腱反射正常引出，左跟腱反射未引出。左直腿抬高试验阳性。

辅检：胸、腰椎 MRI 平扫：S1～2 平面骶管内占位，病灶部分突出椎管外，含脂肪及实质成分错构瘤可能。脊髓栓系综合征。建议以 S1、2 为中心，CT 扫描＋三维重建观察骨质情况。胸椎未见明显异常。

思　考

本病例的结果是什么？该病例还有什么不足之处？

表面肌电图（surface electromyography，sEMG）也称动态肌电图或运动肌电图，是用表面电极采集肌肉活动产生的电活动的图形。或者说是，肌肉兴奋时所产生的电变化，利用表面电极加以引导、放大、记录后所得的图形，经计算机处理为具有对肌肉功能状态特异和敏感的客观量化指标，用于评价神经肌肉活动。表面肌电信号活动的变化在很大程度上能够定量反映肌肉活动的局部疲劳程度、肌力水平、肌肉激活模式、运动单位兴奋传导速度、多肌群协调性等肌肉活动和中枢控制特征的变化规律。同时，它不需要刺入皮肤就可以获得肌肉活动信号，提供了安全、简便、无创、无痛的检测手段，因而对于康复医学临床和基础研究等具有重要的学术价值和应用意义（图 6-26）。

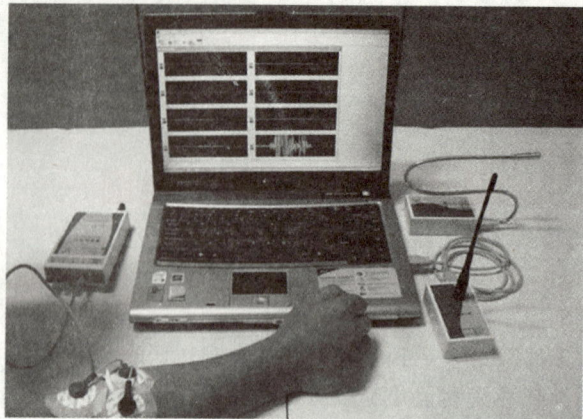

图 6-26　表面肌电图测量

## 一、操作流程

### （一）准备阶段

根据待测者实际情况，选择表面肌电传感器，粘贴到待测部位。打开配套电脑，启动表面肌电图配套软件，电脑可通过蓝牙适配器或连接线连接表面肌电图仪。

**1. 待测部位**　由于活动或功能性运动通常由肌群完成，但 sEMG 检查时并非能够评定肌群所有的肌肉，一般选择肌群中有代表性的肌肉或是原动肌。

**2. 表面电极的选择和放置**

（1）电极大小：根据肌肉的大小与电极间的间隔距离选择，通常大肌肉用大电极。

（2）电极位置：①一般采用施加适当阻力时观察有否 EMG 反应的方法，确定需要检查的肌肉；②电极置于神经分布区域中心与肌腱之间的中点，若受试者可自主收缩，可把电极置于肌腹，电极需沿着肌腹方向；③用运动点的电刺激确定最佳电极放置点；④用体表标志和测量到标准应用点间距离的方法确定放置点。地线电极应靠近记录电极，且为身体同侧。

（3）电极之间的距离：推荐电极中心之间的间距为 2～10 mm。

**3. 噪声和伪迹的解决**　选择信噪比较高的放大器，以便降低噪声和与电路内在噪声有关的伪迹。

**4. 参数设置**　设置通道开启、通道名称、通道灵敏度、通道置零、采样率、励磁输出、0 位数值、满位数值、单位、重置配件名称、存储方式及转接盒处设置存储位置等。

**5. 归零**　测试位置与姿势调整，进行通道归零操作。可通过软件模拟通道设置界面或使用转接盒操作归零。

### （二）肌电测量

sEMG 信号形成于众多运动单位的生物电活动在时间和空间上的总和，主要是浅层肌肉的肌电信号和神经干上电活动的综合效应，需经计算机处理才能用来定量分析。

肌电测量有两种方式，即联机的即时测量方式和采用记忆卡的无线遥控的脱机方式。

前者肌电信号采集与信号处理及屏幕显示同步进行、便于调节肌肉收缩强度、运动方式及标记等；后者可在各种姿势、体位及运动中测量，不受环境限制。

### （三）分析及有关指标

sEMG 的肌电信号有 4 种表现形式：原始 sEMG、处理过的 sEMG、频率谱分析和概率波幅直方图。原始 sEMG 是最常用的几种方式，它的峰－峰值表示波朝或收缩强度的大小。原始 sEMG 可以通过计算转化为处理过的 sEMG、频率谱分析和概率波幅直方图。原始 sEMG 信号峰－峰值与时间的曲线图就是平均曲线图。将肌电信号的频率进行分析，得到频率谱分析。所检查肌肉的最大峰－峰值用矩形图表示，就是概率波幅直方图。

sEMG 分析的主要指标：

**1. 时域分析** 是将肌电信号看作时间的函数，用来刻画时间序列信号的振幅特征，主要指标有：

（1）肌电图积分值（IEMG），反应肌电信号随时间强弱变化，用于分析肌肉在单位时间内的收缩特性。

（2）肌电图波幅平均值（AEMG），反映肌肉电信号的强度以及参与的运动单位数目。

（3）肌电图波幅均方根值（RMS），在一定时间内反映表面肌电信号振幅的变化特征，它直接与电功率相关联，更加具有直接的物理意义。

应用时域分析可间接推断肌肉力量的大小。sEMG 可间接反映肌力的大小，但应考虑肌肉的长度、收缩的形式等因素。

**2. 频域分析的主要指标** 中位频率（median frequency，MF）、平均功率频率（mean power frequency，MPF）、过零率（zero cross rate，ZCR）、波幅等。

### （四）注意事项

装有心脏起搏器等置入性医疗仪器者禁用。

## 二、表面肌电图的功能分析

### （一）运动过程中肌电变化的一般规律

运动时，首先增加的是运动单位的放电频率，表现出肌电频谱高移。随着肌肉力量的逐渐增大，募集的运动单位数量增加，表现为肌电频谱继续高移，同时波幅增加。如果力量继续加大，则出现运动单位电位的重叠，波幅进步增大，但是频率的增加趋缓或者停止。当运动至疲劳时，肌纤维兴奋传导速度减低，但波幅值的变化不大。

### （二）表面肌电图评价肌肉疲劳的方法

评价的指标主要有时域分析、频域分析、小波分析等。

**1. 时域** 在时间维度上反映肌电曲线变化特征的评价指标，主要有 IEMG、AEMG、RMS 等。其中 IEMG 是评价疲劳的重要手段。AEMG 可用于对耐力素质的评价。RMS

虽不能反映肌电信号的细节变化，但可通过比较不同时期的 RMS，确定疲劳发生的时间和疲劳的程度。

**2. 频域** 在表面肌电信号的检测与分析中具有重要的应用价值。与时域指标对比，频域指标有以下优势：

（1）在肌肉疲劳过程中均呈明显的直线递减型变化，变异小。

（2）曲线斜率不受皮下脂肪厚度和肢体围度的影响。

（3）斜率与负荷持续时间明显相关。

**3. 幅频联合分析** 幅频联合分析可同时对 sEMG 信号振幅和频谱变化加以综合考虑，能有效辨别肌力增加与疲劳状态导致的肌电信号变化的类似现象。

**4. 小波分析法** 时频分析是近年来发展起来的研究非平稳信号的一种有效方法。针对肌电信号的非平稳特征，小波变换方法是一种有效、稳定的特征提取方法，能同时提供关于信号时域和频域的两方面信息，将原始信号依然按照时间的对应关系分解到不同频带上或对信号进行不同的精度表达，为非平稳生理信号的分析提供了新的手段。

**5. 分形分析** 分形理论是考察非线性生物信号的一个有效途径，而肌电信号具备非线性分形的规律。该参数是描述肌肉疲劳状态的新的量化特征。

### 三、表面肌电图在康复医学中的应用

在运动治疗学方面，肌电图被用于观察各种不同肌肉收缩的生理变化、间接的评定肌力、客观的评定肌肉的疲劳程度；在康复医学中用于评定肌力、肌张力、平衡性、步态等等，同时也用于指导康复训练的开展。

#### （一）神经肌肉功能评估及指导康复训练

评定的内容有：①通过测定肌电图，了解颈肩腰腿痛患者的肌肉功能障碍、疼痛等严重程度；②了解脑卒中患者偏瘫侧肢体的运动模式，记录肌张力增高或者减退的情况；③通过测定肌电图，作为康复训练前、后疗效对比及随访的评估方法，从而根据检查数据来调整下一步的治疗方案。

#### （二）肌电生物反馈治疗

主要作用：①将肌电信号引出放大，将图像信号及声音信号反馈给受试者，实现双信号的反馈治疗，增强训练效果。可用于治疗肌肉松弛性的反馈治疗，治疗偏头痛、失眠症、肌痉挛等；②可用于肌肉兴奋性反馈训练，对提高患者肌力有很大帮助；③可用特殊电极，检测训练盆底肌肌肉，用于防治尿失禁、子宫脱垂及痔疮等。

#### （三）sEMG 与其他先进的康复测试和训练仪器结合

可用于步态分析及平衡功能的评定，协助诊断以及矫正异常步态。

#### （四）表面肌电图的优缺点

sEMG 的优点是记录大面积范围的肌电信号，无痛，不侵入皮肤，为临床提供了一

种安全、简单、无创的肌肉功能状态的检查手段。它可以对所查肌肉进行工作情况、工作效率的量化，指导患者进行神经、肌肉功能训练；缺点是不能够记录深部肌肉的电活动，不能够保证所记录的仅仅是电极下肌肉的电活动，无法直接量化肌肉收缩所产生的力量大小。

## 【案例分析】

左下肢神经源性损害（S1 节段，符合根性损害表现）。

支持证据：左胫神经运动传导波幅降低，感觉传导未见异常，F 波未见异常，左胫神经 H 反射未引出波形。左 S1 节段所支配肌肉（腓肠肌），针 EMG 示失神经支配表现（自发电位、募集电位减少），考虑 S1 脊神经节前损害可能性大。

本病例不足之处在于该患者屈膝肌已经出现异常，所以针肌电图应该检查半腱肌 / 半膜肌、股二头肌。在胫前肌针 EMG 未见异常的情况下，检查 L5 神经根损害容易出现异常的其他肌肉，这样有助于定位，故应检查半腱肌 / 半膜肌。另外，在已有腓肠肌出现异常初步定位于 S1 神经根时，查臀大肌未见异常，可以再检查股二头肌。

对于此例电生理结论的解读，有人会理解成该椎管内病变仅累及 S1 水平运动纤维，这是欠妥的。由于常规电生理检查并不能检测脊神经后根有无病变，所以结论没有提示感觉神经病变，并不代表脊神经后根没有病变。从患者的症状、体征来看，很可能感觉纤维的椎管内部分是存在病变的，此时要结合临床。

另外，针肌电图的常规检查并不能很好地涵盖 L2 ～ L3、S2 及以下节段的神经功能，所以虽然结论提示 S1 水平损害，不能简单认为上述其他节段没有损害。

## 学习检测

### 一、选择题

1. 男性，7 岁，右臀部肌内注射青霉素后，右足下垂 1 个月。查体：跛行，右胫骨前肌肌力 0 级，推测肌电图检查可能出现的典型表现为（　　　　）。

A. 插入电位减弱　　　　　　　　　B. 运动单位电位延长

C. 束颤电位　　　　　　　　　　　D. 纤颤电位

E. 长时限运动单位电位

2. 50 Hz 干扰产生伪迹主要原因不包括（　　　　）。

A. 经皮神经电刺激　　　　　　　　B. 灯光调光器开关

C. 透热疗法　　　　　　　　　　　D. 电灯

E. 电扇

3.指总伸肌的神经支配是（      ）。

A.尺神经                          B.正中神经

C.肌皮神经                        D.坐骨神经

E.桡神经

4.表面电极大小的选择方法为（      ）。

A.根据肌肉的大小，不考虑电极间的间隔距离

B.根据电极间的间隔距离，不考虑肌肉的大小

C.根据肌肉的大小与电极间的间隔距离

D.不考虑肌肉的大小与电极间的间隔距离

E.以上均不正确

5.表面肌电图电极位置于（      ）。

A.置于神经分布区域中心与肌腱之间的中点

B.电极置于肌腱之处，电极需沿着肌腱方向

C.放置在骨性突起处

D.放置于凹陷处

E.以上均不正确

6.表面肌电图电极之间的距离为（      ）。

A.电极中心之间的间距为 15 mm        B.电极中心之间的间距为 12 mm

C.电极中心之间的间距为 8 mm         D.电极中心之间的间距为 1 mm

E.以上均不正确

7.神经传导兴奋的速度为（      ）。

A.速度均是一致的                  B.直径大、有髓的神经纤维速度快

C.直径大、有髓的神经纤维速度慢      D.直径小、无髓的神经纤维传导速度快

E.以上均不正确

8.F 波的测定及计算方法的参数不包括（      ）。

A.最短潜伏时                      B.平均潜伏时

C.波幅                            D.出现率

E.以上均不正确

## 二、简答题

简述表面肌电图的优缺点。

# 项目七
## 心肺功能评定

学习目标

1. 掌握代谢当量的定义；心功能评定分级；心电运动试验的应用范畴和注意事项；呼吸功能评定分级。

2. 熟悉代谢当量的应用；心电运动试验的分类与结果分析；肺通气功能测定。

3. 了解心电运动试验的适应证、禁忌证；基本肺容积和肺容量测定。

在对患者进行心肺功能康复治疗前，首先应明确患者的心肺功能状况，对患者心肺功能做出客观、准确的评定，才能制订适合患者的康复治疗方案。同时，在康复治疗过程中，为监测治疗效果，需反复进行心肺功能评定。

## 任务一　心脏功能评定

**案例导入** ◆

　　黄某，男，52岁，个体经营者。以"清晨心前区不适，常规心电图检查无异常"为主诉来进行活动平板试验，明确是否患有冠心病心肌缺血。运动前患者心电图无异常，血压 153/95 mmHg。运动中运动至 2 级时（运动时间约 6 分钟），心电图出现下壁、前侧壁 J 点下移，患者自觉心前区轻度不适，血压 177/78 mmHg。运动至 3 级时（约 9 分钟）后，心电图显示：下壁、前侧壁 ST 段持续性压低约 0.2 mv，患者出现心前区不适症状。运动至 4 级时，ST 段持续性压低，血压 210/82 mmHg，运动中，收缩压增高，舒张压降低，脉压差增大。中止运动，休息一分钟后，症状稍缓解，心电图 ST 段压低较前减轻，血压 212/86 mmHg。休息 5 分钟后，心电图示：下壁、前侧壁 ST 段压低约 0.1 mv，患者症状缓解，血压 189/98 mmHg。

**思　考** ......

　　1. 请为黄某进行活动平板试验；

　　2. 运动试验诊断结果是什么？提示什么？

　　心脏功能评定对心脏病的诊断、治疗、康复及判断预后具有重要意义。狭义的心脏功能是指心脏的机械功能，即收缩和舒张功能，心脏的主要功能是泵血，是推动血液循环的动力器官，泵血量是衡量心脏泵血功能的基本指标。广义的心脏功能包括机械功能、电生理功能及神经内分泌功能。

### 一、常用方法

　　心脏功能评定方法很多，有传统的询问病史、体格检查、分级标准，还可以借助仪器、设备进行测定。本节重点介绍心功能分级与心电运动试验。

#### （一）病史

　　详细询问心脏病患者的患病及诊疗经过、目前状况、相关病史、心理－社会状况及生活史。

#### （二）体格检查

　　心脏的体格检查对于初步判断有无心脏病以及疾病的病因、性质、部位及严重程度有重要意义。检查者按视、触、叩、听顺序进行。血管检查也是心血管检查的重要部分。重点检查有无颈静脉怒张、心脏扩大、奔马律、心脏杂音等。

### （三）心脏超声

超声心动图检查无创且可反复，不仅能直接观察心脏与大血管结构，还能推算心脏泵血功能、收缩及舒张功能。泵血功能常用测定指标为：

1. 左心室每搏排血量（SV）和心排血量（CO）　应用超声测量出的心脏内径等数据推算出 SV 和 CO。

2. 射血分数（EF）　即每搏输出量占左心室舒张末期容量的百分比，反映左心室的排血效率。EF 的变化可反应心肌收缩力的变化，一般认为其正常值为 67%±8%，低于 50% 考虑异常，40%～50% 为轻度降低，30%～40% 为中度降低，低于 30% 为重度降低。

### （四）心电图（ECG）

心电图是反映心脏兴奋的电活动过程的客观指标，是诊断心律失常和畸形心肌梗死的重要手段，还可用于电解质紊乱、房室肥大的判断。在临床应用中需结合临床资料和其他各项指标综合分析作为心电图诊断。

### （五）动态心电图（DCG）

又称为 Holter 心电图，能记录患者连续 24 小时甚至更长时间内日常活动或工作状态下的心电信号。在康复医疗中，DCG 可检查出症状性和无症状性心肌缺血、以冠张动脉痉挛为主的心肌缺血，还可用于心肌缺血和心律失常用药后的效果评价。

### （六）6 分钟步行试验（6MWT）

6MWT 要求患者在走廊里尽可能快的行走，测定其 6 分钟的步行距离：<150 m 为重度心衰；150～450 m 为中度心衰；450～550 m 为轻度心衰。6MWT 的结果可用于评定患者的心脏储备功能，还可用于用药和康复治疗后的效果评价。

### （七）心导管检查

1. 左心室造影　对心室的节段性运动异常进行定量和定性的分析。

2. 放射性核素检查　主要用于评价心肌缺血的范围和严重程度，了解冠脉血流和侧支循环情况，检查存活心肌等。

### （八）心功能的评估

1. 心功能分级　心力衰竭的严重程度常采用美国纽约心脏病协会（NYHA）于 1928 年制定的心功能分级方法，见表 7-1。这种分级方法是目前最常用的分级方法，其简单易行，临床应用最广，但因为仅凭患者的主观感受进行评定，存在其结果与客观检查不符的缺点。1994 年，美国心脏学会（AHA）对 NYHA 心功能分级进行补充，根据 ECG、运动负荷试验、X-ray、心脏超声、放射学显像等客观检查结果进行第二类分级，见表 7-2。

表 7-1  NYHA 心功能分级

| 分级 | 分级标准 |
|------|----------|
| Ⅰ级 | 患者有心脏病，但日常活动量不受限制，一般体力活动不引起过度疲劳、心悸、气喘或心绞痛 |
| Ⅱ级 | 心脏病患者的体力活动轻度受限制。休息时无自觉症状，一般体力活动引起过度疲劳、心悸、气喘或心绞痛 |
| Ⅲ级 | 患者有心脏病，以致体力活动明显受限制。休息时无症状，但小于一般体力活动即可引起过度疲劳、心悸、气喘或心绞痛 |
| Ⅳ级 | 心脏病患者不能从事任何体力活动，休息状态下也出现心衰症状，体力活动后加重 |

表 7-2  AHA 心功能分级

| 分级 | 分级标准 |
|------|----------|
| A级 | 无心血管病的客观证据 |
| B级 | 有轻度心血管病的客观证据 |
| C级 | 有中度心血管病的客观证据 |
| D级 | 有重度心血管病的客观证据 |

2.心力衰竭分期  由美国心脏病学会及美国心脏协会（ACC/AHA）于 2001 年提出，该方法以客观检查发现为主要依据，揭示心衰发生发展的基本过程，利于指导临床康复治疗工作，见表 7-3。

表 7-3  ACC/AHA 心力衰竭分期

| 分期 | 分级标准 |
|------|----------|
| A期（前心衰阶段） | 患者存在高危因素，但目前尚无心脏结构或功能异常，也无心衰的症状体征 |
| B期（前临床心衰阶段） | 已发展成结构性心脏病，如左心室肥厚、无症状性心脏瓣膜病，但无症状体征 |
| C期（临床心衰阶段） | 已有结构性心脏病，且目前或既往有心衰症状体征 |
| D期（难治性终末期心衰阶段） | 有进行性结构性心脏病，虽经积极治疗，休息时仍有症状，因心衰反复住院，需要特殊治疗 |

3.代谢当量（MET）  量化心力衰竭患者的心功能分级标准 MET 是指单位时间内单位体重的耗氧量，以 mL/（kg·min）表示，1MET=3.5 mL/（kg·min），是康复医学中常用的运动强度指标，见表 7-4。

表 7-4  代谢当量量化心力衰竭患者的心功能分级标准

| 分级 | 代谢当量（METs） |
|------|------------------|
| Ⅰ级 | METs≥7 |
| Ⅱ级 | 5≤METs<7 |
| Ⅲ级 | 2≤METs<5 |
| Ⅳ级 | METs<2 |

### （九）心电运动试验

心电运动试验是通过观察患者运动时的各种临床表现（呼吸、脉搏、血压、心率及心电图变化等），判断其心、肺及骨骼肌等的储备功能和集体对运动的实际耐受能力，是心脏负荷试验中最常用的一种。

### 1. 应用范畴

（1）协助临床诊断：①早期冠心病的诊断，实验中发生心肌缺血的运动负荷降低，心肌耗氧量降低，ST段下移程度越大，患冠心病的可能性越大。②心律失常的鉴别，运动中诱发或加剧的心律失常常提示有器质性心脏病，应注意休息。康复治疗时应暂停运动或调整运动量。③呼吸困难或胸闷性质的鉴定，器质性疾病则在运动试验中诱发呼吸困难，并与相应的心血管异常表现一致。

（2）确定功能状态：①冠状动脉病变严重程度及预后的判断，运动中发生心肌缺血的运动负荷越低、心肌耗氧量越低、ST段下移程度越大，冠状动脉的病变越严重，预后越差。②心功能、体力和残疾程度的判定，运动能力过低可作为残疾判断依据，WHO标准残疾指标是最大METs<5。

（3）指导康复治疗：①判断患者运动的危险性，低水平运动试验中诱发心肌缺血、心绞痛、严重心律失常、心力衰竭等症状则提示运动的危险性大。②为制订运动方案提供依据，心功能与运动试验时的可耐受运动负荷呈正相关，因此，通过了解受试者可耐受的运动负荷，判断其心功能，可指导日常活动和工作强度，并指导制订运动方案，以确保康复治疗有效并安全。③协助患者选择必要的临床治疗方法。

（4）运动锻炼和康复治疗效果的判断：反复进行运动试验以判断运动锻炼和康复治疗的效果。

### 2. 适应证

符合上述应用范畴需求，同时病情稳定、无感染、无活动性疾病、无明显步态和骨骼关节异常、无精神异常且主观同意并配合检查者均为适应证。若患有下肢关节或肌肉病变，可用上肢运动进行试验。

### 3. 禁忌证平板仪

（1）绝对禁忌证：未控制的心力衰竭或急性心力衰竭、血流动力学不稳定的严重心律失常、不稳定型心绞痛、心肌梗死后非稳定期、急性心包炎、心肌炎、心内膜炎、严重未控制高血压、急性肺动脉栓塞或梗死、全身急性炎症、传染病、主动脉瘤、严重主动脉狭窄、血栓性脉管炎、心脏血栓、精神疾病发作期及严重神经症等。

（2）相对禁忌证：严重高血压（>200/120 mmHg）和肺动脉高压、中度瓣膜病变、中度心肌病、明显心动过速或过缓、中至重度主动脉瓣狭窄或严重阻塞型心肌病、心脏明显扩大、严重冠状动脉左主干狭窄、高度房室传导阻滞及窦房传导阻滞、严重肝肾疾病、严重贫血、未控制的糖尿病、未控制的甲亢、未控制的骨关节病、水电质紊乱、慢性感染、妊娠有并发症、病情稳定的心力衰竭、运动受限等。

### 4. 方式

（1）按使用设备分类：①平板运动试验：又称为跑台或踏板试验，让受试者在带有能自动调节坡度和转速的平板仪上步行，可做极量或亚极量分级运动试验。运动中需连续进行心电监测，间断记录心电图及测量血压，以保证安全。由于本试验参与肌群包括双下肢、躯干部及双臂，所以该试验在常用器械

平板仪

运动中患者运动中引起的心肌耗氧量最高。优点：接近日常活动生理状态，可逐步增加负荷量，易于提高运动强度，可直接用于监测、指导患者康复训练，诊断的特异性和敏感性高。缺点：肌肉活动及软组织弹性对心电图记录有一定干扰，平板运动噪音较大，需要空间较大。不能进行平板运动试验者可行6分钟步行试验。②踏车运动试验：为下肢用力试验，让受试者在功率自行车功量计上以等量递增负荷踏车，可做极量或亚极量分级运动试验。运动中连续监测心电图和血压。优点：无噪音，所需空间较小，干扰少。缺点：需要受试者主观配合，较累时不易保持稳定的活动量，每一阶段开始易形成等长运动。手摇功量计为上肢用力试验，原理与自行车功量计试验类似，适用于下肢功障碍但上肢运动功能基本正常者。上述两种类型试验由于运动量较大，有一定危险性，需由经验丰富的医护人员指导监测进行。③台阶试验：如二级梯运动试验，患者按年龄、体重、规定的走梯速度，受试者在节拍器指挥下来回在梯子上走动3分钟，然后立即测心电图和血压。优点：方法、设备简单，较安全。缺点：运动量较小，较难达到极量，因此结果可靠性偏低，目前应用较少。

（2）按终止试验的运动强度分类：①极量运动试验：运动强度逐级递增直到受试者感觉筋疲力尽，或心率、摄氧量在继续运动时不再增加为止，即达到生理极限。一般采用统计所得的各年龄组预计最大心率（HR max）为终止试验的指标，估算方法：最大心率=220–年龄。该试验有一定危险性，适用于运动员及健康的青壮年。②亚极量运动试验：运动至心率达到亚极量心率，估算方法：亚极量心率=（220–年龄）×85%，或（195–年龄）。该试验较安全方便，临床上多应用亚极量运动试验，但由于预计最大心率个体差异较大，故影响其可靠性，适用于测定非心脏病患者的心功能和体力活动能力。③症状限制运动试验：为主观与客观指标相结合的最大运动强度试验，以运动中诱发呼吸或循环不良症状体征、心电图异常及心血管运动反应异常、运动肌肉疲劳、无法进行运动为终止试验的指标，适用于诊断冠心病、评估心功能和体力活动能力并为患者制订运动方案。④低水平运动试验：以预定较低水平的运动负荷、心率、血压和症状体征为终止试验的指标，即运动强度达3～4 METs，最高心率达130～140次/分或与安静时对比增加20次/分，最高血压>160 mmHg或与安静时对比增加20～40 mmHg，适用于心血管疾病康复早期。

（3）按试验方案分类：①单机运动试验，指运动试验过程中运动强度保持始终不变，如台阶试验。②多级运动试验，指运动试验过程中运动强度逐渐增强，如平板运动试验和踏车运动试验。

### 5. 试验方案

（1）固定活动平板运动试验：通过增加速度和坡度来增加运动负荷与强度，强度以$VO_2max$表示。具体方案包括：① Bruce 改良方案：见表7–5，该方案在临床应用广泛，是通过同时增加速度和坡度来增加运动负荷，最大级别量负荷最大，一般人不会超过最大级别负荷量。该方案运动负荷量较大，年老体弱者较难完成，另外该方案是一种走与跑运动，受试者较难控制运动节奏，难以保证心电图记录质量。② Naughton 方案：每级运动时间为2分钟，总做功量较小，对病重者较适宜，也能较精确测定缺血阈值，适用于心肌梗死后出院时、心力衰竭及体力活动能力较差者。③ Balke 方案：速度恒定，通过增加坡度以增加运动负荷，且递增较均匀、缓慢，受试者较易适应，适用于心肌梗死后的早期、心力衰竭及体力活动能力较差者。

表 7-5 Bruce 改良方案

| 分级 | 速度（km/h） | 坡度 % | 时间（min） | 代谢当量（METs） |
|---|---|---|---|---|
| 0 | 2.7 | 0 | 3 | 2.0 |
| 1/2 | 2.7 | 5 | 3 | 3.5 |
| 1 | 2.7 | 10 | 3 | 5.0 |
| 2 | 4.0 | 12 | 3 | 7 |
| 3 | 5.5 | 14 | 3 | 10 |
| 4 | 6.8 | 16 | 3 | 13 |
| 5 | 8.0 | 18 | 3 | 16 |
| 6 | 8.9 | 20 | 3 | 19 |
| 7 | 9.7 | 22 | 3 | 22 |

注：坡度 1° =1.75%

（2)踏车运动试验方案：负荷用功率表示，单位是瓦特（W）或（千克·米）/分 [（kg·m）/min]，1W=6.12（kg·m）/min。WHO 推荐的方案最常用，见表 7-6，该试验控制在 8～12 分钟内完成。

表 7-6 WHO 推荐踏车运动试验方案

| 分级 | 负荷 [（kg·m）/min] | | 时间（min） |
|---|---|---|---|
| | 男 | 女 | |
| 1 | 300 | 200 | 3 |
| 2 | 600 | 400 | 3 |
| 3 | 900 | 600 | 3 |
| 4 | 1200 | 800 | 3 |
| 5 | 1500 | 1000 | 3 |
| 6 | 1800 | 1200 | 3 |
| 7 | 2100 | 1400 | 3 |

### 6. 运动试验终点

（1）极量运动试验的终点：达到生理极限或各年龄组预计最大心率，估算方法：最大心率 =220- 年龄，最多不超过（210- 年龄）/2。

（2）亚极量运动试验的终点：运动至心率达到亚极量心率，估算方法：亚极量心率 =（220- 年龄）×85%，或（195- 年龄）。

（3）症状限制运动试验的终点：出现①心肌缺血、循环不良的症状体征或体力耗竭或肌肉疲劳无法继续运动。②血压异常：收缩压不随运动负荷增加而升高，低于安静时收缩压 10 mmHg 以上，或收缩压升高超过 220～250 mmHg，或舒张压上升超过 110～120 mmHg，或舒张压上升超过安静时 15～20 mmHg。③运动负荷不变或增加时，心率不增加，甚至下降大于 10 次 / 分。④心电图异常：ST 段下降或上升≥1 mm。⑤运动诱发严重心律失常。⑥受试者要求终止运动。

（4）低水平运动试验的终点：达到特定的靶心率、血压及运动强度。

### 7. 试验操作程序及注意事项

（1）试验前：①描记受试者 12 导联心电图和 3 通道监测导联心电图，让受试者保持与试验体位一致时测定基础心率和血压。②皮肤清洁：用 75% 医用酒精擦拭电极片粘贴部位。③安放电极：为减少运动时干扰，导联电极全部放置于躯干，双上肢电极分别放于锁骨下胸大肌与三角肌交界处或锁骨上，双下肢电极放于两季肋部或两髂前上棘内侧，其余不变。④过度通气试验：嘱受试者大口喘气 1 分钟后立即描记心电图，如果出现 ST 段下移则为阳性，没有病理意义，提示运动中诱发的 ST 段改变不一定是心肌缺血的表现。⑤注意事项：向受试者介绍操作方法并签署同意书；操作前 3 小时忌烟酒，适当休息半小时，避免饱餐或空腹；操作前 1 天避免重体力劳动，夜间保证休息；操作前尽量停用影响试验结果的药物，如洋地黄制剂、血管活性药物、咖啡因、普鲁卡因胺等；感冒或其他感染者 1 周内不宜参加，心绞痛新进发作 2 周内暂停试验。

（2）试验中：①密切观察并记录受试者的心率、血压、心电图及症状体征。每级运动结束前 30 秒测量并记录血压，试验中除连续监测心电图外，每级运动结束前 15 秒记录心电图。若没有终止试验指征，在受试者同意后将符合加大至下一级，直至运动终点。若出现终止指征则应及时终止试验并密切观察处理。②注意事项：试验中注意观察受试者的主观感受，嘱咐其及时表达不适；备好急救药品、吸氧、除颤、临时起搏、气管插管等抢救设备。

（3）试验后：逐渐降低速度，受试者继续行走或踏车，异常情况常发生在运动终止后的恢复过程中，因此。运动终止后要在坐位或卧位时描记 30 秒以内、2 分钟、4 分钟及 6 分钟时的心电图，并测量血压。以后每间隔 5 分钟测量一次，直至各项指标接近试验前水平或症状体征消失为止。受试者在所有测量结束后休息 30 分钟，无不适方能离开。

### 8. 试验结果分析

（1）Bruce 改良方案：正常人各年龄组结果见表 7-7。

表 7-7　Bruce 改良方案正常人 $VO_2max[mL/(kg \cdot min)]$

| 年龄（岁） | 男 | | 女 | |
| --- | --- | --- | --- | --- |
| | 活动 | 少活动 | 活动 | 少活动 |
| 25～34 | 42.5±5.1 | 36.7±5.6 | 31.7±4.6 | 26.1±6.4 |
| 35～44 | 39.9±5.4 | 36.6±4.3 | 29.9±5.3 | 24.1±3.2 |
| 45～54 | 37.0±5.3 | 32.7±4.7 | 27.6±6.2 | 23.1±4.0 |
| 55～64 | 33.3±4.4 | 29.8±4.8 | 29.7±4.7 | 20.2±4.3 |

（2）踏车运动试验方案：正常人各年龄组 $VO_2max[mL/(kg \cdot min)]$ 和代谢当量（MET）结果见表 7-8。1MET= 每分钟 3.5 mL 的 $VO_2/kg$。

表 7-8 踏车运动试验方案正常人各年龄组 VO₂max 和 MET 结果

| 年龄（岁） | 男 | | 女 | |
| --- | --- | --- | --- | --- |
| | VO$_{2max}$ | MET | VO$_{2max}$ | MET |
| 15～20 | 41.9 | 11.9 | 32.9 | 9.4 |
| 21～30 | 39.9 | 11.3 | 31.7 | 9.0 |
| 31～40 | 33.8 | 9.7 | 29.1 | 8.3 |
| 41～50 | 33.6 | 9.6 | 25.9 | 7.4 |
| >50 | 28.0 | 7.9 | 23.1 | 6.6 |

（3）主观疲劳程度分级：根据受试者自我感觉用力程度衡量运动水平的半定量指标，见表 7-9，其与心率及氧耗量高度相关，症状限制性运动试验一般要求达到 15～17 分，该分值乘以 10 约等于运动时的心率。

表 7-9 主观用力程度分级表

| 分值 | 7 | 9 | 11 | 13 | 15 | 17 | 19 |
| --- | --- | --- | --- | --- | --- | --- | --- |
| 感觉 | 轻微用力 | 稍用力 | 轻度用力 | 中度用力 | 明显用力 | 非常用力 | 极度用力 |

（4）症状：正常人在极量运动试验时可有疲劳、下肢无力、气急、恶心或眩晕等，但在亚极量运动试验中没有症状。任何时期出现胸痛、发绀、极度呼吸困难都属于异常。

（5）变时性心脏功能不全：变时性功能是指人体在运动或受到各种病理生理因素作用时，心率会随机体代谢需要的增加而适当增加的功能，当心率不随机体代谢需要的增加而适当增加并达到一定程度或不能满足机体代谢的需求时则称为变时性心脏功能不全。判定标准为：①最大心率：极量运动时达到最大预测心率（220- 年龄）的 85% 时则认为正常，小于最大预测心率的 75% 时则为明显的变时性心脏功能不全。②变时性指数：变时性指数 = 心率储备 / 代谢储备，心率储备 =（运动时最大心率 – 静息心率）/（220-年龄 – 静息心率），代谢储备 =（运动时代谢值 –1）/（极量运动时代谢值 –1）。变时性指数正常值范围为 0.8～1.3，<0.8 时为变时性心脏功能不全，>1.3 时为变时性心脏功能过度。

（6）血压：正常运动时的收缩压应随运动负荷增加而逐步升高，舒张压一般无明显改变，甚至明显下降。运动负荷每增加 1MET，收缩压应增加 5～12 mmHg，一般可达到 180～220 mmHg，运动时血压上限为 250/120 mmHg。异常反应：运动负荷逐渐加大的过程中收缩压不升高或升高不超过 130 mmHg，或血压下降，甚至小于安静水平，可作为冠心病诊断的重要依据。运动中收缩压越高，发生心源性猝死的概率越低。运动中舒张压明显升高，超过安静时 15 mmHg 以上，甚至 >120 mmHg，提示外周阻力明显增加，提示冠状血管储备力临近极限，常见于严重冠心病。

（7）心电图 ST 段变化：运动中 ST 段出现明显偏移为异常，包括上移与下移。① ST 段下移：提示心肌缺血。② ST 段上移：同时出现 Q 波的 ST 段上移提示室壁瘤或室壁运动障碍，可见于 50% 的前壁心肌梗死和 15% 的下壁心肌梗死，预后不良；无 Q 波的 ST 段上移提示严重近端冠状动脉病变或痉挛等。ST 段在安静时下移，但在运动中反而下移程度减轻甚至消失常见于严重冠心病或正常人。

（8）心律失常：运动时最常见的心律失常是室性期前收缩，其次是室上性心律失常及并行心律。运动试验中出现频发、多源、连发性期前收缩或阵发性室速伴缺血型 ST 段改变者常提示有多支冠脉病变，发生猝死的危险性较大。

（9）双乘积（RPP）：指心率和收缩压的乘积，代表心肌的耗氧水平，数值常用 10-2 表示。RPP 与心肌耗氧量的相关程度达到 0.97，已在康复医学中被广泛采用。运动试验中一般将发生心肌缺血表现时的 RPP 作为心肌缺血阈。运动中所达到的心肌缺血阈越高，说明冠状血管的贮备越好，病情也就相对较轻，而较低的心肌缺血阈则提示病情严重。经康复训练后如果心肌缺血阈可以提高，说明训练产生了中心性效应，即冠状血管侧支循环的生成有效地增加，导致冠状血管的贮备力提高。训练后额定 RPP 时运动时间或强度增高，说明训练产生外周效应，使运动时的心血管系统及运动器官的效率提高，相对减轻了心血管负担。因此，患者可以耐受更大的运动负荷。

（10）每搏量和心排血量：运动时二者逐步增加，最高可达约安静时 2 倍。

## 二、代谢当量指导康复

在心血管疾病康复中，体力活动应适量才能有好的效果。应用代谢当量指导康复活动，首先需做好心脏容量测定，精准了解心脏所能承受体力活动限度，结合代谢当量指导心脏康复时的体力活动，尤其是冠心病的康复指导。在应用代谢当量指导康复活动时，应参考运动生理学知识，主张适当留有余地，按 70% 左右予以应用。

### （一）判断体力活动能力与预后

用代谢当量衡量体力活动能力和预后的方法见表 7-10。

表 7-10　代谢当量衡量体力活动能力和预后

| 代谢当量（MET） | 心功能 |
| --- | --- |
| <5METs | 65 岁以下者预后不良 |
| 5METs | 日常生活受限，常是急性心肌梗死者恢复的功能储备量 |
| 10METs | 正常健康水平，药物治疗的预后与其他手术或介入治疗效果相当 |
| 13METs | 虽然运动试验有异常，但预后良好 |
| 18METs | 有氧运动者的体力 |
| 22METs | 有充分运动的竞技运动者所能达到的体力 |

### （二）区分残疾程度

一般将心脏最大功能容量小于 5METs 作为残疾的标准。

### （三）指导日常活动与职业运动

心血管疾病患者在确定安全运动强度后。根据表格（表 7-11）选择合适的活动。注意职业活动（每天 8 小时）的平均能量消耗不应超过其峰值的 40%，峰值强度不可超过峰值 MET 的 70%～80%（表 7-12）。

表7-11　代谢当量与工作强度

| 最高运动能力 | 工作强度 | 平均 MET | 峰值 MET |
|---|---|---|---|
| ≥7METs | 重体力劳动 | 2.8～3.2 | 5.6～6.4 |
| ≥5METs | 中体力劳动 | <2.0 | <4.0 |
| 3～4METs | 轻体力劳动 | 1.2～1.6 | 2.4～3.2 |
| 2～3METs | 坐位工作，不能跑、爬、跪，站立或走动时间不超过工作时间的10% | | |

表7-12　日常生活、职业及娱乐的 MET

| 生活活动 | MET | 自我照顾 | MET | 职业活动 | MET | 娱乐活动 | MET |
|---|---|---|---|---|---|---|---|
| 修面 | 1.0 | 坐位吃饭 | 1.5 | 秘书（坐） | 1.6 | 打牌 | 1.5～2.0 |
| 自己吃饭 | 1.4 | 做饭 | 3.0 | 机器组装 | 3.4 | 手风琴 | 2.3 |
| 床上用便盆 | 4.0 | 上下床 | 1.65 | 砖瓦工 | 3.4 | 钢琴 | 2.5 |
| 坐厕 | 3.6 | 铺床 | 3.9 | 焊接工 | 3.4 | 小提琴 | 2.6 |
| 穿衣 | 2.0 | 穿脱衣 | 2.5～3.5 | 轻的木工 | 4.5 | 长笛 | 2.0 |
| 站立 | 1.0 | 挂衣 | 2.4 | 油漆工 | 4.5 | 击鼓 | 3.8 |
| 洗手 | 2.0 | 站立淋浴 | 3.5 | 挖坑 | 7.8 | 桌球 | 2.3 |
| 淋浴 | 3.5 | 扫地 | 4.5 | 开车 | 2.8 | 排球 | 2.9 |
| 坐床上 | 1.2 | 跪姿擦地 | 5.3 | 织毛线 | 1.5～2.0 | 羽毛球 | 5.5 |
| 坐床边 | 2.0 | 擦窗 | 3.4 | 缝纫（坐） | 1.6 | 网球 | 6.0 |
| 坐椅 | 1.2 | 拖地 | 7.7 | 写作（坐） | 2.0 | 乒乓球 | 4.5 |
| 步行 1.6km/h | 1.5～2.0 | 园艺 | 5.6 | | | 跳绳 | 12.0 |
| 步行 2.4km/h | 2.0～2.5 | 劈木头 | 6.7 | | | 交谊舞（慢） | 2.9 |
| 散步 4.0km/h | 3.0 | | | | | 交谊舞（快） | 5.5 |
| 步行 5.0km/h | 3.4 | | | | | 游泳（慢） | 4.5 |
| 步行 6.5km/h | 5.6 | | | | | 游泳（快） | 7.0 |
| 步行 8.0km/h | 6.7 | | | | | | |
| 下楼 | 5.2 | | | | | | |
| 上楼 | 9.0 | | | | | | |
| 慢速骑车 | 3.5 | | | | | | |
| 中速骑车 | 5.7 | | | | | | |
| 慢跑 9.7km/h | 10.2 | | | | | | |

### （四）制订运动处方

运动强度曾经多用靶心率的方法，但运动时测量困难，同时由于心血管活性药物的广泛使用，心率反应较难直接反应运动情况，因此常用代谢当量表示运动强度。另外，代谢当量与能量消耗直接相关，热卡 =MET × 3.5 × 体重（kg）÷ 200。计算时先确定每周运动总量以及次数或天数，将每周总量分配到每天，然后确定运动强度，查表选择适当活动方式，并将每天的代谢当量分配到各项活动中，形成运动处方。

**心肺康复一体化理念**

【知识链接】◆

目前药物、手术、支架、呼吸机等治疗手段仍不能完全有效改善心肺疾病患者的心肺功能减退和生活质量下降。心肺康复成为改善心肺疾病患者心肺功能、提高活动能力和生活质量的重要手段。因循环和呼吸系统解剖和生理的联系，单独进行心脏康复或肺康复达不到最佳效果，因此当代心肺康复倡导心肺康复一体化理念，通过全面、规范评定，采取包括药物、运动、营养、教育、心理等的综合医疗干预手段提高患者心肺功能及改善生活质量。

## 【案例分析】

1.（1）试验前：①描记受试者 12 导联心电图和 3 通道监测导联心电图，让受试者保持与试验体位一致时测定基础心率和血压。②皮肤清洁：用 75% 医用酒精擦拭电极片粘贴部位。③安放电极：为减少运动时干扰，导联电极全部放置于躯干，双上肢电极分别放于锁骨下胸大肌与三角肌交界处或锁骨上，双下肢电极放于两季肋部或两髂前上棘内侧，其余不变。

（2）试验中：①密切观察并记录受试者的心率、血压、心电图及症状体征。每级运动结束前 30 秒测量并记录血压，试验中除连续监测心电图外，每级运动结束前 15 秒记录心电图。若没有终止试验指征，在受试者同意后将负荷加大至下一级，直至运动终点。若出现终止指征则应及时终止试验并密切观察处理。②注意事项：试验中注意观察受试者的主观感受，嘱咐其及时表达不适；备好急救药品、吸氧、除颤、临时起搏、气管插管等抢救设备。

（3）试验后：逐渐降低速度，受试者继续行走或踏车，异常情况常发生在运动终止后的恢复过程中，因此。运动终止后要在坐位或卧位时描记 30 秒以内、2 分钟、4 分钟及 6 分钟时的心电图，并测量血压。以后每间隔 5 分钟测量一次，直至各项指标接近试验前水平或症状体征消失为止。受试者在所有测量结束后休息 30 分钟，无不适方能离开。

2.（1）运动平板试验阳性（＋）

（2）提示：下壁、前侧壁心肌缺血

## 任务二　肺功能评定

**案例导入** ◆

王某，男，72岁。因"反复咳嗽、咳痰30余年，活动后气促6年，加重一周"入院。患者30余年前开始，每年冬春季节出现咳嗽、咳痰，以白色黏液痰为主，量较少，无气短。之后咳嗽、咳痰逐年加重，偶有黏液脓痰。约6年前，一般劳动后开始出现气促，当时休息后能缓解，之后上述症状逐年明显，且在受凉后加重。1周前，因气温突降，咳嗽加重，咳痰量明显增多，尤其在睡前和晨起较剧烈，每天咳黏液脓痰痰量大约为150 mL；说话或穿衣即感气促、心悸，生活不能自理。

**思　考**

按主观呼吸功能障碍程度评定，王某30余年前、6年前、1周前呼吸困难主观症状分别是几级？

呼吸是指机体与外环境之间进行 $O_2$ 和 $CO_2$ 气体交换的过程，其全过程由三个同时进行且相互影响的环节组成，即外呼吸、气体运输和内呼吸。外呼吸包括肺通气与肺换气，这两个过程是完成整个呼吸过程中最关键的一步，一般将外呼吸简称为呼吸。机体通过呼吸中枢、神经反射和化学反射完成对呼吸的调节，以达到提供充足的氧气、排出多余的二氧化碳及稳定内环境的酸碱平衡的目的。保持正常的肺功能取决于良好的胸廓、健全的呼吸肌、肺组织良好的弹性和相匹配的血液循环、畅通的气道及呼吸中枢和神经功能的正常，可依据临床表现、肺通气功能、肺换气功能、呼吸肌力量测定及运动负荷试验等对肺功能进行评定。康复医学中肺功能评定主要采用临床检查评估方法，分为主观症状和客观检查，主观症状评估一般按日常生活中出现气短、气促等症状进行分级，客观评估主要是气体代谢指标。

### 一、呼吸困难分级

#### （一）功能性肺残疾评定

Moser 等人针对功能性肺残疾提出呼吸困难分级法，见表7-13，主要适用于最初建立预期目标和康复计划。

**呼吸困难分级**

#### 表7-13　功能性肺残疾分级

| 分级 | 肺功能 |
|------|--------|
| Ⅰ级 | 正常活动无明显受限，但用力时有呼吸困难，可就业 |
| Ⅱ级 | 基本 ADL 或平地步行无呼吸困难，上楼或上坡时有呼吸困难，常限于坐位职业 |
| Ⅲ级 | 某些 ADL（如洗澡、穿衣）时有呼吸困难，可以用自己的速度走一个街区，但跟不上同龄人，一般只能从事完全坐位的职业 |

| 分级 | 肺功能 |
|------|--------|
| Ⅳ级 | 部分 ADL 需要他人辅助，休息时无呼吸困难，但稍出力即有呼吸困难 |
| Ⅴ级 | 大部分 ADL 需要他人辅助，休息时也有呼吸困难，只能居家且卧床或坐在椅中 |

注：ADL 是日常生活能力量表，共有 14 项，包括两部分内容：一是躯体生活自理量表，共 6 项：上厕所、进食、穿衣、梳洗、行走和洗澡；二是工具性日常生活能力量表，共 8 项：打电话、购物、备餐、做家务、洗衣、使用交通工具、服药和自理经济 8 项。

### （二）主观呼吸功能障碍程度评定

常采用 6 级制，见表 7-14，国内建议使用该方法。

表 7-14 主观呼吸功能障碍程度分级

| 分级 | 主观症状 |
|------|----------|
| 0级 | 存在不同程度的肺气肿，但活动正常，日常生活无影响、无气短 |
| 1级 | 一般劳动时有气短 |
| 2级 | 平地步行无气短，速度较快或上楼或上坡时，同行的同龄健康人不觉气短而患者自觉气短 |
| 3级 | 慢走不到百步即有气短 |
| 4级 | 说话或穿衣等轻微活动时有气短 |
| 5级 | 安静休息时有气短，不能平卧 |

### （三）呼吸困难分度

依据美国医学会 1990 年修订的《永久性损伤评定》资料，呼吸困难分 3 度，见表 7-15。

表 7-15 呼吸困难分度

| 分度 | 表现 |
|------|------|
| 轻度 | 平地步行或上缓坡有呼吸困难，在平地步行时速度可与同龄、同体格健康人相同，但在上缓坡或上楼时落后 |
| 中度 | 与同龄、同体格健康人一起在平地步行时或爬一段楼梯时有呼吸困难 |
| 重度 | 在平地上按自己的速度步行超过 4～5 分钟后有呼吸困难，患者稍用力既有气短，甚至休息时也有气短 |

## 二、肺功能测定技术

### （一）病史

详细询问患者的患病及诊疗经过、目前状况、相关病史、心理 - 社会状况及生活史。

### （二）体格检查

在全面体格检查的基础上重点检查呼吸系统。

**1. 一般状态** 评估患者生命体征、营养状况、意识是否正常；有无皮肤及黏膜的发绀或潮红；有无淋巴结肿大。

**2. 头、颈部** 评估患者有无鼻翼扇动、鼻旁窦压痛；牙龈、扁桃体、咽部有无充血、红肿及疼痛；颈静脉充盈状况；气管有无移位。

**3. 胸部** 评估患者胸廓外形、呼吸运动是否正常；肺部触诊有无语音震颤、胸膜摩擦感；叩诊肺界、叩诊音是否正常；听诊有无异常呼吸音，有无干、湿啰音及其分布，有无胸膜摩擦音。

4. 其他情况　如有无肝脾肿大、肝颈静脉回流征。评估四肢有无杵状指（趾）等。

### （三）肺容量

肺容量（lung volume）是指肺容纳的气体量。在呼吸周期中，肺容量随着进出肺的气体量而变化，吸气时肺容量增大；呼气时减小，其变化幅度主要与呼吸深度有关。肺容量有 4 个基础容积（潮气量、补吸气量、补呼气量及残气量）和 4 个基础肺活量（深吸气量、功能残气量、肺活量和肺总量），除残气量和肺总量外，其余指标均可用肺量计测定和描记。

1. 潮气量（TV）　指平静呼吸时每次吸入或呼出的气量，正常成人值约为 400～600 mL。

2. 补吸气量（IRV）　指平静吸气末，再用力作最大吸气所能吸入的气量，正常成人值约为 1500～2000 mL。主要反映吸气肌的力量和储备能力。

3. 补呼气量（ERV）　指平静呼气后，再用力作最大呼气所能呼出的气量，正常成人值约为 900～1200 mL。主要反映呼气肌和腹肌的力量。

4. 残气量（RV）　指深呼气后，残留在肺内的气量，也叫余气，即功能残气量减去补呼气量。正常成人值约为 1000～1500 mL。

5. 深吸气量（IC）　指平静呼气后能吸入的最大气量，深吸气量 = 潮气量 + 补吸气量。正常成年男性平均值约为 2600 mL，女性为 1900 mL。它是衡量最大通气潜力的一个重要指标。

6. 功能残气量（FRC）　指平静呼气后肺内所含气量，功能残气量补呼气量 + 残气量。常用密闭式氦气、氮气稀释法测定，正常成年男性参考值为 3112 ± 611 mL，女性为 2348 ± 479 mL。

7. 肺活量（VC）　指最大吸气后能呼出的最大气量，肺活量 = 潮气量 + 补吸气量 + 补呼气量。正常成年男性平均约为 3500 mL，女性为 2500 mL。但这与人的体格、年龄、性别和锻炼等有关。临床上均以肺活量的实测值占预计值的百分比进行判断，>80% 为正常，60%～79% 为轻度降低，40%～59% 为中度降低，<40% 为重度降低。

8. 肺总量（TLC）　指深吸气后肺内所含的气体总量，肺总量 = 潮气量 + 补吸气量 + 补呼气量 + 余气量。正常成年男性平均约为 5000～6000 mL，女性为 3500～4500 mL。一般将增减 20% 视为异常。

### （四）肺通气

指肺与外环境之间的气体交换。通常用以下指标来衡量肺的通气功能：

1. 每分钟通气量（VE）　每分钟吸入或呼出的气体总量称每分钟通气量，VE = 潮气量 × 呼吸频率。正常成人潮气量（每次吸入或呼出的气体量）为 400～600 mL，呼吸频率为 16～20 次 / 分。在基础代谢情况下所测得的每分钟通气量称每分钟静息通气量；在尽力做深、快呼吸时，每分钟所能吸入和呼出的最大气体量称最大通气量。最大通气量是评价个体最大运动量或最大限度所能从事体力劳动的一项生理指标。

**2. 肺泡通气量（VA）** 每分钟进入肺泡进行气体交换的气量称为肺泡通气量，又称为有效通气量，正常成年人平静呼吸时约 150 mL（2 mL/kg），气管切开后无效腔气量减少 1/2，通气负荷减轻。

正常的肺泡通气量是维持动脉二氧化碳分压的基本条件，呼吸频率和深度会影响 VA，见表 7-16。浅而快的呼吸不利于肺泡通气；深而慢的呼吸可增加肺泡通气量，但同时也会增加呼吸做功。

表 7-16  相同肺通气时不同呼吸频率和潮气量的肺泡通气量改变

| 呼吸特点 | 呼吸频率 RR（次/分） | TV（mL） | VE（mL/min） | VA（mL/min） |
|---|---|---|---|---|
| 深大呼吸 | 8 | 1000 | 8000 | 6800 |
| 正常 | 16 | 500 | 8000 | 5600 |
| 浅快呼吸 | 32 | 250 | 8000 | 3200 |

**3. 最大通气量（MVV）** 指肺功能测定时，单位时间内所能呼吸的最大气量。受试者以最大的速度与幅度呼吸 15 秒钟，呼出的总气量乘以 4，即为每分钟最大通气量。我国成年人正常男性约 100 L，女性约 80 L。最大通气量的大小与年龄、性别、体表面积、胸廓、呼吸肌和肺组织是否健全以及呼吸道是否畅通等因素有关。确定被检者最大通气量是否正常时，应将实测值与预测值比较，>80% 为正常，60%～70% 为稍减退，40%～50% 为显著减退，<40% 为严重减退。最大通气量的生理意义与时间肺活量的意义相同，因其测定费力，故常用时间肺活量代替。

**4. 时间肺活量（FVC）** 指最大深吸气后用力作最快速度呼气，在一定时间内所能呼出的空气量，又称用力肺活量。测验时，要求被检者在深吸气后，以最短时间将全部肺活量气体呼尽。从记录的曲线上计算出排气总量（肺活量），然后再算出 0.5、0.75、1、2、3 秒的排气量（FEV）和每秒钟排气量占肺活量的百分比（FEV%）以及最大呼气中期流速（MMF）。常用 1、2、3 秒的排气量和每秒钟排气量占肺活量的百分比作为评价指标。正常人的 FEV1/FVC、FEV2/FVC、FEV3/FVC 分别约为 83%、96%、99%，在临床上鉴别阻塞性肺疾病和限制性肺疾病中具有重要意义。在哮喘等阻塞性肺疾病患者，FEV1 降低比 FVC 更明显，因而 FEV1/FVC 变小，要呼出相当于 FVC 的气体量往往需要更长时间，此外还显示余气量增大；而在肺纤维化等限制性肺疾病患者，FEV1 和 FVC 均下降，但 FEV1/FVC 仍可基本正常，此外还显示余气量减少。在大气污染对健康影响监测中，时间肺活量是常用的敏感指标。能较好反映小气道的功能。

**5. 用力呼气中段流量** 是由 FVC 曲线计算得到的用力呼出肺活量 25%～75% 的平均流量。将用力肺活量分四等份，取中间两等份除以呼出中间两等份容量所用时间，则为用力呼气中期流速（MMEF）。用力呼气中期流速的临床意义与最大通气量、时间肺活量相似，因为其去除呼气终末呼气速度明显减低部分的肺容量及初始与用力有关的肺容量，所以其能更敏感反映气道阻塞程度，并能反映小气道情况。

### （五）肺换气

指肺泡与呼吸膜之间以弥散的方式进行的气体交换。肺换气功能取决于空气通过肺泡膜的有效弥散、呼吸膜两侧的气体分压差、充足的肺泡通气量和肺血流量以及恰当的通气/血流比值。肺换气功能障碍是造成低氧血症的常见原因。

**1. 肺弥散量（diffusing capacity）** 指气体在 1 mmHg（1 mmHg = 0.133 kPa）分压差下，每分钟经肺泡膜弥散的容量，反映肺换气的效率，正常值为 188 mL/（min·kPa）。常以 1 次呼吸法测定 CO 的弥散量（DLCO），受体表面积、体位、$P_aO_2$ 等因素的影响。

**2. 肺泡气 – 动脉血氧分压差 $[P_{(A-a)}O_2]$** 反映肺泡膜氧交换状态，正常 ≤15 mmHg，并与年龄呈正相关。

**3. 通气/血流比值（ventilation/perfusion ratio）** 是指每分钟肺泡通气量（VA）和每分钟肺血流量（Q）的比值（VA/Q）。正常成年人安静时，VA 约为 4.2 L/min，Q 约为 5 L/min，VA/Q 为 0.84。比值增大意味着通气过度，血流相对不足，部分肺泡气体未能与血液气体充分交换。反之，比值减小则意味着通气不足，血流相对过多，混合静脉血中的气体不能得到充分更新。

### （六）小气道通气功能

临床上将吸气状态下直径小于 2 mm，无软骨支撑的气道分支称为小气道。由于小气道管腔纤细，管壁菲薄，极易受压导致扭曲陷闭，故其有炎症时，极易因痉挛和黏液阻塞导致通气障碍。由于常规肺功能很难敏感的反映小气道阻力的异常变化，近年出现了几种常见的检查小气道疾病的方法。

**1. 最大呼气流量 – 容积曲线** 常用肺活量在 75%、50% 与 25% 时的瞬间最大呼气流量（Vmax50 和 Vmax25）作为检测小气道阻力的指标，正常 Vmax50 和 Vmax25 实测值与预计值之比应 ≥80%。

**2. 闭合容积（CV）与闭合容量（CC）** 闭合容积是指平静呼气过程中，肺下部小气道开始闭合所能继续呼出的气量。闭合容积 + 残气量为闭合容量。常用测定方法有 2 种，即氮气法和氦气法或 133 氙弹丸法，前者目前最常用。小气道有阻塞性病变时，在呼气中小气道容易闭合，使闭合容积量增加，可用作早期诊断；在肺纤维性病变、小儿肺囊肿、肺水肿等疾病时 CV 亦可增加。

**3. 频率依赖性肺顺应性肺顺应性（CL）** 又可分为静态肺顺应性（Cst）和动态肺顺应性（Cdyn）。静态肺顺应性是指在呼吸周期中，气流暂时阻断时测得的肺顺应性，即肺组织的弹力；动态肺顺应性是指在呼吸周期中，气流未阻断时测得的肺顺应性，此受气道阻力的影响，当动态肺顺应性随呼吸频率改变而变化者，为频率依赖顺应性（cfd）。因此，小气道阻塞患者，动态肺顺应性随呼吸频率增加而降低，静态肺顺应性随肺组织弹力减弱而升高。由于检查方法复杂，目前难以广泛用于临床。

### （七）气体代谢测定

**1. 动脉血气** 分析动脉血气分析是指对各种气体、液体中不同类型的气体和酸碱性物质进行分析的技术过程。检查主要指标为：酸碱度（pH）、二氧化碳分压（$PCO_2$）、二氧化碳总量（$TCO_2$）、氧分压（$PO_2$）、氧饱和度、实际碳酸氢根（AB）、碱剩余（BE）及阴离子隙（AG）。主要用于判断机体的通气状态与换气状态，是否存在呼吸衰竭及呼吸衰竭的类型，机体的酸碱平衡状态，酸碱失衡的类型及代偿程度等。

2. **呼吸气分析** 指测定通气量及呼出气中氧气和二氧化碳的含量，并依据其推算吸氧量、二氧化碳排出量等各项参数。常用物理分析法测评。

（1）摄氧量（$VO_2$）：指在肺换气中，由肺泡腔扩散至毛细血管并供给人体实际消耗或利用的氧气量，$VO_2 = VE(STPD) \times FO_2\%$。

（2）最大摄氧量（$VO_2max$）：指在人体进行极量运动时，当机体出现无力继续支撑接下来的运动时，所能摄入的氧气含量。作为耐力运动员的重要选材依据之一，是反映人体有氧运动能力的重要指标，高水平最大摄氧量是高水平有氧运动能力的基础。让受试者带上专门的仪器在跑台上跑步，通过调动跑台的跑速级别使得受试者运动至力竭，然后用专门仪器收集到的受试者呼出的气体纳入气体分析仪进行分析。分析的结果便能确定其最大摄氧量。

（3）无氧阈值（AT）：无氧阈就是无氧界限，指体内无氧代谢率突然增高的临界状态。达到无氧阈值时机体会出现血乳酸含量、通气量、二氧化碳排出量及通气当量急剧升高。由于无氧阈和耐力运动有着显著的相关关系。

（4）峰值吸气量（$VO_2peak$）：严重心肺疾病患者不能进行极量运动，则可以测量其运动终点的吸气量，即峰值吸气量，可以作为康复疗效评价和制订运动方案的指标。

（5）无氧能力：是指人体肌肉在无氧供能代谢状态下的身体工作能力，通常以最大无氧代谢状态下的身体工作能力表示。

（6）代谢当量：指单位时间内单位体重的耗氧量，具体见前一节。它是康复医学中常用的运动强度指标。

---

【案例分析】

按主观呼吸功能障碍程度评定，呼吸困难主观症状分级如下：

（1）30 余年前：0 级

（2）6 年前：1 级

（3）1 周前：4 级

## 学习检测

### 一、选择题

1. 亚极量运动试验通常指把心率达最大心率的（　　）。

A. 60%　　　　　B. 75%　　　　　C. 80%　　　　　D. 85%　　　　　E. 95%

2. 小气道是指吸气状态下内径小于（　　）。的细支气管

A. 1 mm　　　　B. 2 mm　　　　C. 5 mm　　　　D. 10 mm　　　　E. 12 mm

3. 代谢当量是指（　　　）。

A. 基础代谢率　　　　　　　　　　　B. 活动时吸氧能力

C. 运动时能量代谢水平的相对指标　　D. 能量代谢总量

E. 安静时的吸氧量

4. 下列适宜进行心电运动试验的是（　　　）。

A. 判定心内膜炎的严重程度及预后

B. 判定不稳定型心绞痛的严重程度及预后

C. 判定冠状动脉病变严重程度及预后

D. 判定急性肺动脉栓塞的严重程度及预后

E. 判断心肌梗死后非稳定期的预后

5. 29岁男性患者运动时的极量心率为（　　　）。

A. 161次／分　　　　　　　　　　　B. 171次／分

C. 181次／分　　　　　　　　　　　D. 191次／分

E. 201次／分

6. 患者血压150／90 mmHg，在运动种类选择时，最不适宜的项目为（　　　）。

A. 慢跑　　　　　　　　　　　　　　B. 游泳

C. 自行车　　　　　　　　　　　　　D. 短暂重复等长最大收缩训练

E. 跳绳

7. 肺气肿患者讲话或穿衣等轻微动作时即出现气短。根据六级制主观呼吸功能障碍程度评定，该患者可评定为（　　　）。

A. 1级　　　　　B. 2级　　　　　C. 3级　　　　　D. 4级　　　　　E. 5级

8. 手摇车运动（　　　）。

A. 试验原理与踏车运动不同，并且将下肢踏车改为上肢摇车

B. 试验原理与踏车运动相似，只是将下肢踏车改为上肢摇车

C. 试验原理与活动平板试验相似，而且要用上肢摇车

D. 试验原理与踏车运动不同，下肢踏车与上肢摇车均可

E. 试验原理与踏车运动相似，下肢踏车与上肢摇车均可

## 二、简答题

1. 简述心电运动试验的应用范畴。

# 项目八
# 心理功能评定

学习目标

  1. 掌握心理功能评定的内容；认知、认知功能的基本概念；认知功能的评定方法和评分标准。

  2. 熟悉情绪情感障碍的评定；认知功能的筛查。

  3. 了解认知产生的基础。

  心理功能评定技术在康复评定中占有重要地位，它是应用心理学理论和技术对人的各种心理特征进行量化概括，检查患者是否存在心理功能障碍以及主要表现在哪些方面，心理功能评定可用于康复的各个时期，通过心理功能评定能准确掌握患者心理状况，帮助患者采取积极应对措施，调整心理环境，制订全面有效的康复治疗计划。

  心理功能评定包括认知功能障碍的评定和情绪情感障碍的评定。其中认知功能障碍主要包括：注意障碍评定；记忆力障碍评定；知觉障碍评定；执行功能障碍评定。情绪情感障碍临床最常用的是：抑郁评定和焦虑评定。

## ■ 任务一　认知功能障碍评定

**案例导入** ◆

　　患者，女，84 岁，因"记忆力减退 1 年半"入院。患者亲属发现在一年半以前患者开始出现记忆减退，表现为不记得刚说过的话，刚做过的事，有时不记得回家的路，不记得见过的人，叫不出名字等，曾至外院就诊，头颅 MRI 提示"脑萎缩"，外院诊断考虑"阿尔茨海默病"，予药物治疗（具体不详），但患者口服后胃部不适，遂停。现为进一步康复治疗收住入院。患病以来患者精神好，胃纳尚可，睡眠不好，曾夜间使用助眠药物 10 余年，大小便正常，无体重明显下降。既往体健，无中毒、感染等病史。

思　考

　　请问对案例中的患者该进行哪些方面的评定？

　　认知某一事物就是能在众多事物中将该事物辨认出来，也就是将目前的知觉体验与过去的全部经验相对照的结果，对事物的认识是通过多种感觉的汇聚加工而成，以视觉－体感的多种感觉汇聚为主，并同样有听觉甚至嗅觉的参与，是人类适应周围环境的才智。认知过程是高级脑功能活动。认知功能是指高级的精神心理功能，其包括的范围非常广泛，主要有意识、智力水平，如记忆、言语、智商等。

### 一、认知产生的基础

#### （一）认知障碍的概念

　　认知是机体认识和获取知识的智能加工过程，涉及学习、记忆、语言、思维、精神、情感等一系列随意行为、心理和社会行为。认知障碍（cognitive disorder）是指当中枢神经损伤后，导致大脑对感知的信息处理过程出现了障碍，从而改变了患者对刺激的反应方式而干扰其日常生活，引起严重学习、记忆障碍，同时伴有失语、失用、失认或失行等改变的病理过程。认知的基础是大脑皮质的正常功能，仃何引起大脑皮质功能和结构异常的因素均可导致认知障碍。由于大脑的功能复杂，且认知障碍的不同类型互相关联，即某一方面的认知问题可以引起另一方面或多个方面的认知异常（例如，一个患者若有失认和记忆方面的缺陷，就会出现执行能力的障碍）。因此，认知障碍是脑疾病诊断和治疗中最困难的问题之一。诊断认知功能障碍时应注意排除感觉功能缺陷、智力衰退、意识不清、言语困难等情况。

#### （二）认知障碍的主要表现形式

　　人脑所涉及的认知功能范畴极其广泛，包括学习、记忆、语言、运动、思维、创造、精神、情感等，因此，认知障碍的表现形式也多种多样，这些表现可单独存在，但大多相伴出现。

**1. 学习、记忆障碍** 学习、记忆是一种复杂的动态过程，对学习、记忆基本机制的了解得益于对一种低等无脊椎动物海兔的简单的神经系统的研究。记忆是处理、贮存和回忆信息的能力，与学习和知觉相关。记忆过程包括感觉输入→感觉记忆→短时记忆→长时记忆→贮存信息的回忆等过程。短时记忆涉及特定蛋白质的磷酸化和去磷酸化平衡，而长时记忆除特定蛋白质的磷酸化改变外，还涉及新蛋白质的合成。在大脑皮质不同部位受损伤时，可引起不同类型的记忆障碍，如颞叶海马区受损主要引起空间记忆障碍，蓝斑、杏仁核区受损主要引起情感记忆障碍等。

**2. 失语** 失语是由于脑损害所致的语言交流能力障碍。患者在意识清晰、无精神障碍及严重智能障碍的前提下，无视觉及听觉缺损，亦无口、咽、喉等发音器官肌肉瘫痪及共济运动障碍，却听不懂别人及自己的讲话内容，说不出要表达的意思，不理解亦写不出患病前会读、会写的字句等。传统观念认为，失语一般是由大脑皮质语言区损害引起。CT 在临床普遍应用后证实，位于优势则皮质下结构（如丘脑及基底节）病变也可引起失语。

**3. 失认** 失认是指脑损害时患者并无视觉、听觉、触觉、智能及意识障碍的情况下，不能通过某一种感觉辨认以往熟悉的物体，但能通过其他感觉通道进行认识。例如，患者看到铃铛不知道为何物，通过触摸铃铛的外形或者听铃铛的声音，便可知其为铃铛。

**4. 失用** 要完成一个复杂的随意运动，不仅需要上、下运动神经元和锥体外系及小脑系统的整合，还需有运动的意念，这是联络区皮质的功能。失用是指脑部疾病时患者并无任何运动麻痹、共济失调、肌张力障碍和感觉障碍，也无意识及智能障碍的情况下，不能在自身动作的配合下，正确地使用一部分肢体功能去完成那些本来已经形成习惯的动作，如不能按要求做伸舌、吞咽、洗脸、刷牙、划火柴和开锁等简单动作，但患者在不经意的情况下却能自发地做这些动作。一般认为，左侧缘上回是运用功能的皮质代表区，由该处发出的纤维至同侧中央前回，再经胼胝体而到达右侧中央前回。因此左侧顶叶缘上回病变可产生双侧失用症，从左侧缘上回至同侧中央前回间的病变可引起右侧肢体失用，胼胝体前部或右侧皮质下白质受损时引起左侧肢体失用。

**5. 痴呆** 痴呆是认知障碍的最严重的表现形式，是慢性脑功能不全产生的获得性和持续性智能障碍综合征。智能损害包括不同程度的记忆、语言、视空间功能障碍、人格异常及其他认知（概括、计算、判断、综合和解决问题）能力的降低，患者常常伴有行为和情感的异常，这些功能障碍导致患者日常生活、社会交往和工作能力明显减退。

**6. 其他精神、神经活动的改变** 患者常常表现出唠叨、情绪多变、焦虑、抑郁、激越、欣快等精神、神经活动方面的异常改变。

## 二、认知功能评定方法

在评定患者的认知功能障碍之前，应首先确定患者有无意识障碍，能否理解评定者并按要求去做。目前判断意识障碍程度最为通用的国际量表是 Glasgow 昏迷量表。当确定患者意识清楚时，则可通过简略精神状态及认知功能量表等进行认知功能筛查，初步确定患者可能存在哪些方面的认知功能障碍，再用专门的评测方法进行具体评定。

### （一）意识状态

意识状态是高级的精神活动和认知活动的基础，意识水平的下降会使认知活动的完整性缺损。意识状态的评价主要采用 Glasgow 昏迷量表（Glasgow coma scale，GCS），在临床上一般用于脑部损伤急性期，为判断患者预后提供依据；在康复评定中，可用来判断患者是否能配合检查，特别是在认知功能评定前作为筛查依据，以便了解患者能否配合其他认知功能检查。

表 8-1　Glasgow 昏迷量表（GCS）

| 项目 | 检测 | 患者反应 | 评分 |
|---|---|---|---|
| 睁眼（E） | 自发睁眼 | 自己睁眼 | 4 |
| | 言语刺激 | 大声向患者提问时患者睁眼 | 3 |
| | 疼痛刺激 | 捏患者时能睁眼 | 2 |
| | 疼痛刺激 | 捏患者时不睁眼 | 1 |
| 运动反应（M） | 口令 | 能执行简单命令 | 6 |
| | 疼痛刺激 | 捏痛时患者拨开医生的手 | 5 |
| | 疼痛刺激 | 捏痛时患者撤出被捏的部分 | 4 |
| | 疼痛刺激 | 捏痛时患者身体呈去皮质强直（上肢屈曲、内收内旋，下肢伸直、内收内旋，踝背屈） | 3 |
| | 疼痛刺激 | 捏痛时患者身体呈去大脑强直（上肢伸展、内收内旋，腕指屈曲，下肢伸直、内收内旋，踝趾屈） | 2 |
| | 疼痛刺激 | 无反应 | 1 |
| 言语反应（V） | 言语 | 能正确会话，回答医生他在哪、他是谁及哪年哪月 | 5 |
| | 言语 | 言语错乱，定向障碍 | 4 |
| | 言语 | 说话能被理解，但无意义 | 3 |
| | 言语 | 发出声音，但不能被理解 | 2 |
| | 言语 | 不发声 | 1 |

此表对患者与意识状态有关的重要表现给予评分，从睁眼、运动及言语反应三个方面评定，计算总分后做出脑损伤程度的判断。GCS=E 分 +M 分 +V 分，最高分为 15 分，最低分为 3 分。小于 8 分提示有昏迷；大于 9 分提示无昏迷；8 分以下为重度损伤，预后差；9～11 分为中度损伤；大于 12 分为轻度损伤。患者只有在 GCS 评分达到 15 分时才有可能配合评定者进行认知功能评定。

### （二）认知功能障碍筛查

**1. 简易精神状态评估**　简易精神状态检查（mini-mental state examination，MMSE）是临床较常用的一种认知功能状态评定，检查耗时 5～10 分钟，包含 30 项内容，以每项 1 分计分，满分为 30 分，评定标准：文盲不低于 17 分，小学文化程度不低于 20 分，初中文化程度以上不低于 24 分，小于 17 分即为痴呆。在标准分数以下者考虑存在认知功能障碍，需做进一步检查。

表 8-2　简易精神状态检查量表（MMSE）

| 项目 | | | 记录 | 评分 |
|---|---|---|---|---|
| I 定向力<br>（10分） | | 今天是星期几？ | | 0　1 |
| | | 今天是几号？ | | 0　1 |
| | | 现在是几月份？ | | 0　1 |
| | | 现在是什么季节？ | | 0　1 |
| | | 今年是哪一年？ | | 0　1 |
| | | 你现在在哪一省（市）？ | | 0　1 |
| | | 你现在在哪一区（县）？ | | 0　1 |
| | | 你现在在哪一街道（乡、镇）？ | | 0　1 |
| | | 你现在在什么地方？ | | 0　1 |
| | | 你现在在第几层楼？ | | 0　1 |
| II 记忆力<br>（3分） | | 复述：皮球 | | 0　1 |
| | | 复述：国旗 | | 0　1 |
| | | 复述：树木 | | 0　1 |
| III 注意力和计算力<br>（5分） | | 100-7 | | 0　1 |
| | | 93-7 | | 0　1 |
| | | 86-7 | | 0　1 |
| | | 79-7 | | 0　1 |
| | | 72-7 | | 0　1 |
| IV 回忆能力<br>（3分） | | 回忆：皮球 | | 0　1 |
| | | 回忆：国旗 | | 0　1 |
| | | 回忆：树木 | | 0　1 |
| V 语言能力<br>（9分） | 命名能力 | 铅笔 | | 0　1 |
| | | 手表 | | 0　1 |
| | 复述能力 | 复述：四十四只石狮子 | | 0　1 |
| | 三步命令 | 用右手拿纸 | | 0　1 |
| | | 将纸对折 | | 0　1 |
| | | 放在大腿上 | | 0　1 |
| | 阅读能力 | 按卡片闭眼睛 | | 0　1 |
| | 自发言语 | 说出一句完整的句子 | | 0　1 |
| | 结构能力 | | | 0　1 |
| 总分 | | | | |

MMSE 是最具有影响的认知功能筛查工具，在国内外被广泛使用，具有敏感性好、易操作、信度良好等优点。但 MMSE 量表也有其缺点：①受教育程度的影响大，教育程度高的老人可能会出现假阴性，教育程度低的老人可能会出现假阳性，对轻度认知功能障碍的检出不敏感；②记忆力检查如命名测验过于简单；③受语言的影响大，操方言者可能会出现假阳性；④语言项目占绝大部分，非语言部分项目少。

2. 韦氏记忆量表　韦氏记忆量表（Wechsler Memory Scale，WMS，1945）是目前应

用最为普遍的一种记忆测查量表，该测验有 A 至 J 共 10 项分测验。A 至 C 测长时记忆；D 至 I 测短时记忆；J 测瞬时记忆；记忆商（memory quotient，MQ）表示记忆的总水平。该测验也有助于鉴别器质性和功能性的记忆障碍。

韦氏记忆量表中的测验多数与语词记忆的内容有关，因而，此量表对这方面的记忆障碍比较敏感，而对非语词方面的记忆障碍则难以给出有效的评定。由韦氏记忆量表得来的 MQ 分值与韦氏智力量表测得的智商（IQ）有较高的相关性。这也是此量表的一个不足之处，因为它提示该量表测定的内容中有相当的成分是那些与智商相关的功能，而不是记忆活动本身。

3. 蒙特利尔认知评估量表　蒙特利尔认知评估量表（montreal cognitive assessment，MoCA 量表），是一个用来对认知功能异常进行快速筛查的评定工具。包括了注意与集中、执行功能、记忆、语言、视结构技能、抽象思维、计算和定向力等 8 个认知领域的 11 个检查项目。MoCA 对识别轻度认知障碍和痴呆的敏感性和特异性较高，耗时约 15 分钟，总分 30 分，在不同地区、不同版本的 MoCA 的划界分有差异，中文版 MoCA 多以 26 分为分界线，≥26 分为认知正常，若受试者教育年限小于 12 年，应在得分基础上加 1 分。

4. 画钟测验　画钟测验（clock drawing test，CDT）对顶叶和额叶损害敏感，常用于痴呆的筛查。画钟测验从正常人中检出阿尔茨海默病患者的敏感度为 86.0%，特异性为 96.0%。

**Rivermead 行为记忆测验**

5. Rivermead 行为记忆测验　Rivermead 行为记忆测验的内容和评分都不难，医生容易操作，患者易于完成。

6. 常识 - 记忆力 - 注重力测验　常识 - 记忆力 - 注重力测验（information-memory-concentration test，IMCT）又名 Blessed 痴呆量表，由 Blessed 等于 1968 年编制，是一种常用的筛查认知功能缺损的短小工具。主要检查近记忆、远记忆和注重力，这些能力常在痴呆早期即受累，测验敏感性较好。经改良的中文版共 25 项，涉及常识、定向、记忆、注重。其中 10 项与 MMSE 完全一样。

### 三、知觉障碍评定

感觉和知觉都是客观事物作用于感觉器官而被认知的初级阶段，但有认识程度的差别，感觉为人脑对客观事物个别属性的简单反映，知觉则是人脑对客观事物各种属性的较完善反映。在日常生活中很难将两者截然分开，常合称为感知觉。

知觉障碍是指在感觉传导系统完整的情况下，大脑皮质联合特定区域对感觉刺激的认知和整合障碍，即患者对客观事物能够认知，但对其部分属性，如大小比例、形状结构或时间空间的动静关系产生错误的知觉体验。与错觉的不同在于，错觉是对事物整体和本质属性的歪曲，产生了与原事物完全不同的新的知觉，如树景被歪曲感知为人形。知觉障碍时，客体本质没有歪曲，歪曲的是其部分属性。临床上常见的主要障碍有：失认症和失用症等。

### （一）失认症

失认症是指大脑损伤后，在没有感觉障碍、智力障碍、意识不清或语言障碍的情况下，不能通过器官认识身体部位和熟悉物体的临床症状，包括视觉、听觉、触觉和身体部位的认识能力缺失。失认症是大脑皮质功能障碍的结果，常见于脑外伤、脑卒中、痴呆和其他神经疾患的患者，失认症的存在将使日常生活活动能力和生存质量受到影响。与视、听、触觉有关的不同大脑皮质区域受损将导致不同类型的失认症。

**1. 视觉失认** 视觉失认是指患者无法识别视觉刺激的意义，即在"能看见"的情况下，患者对所见的颜色、物体、图形等不能分辨其名称和作用。而如果借助视觉以外的感觉系统（如听觉、触觉、嗅觉等），则能够理解其特征。视觉失认表现为物体失认、相貌失认、色彩失认、同时失认等。

（1）物体失认：又称视觉对象失认，患者不能认识所清楚看到的普通物品。损害部位多在双侧枕叶、颞叶。评定方法主要有以下几种：①物品命名：将一些常用物品，如眼镜、梳子、钥匙、铅笔、硬币、牙刷等实物或照片逐一呈现，要求患者辨认并命名。患者有运动性失语时，可由评定者说出物品的名称，要求患者从诸多物品中挑出指定目标。评定者也可以拿出一件物品如一把梳子，然后让患者从一张字词表中挑出"梳子"一词。②配对测试：请患者看一张图片，同时另外交给患者多张图片，要求其从中找出与单独出示的图片完全相同的一张。③画物品图形：出示一件结构较简单的物品，请患者在一张纸上画出该物品。④描述物品的性状：要求患者对实物或图片上的物品作特征性描述，包括形状、颜色、表面特征及用途等。

（2）相貌（面容）失认：指患者脑损伤后不能识别以往熟悉的面孔。损害部位多在劣势半球的枕叶内侧楔回和舌回。半侧病损多是轻度、一过性的，双侧病变往往症状较重。评定方法主要有以下几种：①面部识别和命名：辨认并命名患者本人、亲人、朋友或名人的照片。②面部特征描述：要求患者描述某人的面部特征。③面部匹配：要求患者从若干照片中找出同一人的两张相同或不同照片。④其他特征识别：当患者不能正确完成上述测验时，要求患者从声音、步态、服装等来识别熟人。

（3）色彩失认：指患者能感觉和区别两种不同的颜色，但不能将颜色分类，即不能选择或指出评定者说出的颜色，又名颜色失认，是颜色信息的提取障碍。评定方法主要有以下几种：①颜色辨别：将两种不同颜色的卡片放在一起，请评定对象回答是否相同。②颜色分类：评定者命名一种颜色，要求评定对象从色卡或物品中挑出指定颜色；或出示给评定对象一张色卡，要求其在众多卡片中挑出与之相同的颜色。③颜色命名：要求评定对象给所示颜色命名。④颜色知识：向评定对象提出常见物品的颜色，如：香蕉是什么颜色，树叶是什么颜色等，并要求给常见物品无颜色的线条图形填充适当的颜色。

（4）同时失认：又名综合失认症，患者能认识事物的各个局部，但不能认识事物的全貌。如一幅画上两个人进行乒乓球比赛，却识别不了两个人谁传给谁球。评定方法主要有以下几种：①视野检查：在做出同时失认结论前，应首先除外视野缺损。②数点：用一张整版有印刷符号如小圆点的作业纸，要求评定对象数点。注意评定对象是否只注意排列在中央的部分或其他某一部分。③描述或复制图画：要求评定对象就一幅通俗的情景画作描述，或请其复制一幅画，观察是否复制完整。

**2. 听觉失认**　听觉失认是指听觉保留，能听到各种声音，但不能识别声音的种类，如患者无法分辨钟表声、流水声等。损害部位在听觉联合皮质。当言语和非言语的声音失认同时存在时，多为双侧颞叶损伤。评定方法主要有以下几种：

（1）听力检查：目的是排除听力障碍所引起的对声音的辨别障碍。

（2）非语言性听觉失认检查：检查时可在评定对象背后发出不同声响，如敲门、杯子相碰、拍手等，看其能否判断是什么声音。

（3）言语性听觉失认检查：检查包括听理解、阅读理解、书写、自发言语、复述、听写等。

**3. 触觉失认**　触觉失认主要是实体感觉缺失，患者触觉、温度觉、本体感觉等基本感觉存在，但闭目后不能通过触摸识别物品。损害部位在右半球顶叶。

评定方法主要有以下几种：

（1）深、浅感觉及复合感觉检查：目的是排除感觉异常所造成的不能通过触觉辨别物体。

（2）命名检查：请评定对象看几件日常用品并为其命名。目的是除外命名性失语。

（3）物品的触觉性命名：先请评定对象闭眼或用屏风遮挡视线，用手触摸一件日常用品后为其命名并说明其用途。

（4）物品的触觉性选择：在桌上摆放若干日常用品。请评定对象闭目或用屏风遮挡，由评定者随机选一件物品请评定对象用手触摸，然后交还给评定者放回桌上。再请评定对象睁开眼或移开屏风，在桌上物品中找出刚才触摸过的那一件。

（5）几何图形的触觉性选择：用塑料片做10个几何图形，如椭圆形、三角形、五星形、正方形、六角形、八角形、十字形、菱形、梯形、圆形。同时在一张纸上绘出10个分别与每个塑料片相同的几何图形。先让患者闭目或用屏风遮挡触摸其中一块，然后再睁开眼睛或移开屏风，让患者从若干绘画图形中找出与刚才触摸过的塑料片相同的图形。

以上触摸检查均需左右手分别测试，再同时用双手触摸。

**4. 单侧空间忽略**　单侧空间忽略指不能整合和利用来自身体或环境一侧的知觉，对自身的一半（左侧或右侧）不能感知。如患者常出现不洗被忽略侧的脸，不刮该侧的胡子，不穿该侧的衣服，不吃该侧的饭菜等现象，损害部位在此侧顶叶。

检查单侧空间忽略时应先排除以下障碍：①同向偏盲，此时如让患者转动头部扫视即可消除上述障碍；②运动失用，宜改用无须用手操作的阅读作业即可证明；③视力缺陷，让患者佩戴近视、远视或老视眼镜再进行试验。

评定方法主要有以下几种：

（1）Schenkenberg二等分线段测验：在一张白纸上平行画有20条长度不等的线段，分别为10 cm、12 cm、14 cm、16 cm、18 cm、20 cm（图8-1）。要求评定对象在每一条线段的中点画一个标记，其中最上端和最下端各一条线段用来做示范，不统计在内。评定对象画完后，通过粗略目测即可发现评定对象所画"中点"是否均偏向一侧，或漏掉偏向一侧（多为左侧）的线段未标注中点。本方法代偿少，无干扰因素，可定量。因此把它作为判断单侧空间忽略及严重程度的最常用的方法，宜首先使用。

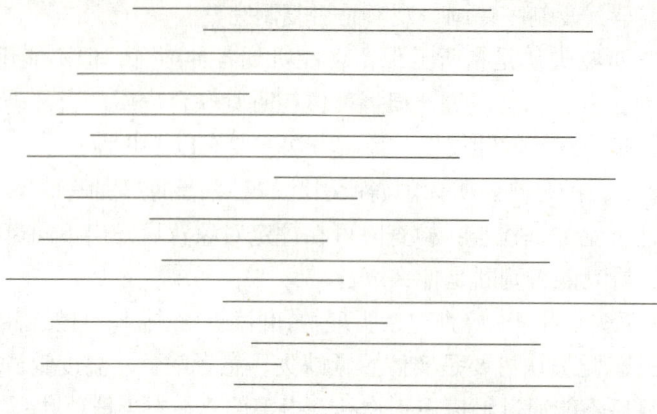

图 8-1　Schenkenberg 二等分线段测验

（2）还可通过较精细的测量和计算来判断评定对象所画"中点"普遍偏向哪侧，偏离程度如何。测量和计算方法如下：测量一条线段的全长，算出其中点位置。测量评定对象所划"中点"距线段一侧的距离，较真正中点偏左 Xcm 记为 –Xcm，偏右 Xcm 记为 +Xcm。对所有线段进行测量后，计算总的偏离百分数：

$$总偏离百分比 = \frac{各线段标记"中点"与真正中点间的距离之和}{所有线段全长之和} \times 100\%$$

（3）删除试验：①图形删除。在图 8-2 A 中，让患者将五角星全删去，一侧有遗漏为阳性。②线条的删除。将随机分布数条短线逐一删除，如图 8-2 B，一侧有删漏为阳性。③数字删除。随机的印几行数字，如图 8-2 C，让患者删去其中某两个数字，如"2"和"7"，一侧明显有遗漏为阳性。④字母删除。随机地印几列字母，如图 8-2 D，让患者删去指定的某一字母，如删去"G"，带圈的 G 为患者删漏的，如一侧有明显遗漏为阳性。

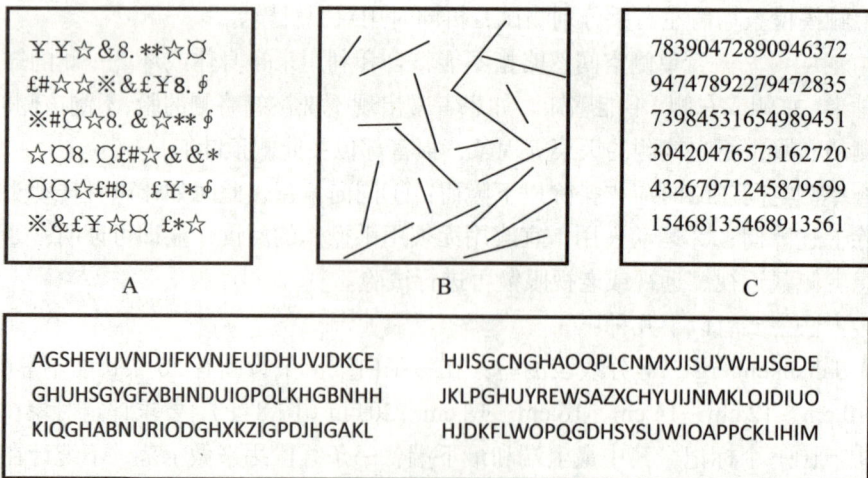

图 8-2　删除试验

（3）绘图测验：评定者将画好表盘或房子等大致左右对称的图画出示给评定对象，要求其临摹（图8-3）。也可以要求评定对象在画好的圆圈内填写表盘上的数字和指针，要求指向10点一刻。只画图形的一半或将表盘数字均填写在圆圈一侧者为异常。

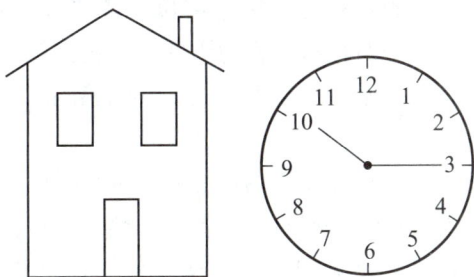

图8-3　绘图测验标准图形

（4）高声朗读测验：给评定对象一篇短文，打印在一张白纸正中，要求从左至右占满数行。请评定对象高声朗读，观察其是否读全整行文字，还是只读每行文字的一部分造成不能读出整篇文章。记录其读每行文字的起止点。

**5. 视空间失认**　视空间失认是指患者因不能准确地判断自身及物品的位置而出现的功能障碍。视空间失认的特征是视空间认识和视觉记忆障碍，表现为患者对物体的如上、下、左、右、内、外、东、南、西、北等方位认识障碍，不能理解和判断物与物之间的方位关系。

确认视空间失认前须先排除以下问题：①感觉性失语、智能障碍所致不能理解评定者的要求；②偏盲、单侧忽略等所致不能看见所有画面和物体；③运动协调障碍所致不能按照自己的意志摆放物品。

评定方法主要有以下几种：

（1）绘图：将一张画有一只盒子的纸放在患者面前，令其在盒子的上方或下方画一个圈。

（2）图片检查：将几张内容相同的图片呈"一"字形排列在患者面前。每一张图片中都同样是两样物品，如鞋和鞋盒子，但是按不同的位置摆放，如鞋在鞋盒上方、鞋在鞋盒一侧、鞋在鞋盒里等，要求评定对象描述每一张图片中鞋与鞋盒之间的位置关系。

（3）实物定位检查：要求评定对象听口令摆放两块积木，如将一块放到另一块的右侧、左侧或上方等。也叫将一些实用性物品如托盘、茶杯和茶匙摆在评定对象面前，要求评定对象按要求摆放这些物品，如"将茶匙放进杯子里"等。

**6. 身体失认**　身体失认是指识别自己和他人身体各部位的能力障碍。患者缺乏人体结构的概念，有此障碍的患者不能区别自己和检查者身体的各个部位以及各部位之间的相互关系。该症状在临床上并不常见，较少独立存在，多与其他认知障碍同时存在。主要见于右侧偏瘫患者，损害部位在优势半球顶叶或颞叶后部。

评定方法主要有以下几种：

（1）手指失认：①按指令出示手指，不能完成者为阳性。②嘱患者说出检查者所触患者手指的名称，不能正确说出者为阳性。③嘱患者说出检查者或图上所指手指的名称或所触及患者的手指的名称，出现错误者为阳性。④说出某两指间的手指数目，出现错误者为阳性。⑤嘱患者模仿治疗师所做手指动作，不能正确模仿者为阳性。以上检查均在睁眼、闭眼两种情况下进行，睁眼正确，闭眼错误，为轻型失认。

（2）体像失认：①按指令触摸躯体的某些部位，如"请指你的鼻子"，如出现错误为阳性。②模仿检查者的动作，如有错误者为阳性。③拼接躯体或面部的图板碎块，不能完成者为阳性。④画人像，不能完成者为阳性。⑤回答问题，如"手在肘的下面吗？"回答错误者为阳性。

（3）左右失认：①按指令"举左手""摸右耳""踢左脚""拍右膝"等，或说出检查者所指身体部位是左侧还是右侧，不能执行者为阳性。②按指令完成动作，如"请指你的左膝"，"请摸一下我的右手"，不能完成者为阳性。③指出人体模型或图画的部位，出现错误者为阳性。

（4）疾病失认：①询问患者的健康状况，了解有无否认实际存在的疾病的现象，有否认现象者为阳性。②询问患者有关患侧的问题，如"有无瘫痪？""感觉如何？""为什么患肢不能活动？"等，不能按所存在的问题回答者为阳性。③让患者做双手操作的活动，不能执行者为阳性。

### （二）失用症

失用症是指由于大脑皮质损害而造成有目的的行为障碍，患者不能正确地计划和执行某些有意识的行为和动作。失用症的发生与肌力下降、肌张力异常、运动协调性障碍、感觉缺失、视空间障碍、语言理解困难、注意力差或不合作无关。失用症患者能以正常的幅度、力度和速度运动其肢体，但不能完成要求的特定动作或姿势。失用症常见病因为脑血管病变、颅内肿瘤、颅内炎症和颅脑外伤等，意想性失用症则多为脑部弥漫性病变。

**1. 意念运动性失用**　意念运动性失用是指储存运动记忆的左半球顶下小叶与负责制订运动计划的前运动皮质之间联系中断导致运动记忆的计划和编排障碍。患者不能执行运动指令，能做简单的和自发性动作，不能完成随意动作和模仿动作，例如，要求患者根据命令徒手做用毛巾擦脸动作，患者表情茫然，不知如何做，但如果在患者脸上有水时将毛巾交给他，则可自动完成擦脸动作。损害部位有左半球顶下小叶、两侧半球前运动区、躯体运动中枢及胼胝体等，该神经加工传导路中任何部位的损伤都可以引起肢体的意念运动性失用。根据操作部位的不同，肢体失用可以表现为双侧或者单侧。

评定方法主要有以下几种：

（1）按口头命令动作：根据检查者的口令用手演示一个动作，如"做一个刷牙的动作"。该检查要求患者能够理解口令和能够想象在没有实物的情况下如何正确地运用和运动。不能执行者为阳性。

（2）实际观察：观察患者晨起时刷牙、穿鞋、写字、吃饭等习惯动作是否常下意识地自发完成，如情况符合为阳性。

（3）模仿动作：检查者向患者示范一种动作，如举起一手，伸示指、环指（无名指）和小指，将中指和拇指对掌，或伸中指、环指、小指，将示指和拇指对掌，让患者模仿。

几乎不能完成者为阳性。

（4）手势表演使用工具动作：利用想象让患者用手势演示如何用锤子将钉子敲进墙上，用螺丝刀拧螺丝，用剪刀剪纸；用锯子锯木头，削土豆皮等，不能完成者为阳性。

评定结果：患者在不用实际物体的情况下能按口令完成大多数动作为正常；只有在给予实物时患者才能完成大多数动作为阳性；即使给予实物也不能完成大多数动作者为严重损伤。

**2. 意念性失用**　意念性失用是指意念或概念形成障碍，是动作的构思过程受到破坏而导致的复杂动作的概念性组织障碍。意念性失用是较严重的运用障碍。患者对于做一件事的目的和做成一件事需要做什么、怎么做和用什么做都缺乏正确的认识和理解。患者不能自动完成或根据指令完成有目的协调、复杂得多步骤动作。其表现为动作的逻辑顺序出现混乱，或某一个动作被省略、重复。例如，刷牙的程序是用杯子接水→漱口→打开牙膏的盖子→将牙膏挤到牙刷上→关闭牙膏盖子→刷牙。患者可以按指令正确完成这一系列动作中的任一个分解动作，但顺序会出现错误，意念性失用患者也不能描述一项复杂活动的实施步骤。

意念性失用患者还可以表现为工具的选择和使用障碍，患者在不使用工具的情况下可以很好地模仿运动，但当实物放在面前时则出现选择和使用错误。尽管患者能够认识物品本身，却不能告知物品的功能或用途，物品被错误地使用。左侧额叶（前额叶皮质、运动前区）、顶叶或顶枕颞叶交界处损伤均可导致意念性失用。弥漫性脑损伤如脑动脉硬化、与痴呆有关的疾病等亦常有意念性失用表现。

评定方法主要有以下几种：

（1）备好信纸、信封、邮票、胶水等，请评定对象折叠信纸放入信封，贴好邮票写上地址。

（2）备好蜡烛、火柴，请评定对象立起蜡烛，用火柴点燃，再吹灭火柴。

（3）备好牙刷、牙膏、牙杯，请评定对象从牙杯中取出牙刷，将牙膏涂在牙刷上。

**3. 结构性失用**　结构性失用患者主要表现为对多维空间的综合不能，患者对绘画、排列、建筑等结构活动的各个构成及其互相关系有一定认识能力，但构成完整整体的空间分析和综合能力则存在明显缺陷。任何一侧顶叶损害可出现结构失用，但以右侧顶叶病损时明显。结构失用多与其他症状合并出现。

评定方法主要有以下几种：

（1）拼图：完成图形，包括 WAIS 动作性检查和柯斯积木图案测验（kohs block design test）。拼图测验方法简单易懂，适用于 3 岁以上患者，且不受语言的限制，可用打手势等方式进行沟通，故可用于聋哑人、感觉性失语或其他与评定者言语不通的患者。

（2）立体模型组合：包括模仿几何图形和复制二维几何图形。

（3）自发绘画：如画房子、人物、钟表等。

（4）写字：如自发写物体的名字、听写、抄写等。

通过上述测验，可以观察患者对结构的运用是否存在障碍。

### 四、注意障碍评定

注意是指在指定时间内关注某种指定信息的能力。注意的基本功能就是对外部输入信息的一种选择，因为外部输入的信息非常多，人的信息加工通道容量有限，不可能一下子加工所有信息。注意的功能就是决定什么信息可以得到加工。注意是心理活动集中指向特定刺激，同时忽略无关刺激的能力。指向性和集中性是注意的基本特征。指向性指在某一瞬间，人们的心理活动有选择地朝向一定对象，从而保证知觉的精确性和完整性；集中性指心理活动停留在一定对象上的强度或紧张度，以保证注意的清晰、完善和深刻。注意是任何认知功能形成的基础，它是一种限制性精神活动。

注意功能的下降称为注意障碍。注意障碍是指当进行一项工作时，不能持续注意或注意持续时间短暂、注意力容易分散，常常是脑损伤的后遗症。注意障碍表现为注意减退，注意减退常被视为意识清晰程度降低的指标，各种原因的脑损伤可导致注意障碍。注意障碍者难以学习、听从指导或参加集体活动。注意障碍往往与额叶扣带回、前额叶皮质、颞上回、丘脑和脑干的网状结构受损有关。

### （一）注意的特点及其影响因素

**1. 注意的紧张度** 是指心理活动对一定事物的高度集中程度。一个人是否有良好的身体和精神状况以及对于注意对象的浓厚兴趣和爱好，都有助于保持高度的注意紧张性。注意范围的大小也是影响紧张性的因素。

**2. 注意的范围** 是指在同一时间内一个人所能清楚把握注意对象的数量。正常成年人能注意到8～9个黑色圆点，4～6个没有关系的外文字母，3～4个几何图形。一般来说，被感知的事物越集中，排列上越有规律，越能成为相互联系的整体，注意的范围就越大，反之注意的范围就越小，当任务复杂或需要更多地注意细节时，注意的范围就会缩小。扩大注意的范围可以提高学习和工作的效率。

**3. 注意的持久性** 是指注意在某一对象上能保持时间的长短。在一定范围内，注意的持久性随着注意对象复杂程度的增加而有所提高。但如果注意对象过于复杂，又难理解，就容易导致疲劳，使注意力分散。

**4. 注意的转移性** 是指根据新活动的要求，及时主动地将注意从一个事物转移到另一个事物，对原来活动的注意紧张程度越高，注意的转移就越困难，转移的速度也就越慢，反之就容易和迅速。自控能力强者能主动及时地转移注意，自控能力弱者就不能及时转移。另外，对新活动有浓厚兴趣或符合其当时心理需求时，注意的转移就会比较容易和迅速。

**5. 注意的分配性** 是指在进行两种或两种以上活动时能同时注意的对象。要具备这种能力须有两个条件：一是有一种活动很纯熟以至于不需要太多注意就能进行；二是同时进行的几种活动之间必须相互关联并形成固定的反应系统。

## （二）注意障碍的特征与临床表现

注意障碍的特征是注意障碍者不能处理用于顺利进行活动所必要的各种信息。脑损伤后出现的注意障碍可分为以下几种类型：

**1. 觉醒状态低下**　患者对于刺激的反应能力和兴奋性下降，表现为注意迟钝、缓慢。主要是由于网状结构功能障碍，患者对痛、触、视、听及言语等刺激的反应时间延迟，不能迅速、正确地做出反应。

**2. 注意范围缩小**　患者的注意范围显著缩小，主动注意减弱。表现为当患者集中于某一事物时，其他易于唤起注意的事物并不引起患者的注意。

**3. 保持注意障碍**　指注意的持久性或稳定性下降。患者在进行持续和重复性的活动时缺乏持久性，注意力涣散，随境转移，易受干扰，不能抑制不合时宜的反应。因此，患者不能完成阅读书报、听课任务；在康复训练时由于患者不能将注意力长时间保持在所进行的活动上面而影响康复治疗效果。

**4. 选择注意障碍**　患者不能有目的地注意符合当前需要的特定刺激及去除无关刺激，很容易受自身或外部环境因素的影响而使注意力不能集中，如不能在较嘈杂的环境中与他人进行谈话，丧失了从复杂或嘈杂的背景环境中选择一定刺激的控制能力。

**5. 分配注意障碍**　患者不能同时利用所有有用的信息，表现为不能在同一时间做两件事。例如，一偏瘫患者在他人监护下可以行走，但当有人从他面前通过并向他打招呼时，患者就会因失去平衡而止步、跟跄，甚至摔倒。

**6. 转移注意障碍**　额叶损伤时，常表现为注意固定，又称为持续状态。表现为患者不能根据需要及时地从当前的注意对象中脱离并及时转向新的对象，因而不能跟踪事件发展。例如，患者是一个学生，其无法交替地听老师讲课和记笔记；在进行康复训练时，患者在指令下从一个动作转换到另一个动作会出现困难。

## （三）注意障碍的评定方法

注意障碍评定适用于：脑血管病、颅脑损伤所致的注意功能障碍；情绪及人格障碍引起的注意功能障碍；老年人痴呆等。常用评定方法有以下几种：

**1. 视跟踪**　要求评定对象的目光跟随光源做上、下、左、右移动，每一方向记1分，正常为4分。

**2. 形状辨认**　要求评定对象临摹画出垂线、圆形、正方形和A字形各一图。每项记1分，正常为4分。

**3. 划销测验**　有数字划销、字母划销、符号划销等不同的划销类型。评定者要求评定对象在专用划销表中将指定数字（或字母、符号）划去，从而对注意进行评定。例如，要求评定对象以最快速度准确划去图8-4字母中的"D"和"F"，每行约需划去18个字母，100秒内划错大于1为注意缺陷。

```
AGHDVBFRTYFDCSDUIFNMKIOFNMFODERFGYDVCXDWRFHUFRTYJJDCXZAWDCVBFGHYDJMDH
DDHGYFBNMIUDVXASFVBGYTDJLMBFTYURESDGHFYUJNBFDFWEAQFZMOPGDYUFBNFXEDUIF
ADUBJFVBGHJFFBNUDCXZAYUFVYFBHIODERGFVJNDREDXZQFKOPFLYDHUJFFUIDVNDHJGU
PLDNMUIDOPLHFBHUYDCVFFTYUJNIODBNMFDRTGFCVBDFVGIOPLFCDVGYHBFERDVBUJNMF
FHBUFIOPADXZSFFREBHVDRTYFXCMFOPDIUYFBNUDFRQAZDUIOPMFTYDCVDXZDASGDNJIO
LODUIOVBFTYHNMOPADECXZTGVFUJNHGFCXQDDHIFCXZDYJKLDIOPFBHUDESZFTHDGHUDI
PMLIHDYGFVBIDERFRDFSAZXDVFGBHUDIOWFDQCVBFFHIOPDVBNMUFCVZDERAFYUDBNIOD
```

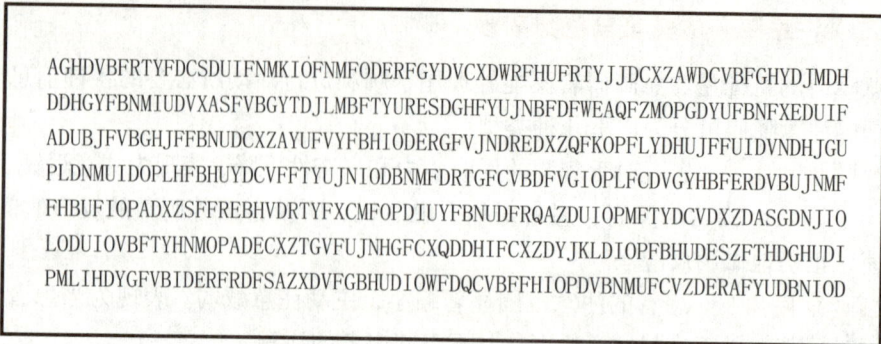

**图 8-4 供划销字母试验用的字母列**

**4. 听认字母** 在 60 秒内以每秒一个字的速度念出无规则的字母排列，其中有 10 个为指定的同一字母，要求评定对象听到此字母时举手示意，举手 10 次为正常。

**5. 听跟踪** 让评定对象闭目听铃，将铃在评定对象左、右、前、后和头上方摇动，让他指出铃之所在。每个位置记 1 分，小于 5 分为不正常。

**6. 声辨认** 可以通过两种方法来进行评定。

（1）声认识是给评定对象播放各种声音的录音，如嗡嗡声、电话铃声、钟表声、号角声等，要求评定对象在听到号角声时举手示意，号角声出现 5 次，若举手少于 5 次为不正常。

（2）听声音是给评定对象播放一段短文录音，其中有 10 个为指定的同一词，要求评定对象听到此词时举手示意，举手少于 10 次为不正常。

**7. 注意广度的检查** 主要是检查注意广度有无障碍，一般包括数字的正向和逆向复述、连减或连加测验、轨迹连线试验等。

**数字距检查表**

（1）数字距检查是评定对象根据评定者要求正向或逆向复述逐渐延长的数字串的测试方法，能正确复述出的数字串最高位数即为该评定对象的复述数字距。数字距检查通常从 2 位数开始，评定者以 1 位数 / 秒的速度说出一组数字，每一个水平做两次检查，即每一数字距水平测试两组不同的数字，两次检查中任意一次通过即可。一个水平的检查通过后进入下一水平测试，如两次均失败则检查结束。数字距检查结果取最后通过的数字串水平。检查时评定者成串地将数字脱口而出，以免使检查准确性受到影响。

（2）连加或连减测验是要求评定对象从 100 减 9 开始连续减 9 或用 9 连加的测验。在测验中评定者的提问是：100 减 9 等于几？再减 9 呢？再减 9……或 9 加 9 等于几？再加 9 呢？而不应是：100 减 9 等于几？91 减 9 等于几？82 减 9……或 9 加 9 等于几？18 加 9 呢？27 加 9……

（3）轨道连线测验有 A 型和 B 型两种类型。A 型测验方法为在一张纸上印 25 个小圆圈，分别标注数字 1～25，要求评定对象按照数字顺序尽快将 25 个圆圈相连。B 型测验为在一张纸上印 25 个小圆圈，其中 13 个圆圈分别标注数字 1～13，其余 12 个则标注字母 A～L，要求评定对象按照数字、字母间隔的形式顺序来连接圆圈，例如 1–A–2–B……12–L–13。均以完成的时间来评分。一般认为 A 型主要是测验大脑右半球功能，即反映原始的知觉运动速率；而 B 型则是反映大脑左半球功能，除包含知觉运动速率外，还包含有概念和注意转移等能力。

8. **定向力检查** 患者出现注意障碍时，时间和地点失定向是注意障碍不可避免的后果。脑损伤患者常常在对任务、地点和时间的定向上表现出迷惑。患者不能表明自己现在何处，也可能迷路或走失，可能不能识别他人甚至自己。

9. **注意分配的检查** 声、光刺激同时呈现，要求患者对刺激作出判断和反应。

在进行注意评定时，首先应了解患者的背景资料，根据患者的具体情况，提前准备评定内容（包括用具）和评定顺序。评定前应向患者及其亲属说明评定目的、要求和主要内容，以取得同意及积极的配合。评定时环境应安静，避免干扰，最好是"一对一"（即评定者和患者之间）进行评定，如陪伴人员在旁时，嘱其不得提示或暗示患者，评定要在融洽的气氛中进行，评定中注意观察患者的状态，是否合作，是否疲劳，评定中不要随意纠正患者的错误反应，不仅要记录患者反应的正误，还应记录患者的原始反应（包括替代语、手势、体态语、书写表达等）。

### 五、记忆力障碍评定

记忆是过去经历过的事物在头脑中的反应。用信息加工的观点看，记忆就是人脑对输入信息进行编码、储存以及提取的过程。

记忆障碍是脑损伤后常见的认知功能障碍，也是各种类型痴呆的常见症状。此外，情绪、人格障碍患者也常出现记忆功能障碍。记忆障碍也可分为瞬时记忆障碍、短时记忆障碍和长时记忆障碍。瞬时记忆障碍表现为即刻记忆缺陷，如让患者复述四个不相关的词，其表现为只能复述出一个或一个也不能复述；短时记忆障碍以保存过程异常和信息的储存时间缩短为主要表现，如对刚刚发生的事情一会儿就忘记了，反而对以往的事情记忆犹新，颅脑损伤、脑血管意外患者即属于这一类型的障碍；长时记忆障碍是由于储存的信息在提取时受阻而产生回忆过程障碍，先是短时记忆受损，随后长时记忆受到一定影响，痴呆患者多属于这一类型。

记忆障碍的评定检查应在安静环境内进行，避免外界干扰，以排除注意障碍对检查结果的影响。

### （一）瞬时记忆评定

瞬时记忆评定包括言语记忆评定和非言语记忆评定。

1. **言语记忆评定** 言语记忆的常用检查方法包括数字广度测验，词语复述测验等。

（1）数字广度测验包括数字顺背和倒背测验，检查方法同注意障碍中的正向和逆向数字距检查。一次重复的数字长度在 7 范围内为正常，低于 5 则说明瞬时记忆有缺陷。

（2）词语复述测验时先由评定者说出 4 个不相关的词，如篮球、桌子、水杯、汽车，速度为每秒 1 个词，随后要求评定对象立即复述。正常者能立即说出 3～4 个词。检查中重复 5 遍仍未答对者为异常，表明存在瞬时记忆障碍。

**2. 非言语记忆评定** 可用画图的方法检查视觉图形记忆，方法是出示 4 张图形卡片（图 8-5），评定对象看 30 秒后将图片收起或遮盖，立即要求评定对象将图案默画出。图形不完整或各组成部分之间位置关系错误均属异常。

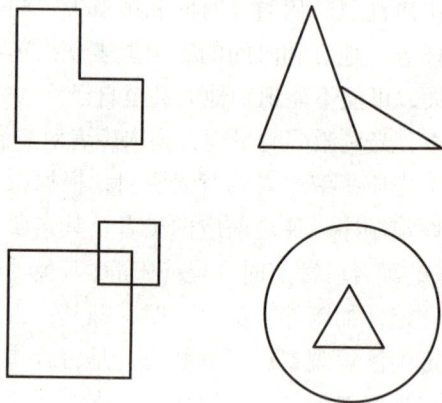

图 8-5　视觉图形记忆检查

### （二）短时记忆评定

短时记忆评定内容同瞬时记忆评定，但是在呈现检查内容后停顿 30 秒再要求评定对象回忆检查中的内容。

### （三）长时记忆评定

长时记忆评定可分别从情节记忆、语义记忆和程序性记忆等不同侧面进行。从发展的角度看，程序性记忆在婴儿期最先发展，接着是语义记忆，最后才是情节记忆。而老年痴呆患者的记忆受损顺序是情节记忆→语义记忆→程序性记忆。

**1. 情节记忆** 指与个人亲身经历有关的事件及重大公众事件等信息的记忆，涉及事件的时间、地点和内容。情节记忆障碍是长时记忆障碍最显而易见的表现，包括顺行性遗忘和逆行性遗忘两种类型。前者指患者不能回忆近期本人经历的事件，也不能学习新信息；后者指患者不能回忆受伤前或患病前本人经历的事件和公众事件。评定时从顺行和逆行记忆两方面考察患者的再现和再认能力，以发现遗忘的特点。例如，给评定对象读一段故事，故事中包含 15～30 个内容，读完后要求评定对象复述故事情节，评定者记录回忆出的内容的情况。根据评定对象的年龄和文化水平，就重大事件发生的时间、地点及事件的主要内容做出提问。

**2. 语义记忆** 是指有关常识、概念及语言信息的记忆，包括常识测验、词汇测验、分类测验、物品命名及指物测验等。语义记忆障碍常见于脑部弥漫性损伤，如各类痴呆，以及一些额叶病变的患者。

（1）常识测验：对评定对象提问常识性问题，如中国的首都是哪里、什么温度能使水结冰、一年有几个月等。

（2）词汇测验：请评定对象对词汇做出词义解释。

（3）分类测验：请评定对象对所列物品进行分类，如将其归入服装、家具、植物等类别。

（4）物品命名：请评定对象对指定实物进行命名。

（5）指物测验：将数件物品混放在一起，请评定对象根据指令将某物从中挑出。

3. 程序性记忆　又称内隐记忆，即在自动潜意识水平学习有关行为技能、认知技能以及运算法则的能力，是完成自动、技巧性运动的能力。例如打羽毛球、骑自行车等。程序性知识经常难以用语言来描述。对于程序性记忆障碍的患者，尽管他们能够从基础上重新学习这些技能，但是在他们这样做时通常需要借助有意识的回忆所识记的内容。其结果是，可能永远做不到自动地、毫不费力地完成在正常人看来是理所当然的简单运动任务。程序性记忆测验时，只需评定对象是否完成指定操作，例如扣扣子、开罐头、模仿折纸等。

## 六、执行能力障碍评定

执行能力就是一种把想法变成行动，把行动变成结果，从而保质保量完成任务的能力。执行能力的强弱因人而异，同样一件事情不同的人去做，往往会产生不同的结果。人的执行能力包括管理者的管理能力与员工的工作能力。执行功能是更高一级的脑功能，对注意力、记忆力和运动技能等都会产生影响，并以这些基本能力的统合方式表现出来，因此很难对执行功能做直接的测验，而往往是通过对其他能力的综合检查来反映执行功能的水平。

### （一）直接观察

对可疑有执行功能障碍的患者，在排除其肢体运动障碍的前提下，可要求其实际演示一些日常动作，例如刷牙、洗脸、梳头、吃饭等，观察患者是否存在反复进行片段动作的情况。持续状态和不能完成序列动作均为异常反应。

### （二）简单操作动作检查

要求患者按照一定顺序不断变换 2～3 种简单动作，以测验患者是否具有适当的反应抑制能力。缺乏这种能力的表现通常是不能根据不同的刺激来变换应答，而是持续同一个动作，是额叶损伤的典型表现。

-------------------------------------------

【案例分析】

对该患者的意识状况进行评定，空间定向力、记忆力进行检查，可进行 MMSE 检查，日常生活活动能力等方面的检查。

## ■ 任务二　情绪情感障碍评定

　　患者，女，30岁，已婚，职业为人民教师，一年前产假结束后回到工作岗位。但很多问题让她感到不适，不久出现了情绪低落，疲乏无力，对什么事情都不感兴趣的症状，经常深夜12点之后才能入睡，早晨4点钟左右就醒了，醒了之后再也睡不着。近两月，病情加重，时常出现自杀念头，忧心忡忡，不愿处理家务事，不爱出门，整日呆坐，记忆力下降很多，很影响工作。

**思　考** ⋯⋯⋯⋯⋯⋯⋯⋯⋯⋯⋯⋯⋯⋯⋯⋯⋯⋯⋯⋯⋯⋯⋯⋯⋯⋯⋯⋯

　　请问对案例中的患者可能存在什么问题？该进行哪些方面的评定？

　　情绪情感是人对于客观事物是否符合人的需要而产生的一种反应，人们在忧伤、苦恼或气馁时会表现出悲伤、消沉等不良情绪，如果这种情绪只是暂时的，则是人类正常的情绪反应。情绪状态有积极与消极之分，在临床上常见的消极情绪状态有抑郁与焦虑两种。通常对患者情绪情感障碍的评定，能准确掌握患者的心理状况，帮助患者采取积极的应对措施，调整心理环境，这对于患者的康复具有重要的意义。

### 一、焦虑的评定

　　焦虑是对事件或内部想法与感受的一种不愉快的体验，它涉及轻重不等但性质相近而相互过渡的一系列情绪，是当人们面对潜在的或真实的危险或威胁时，都会产生的情感反应。绝大多数因一定原因引起、可以理解的、适度的焦虑，属于正常焦虑。常用的评定量表如下：

#### （一）汉密尔顿焦虑量表

　　汉密尔顿焦虑量表（hamilton anxiety scale，HAMA）用于测量焦虑症以及患者的焦虑程度，此量表适用于有焦虑症状的成年人。由经过培训的两名评定者进行联合检查，采用交谈与观察的方式，检查完毕，两者独立评分，取平均值。做一次评定约需10～15分钟。评定内容具体见表8-3。表中第1～6项及第14项反映精神性焦虑，第7～13项则反映躯体性焦虑。

表8-3　汉密尔顿焦虑量表（HAMA）

| 项目 | 表现特点 | 分数 |
|---|---|---|
| 1.焦虑心境 | 担心、担忧，感到有最坏的事情将要发生，容易激惹 | 0 1 2 3 4 |
| 2.紧张 | 紧张感、易疲劳，不能放松，易哭、颤抖，感到不安 | 0 1 2 3 4 |
| 3.害怕 | 害怕黑暗、陌生人、独处、动物、乘车或旅行及人多的场合 | 0 1 2 3 4 |
| 4.失眠 | 难以入睡，易醒、多梦、梦魇，夜惊，醒后感疲倦 | 0 1 2 3 4 |

| 项目 | 表现特点 | 分数 |
|---|---|---|
| 5.认知功能 | 感觉、知觉、记忆、注意障碍，主要指注意力不集中，记忆力差 | 0 1 2 3 4 |
| 6.抑郁心境 | 丧失兴趣，对以往的爱好缺乏快感，早醒，昼重夜轻 | 0 1 2 3 4 |
| 7.躯体性焦虑（肌肉系统） | 肌肉酸痛，活动不灵活，肌肉跳动，肢体抽动，牙齿打战，声音发抖 | 0 1 2 3 4 |
| 8.躯体性焦虑（感觉系统） | 视物模糊，发冷发热，软弱无力感，昏倒感 | 0 1 2 3 4 |
| 9.心血管系统症状 | 心慌，心悸，胸痛，血管跳动感，昏倒感 | 0 1 2 3 4 |
| 10.呼吸系统症状 | 胸闷，窒息感，叹息，呼吸困难 | 0 1 2 3 4 |
| 11.胃肠道症状 | 吞咽困难，暖气，恶心，腹胀腹泻，便秘，体重减轻 | 0 1 2 3 4 |
| 12.生殖泌尿系统症状 | 尿频、尿急，停经，性冷淡，早泄，阳痿 | 0 1 2 3 4 |
| 13.自主神经系统症状 | 口干，潮红，苍白，多汗，起"鸡皮疙瘩"，紧张性头痛 | 0 1 2 3 4 |
| 14.会谈时行为表现 | ①一般表现：紧张、忐忑不安，咬手指，紧紧握拳，摸弄手帕，面肌抽动，顿足，手抖，表情僵硬，叹息样呼吸，面色苍白；②生理表现：打嗝，安静时心率快，呼吸快（20次/分以上），腱反射亢进，四肢震颤，瞳孔放大，眼睑跳动，易出汗，眼球突出 | 0 1 2 3 4 |

汉密尔顿焦虑量表每项评定按症状轻重分为0～4分五个级别。0分：无症状；1分：症状轻微；2分：有肯定的症状，但不影响生活和活动；3分：症状重，需加处理，或已影响生活和活动；4分：症状极重，严重影响生活。最高总分为56分。根据总分可对患者的焦虑状态进行分级（表8-4）。

### 表8-4 HAMA评分结果

| 总分 | 判定结果 |
|---|---|
| 小于7分 | 无焦虑 |
| 7～14分 | 可能有焦虑 |
| 15～21分 | 肯定有焦虑 |
| 22～29分 | 肯定有明显焦虑 |
| 大于29分 | 可能为严重焦虑 |

### （二）焦虑自评量表

焦虑自评量表（self-rating anxiety scale，SAS）能准确而迅速地反映伴有焦虑倾向的评定对象的主观感受，测评方法见表8-5。

### 表8-5 焦虑自评量表（SAS）

指导语：下面有20条文字，请仔细阅读每一条，把意思弄明白，根据你最近一星期的实际情况在适当的字母下的空处画√。其中每一条文字后面有四个空，分别表示A：没有或很少时间；B：小部分时间；C：相当多时间；D：绝大部分或全部时间

| 序号 | 评测项目 | A B C D |
|---|---|---|
| 1 | 我觉得比平时容易紧张或着急 | |
| 2 | 我无缘无故地感到害怕 | |
| 3 | 我容易心里烦乱或感到惊恐 | |
| 4 | 我觉得我可能将要发疯 | |

| 序号 | 评测项目 | A B C D |
|---|---|---|
| 5 | 我觉得一切都很好 | |
| 6 | 我手脚发抖打颤 | |
| 7 | 我因为头疼、颈痛和背痛而苦恼 | |
| 8 | 我觉得容易衰弱和疲乏 | |
| 9 | 我觉得心平气和，并且容易安静坐着 | |
| 10 | 我觉得心跳得很快 | |
| 11 | 我因为一阵阵头晕而苦恼 | |
| 12 | 我有晕倒发作，或觉得要晕倒似的 | |
| 13 | 我吸气、呼气都感到很容易 | |
| 14 | 我的手脚麻木和刺痛 | |
| 15 | 我因为胃痛和消化不良而苦恼 | |
| 16 | 我常常要小便 | |
| 17 | 我的手脚常常是干燥温暖的 | |
| 18 | 我脸红发热 | |
| 19 | 我容易入睡并且一夜睡得很好 | |
| 20 | 我做噩梦 | |

　　20 道测试题目分为正向计分和反向计分两种类型，其中 1、2、3、4、6、7、8、10、11、12、14、15、16、18、20 为正向计分题，A、B、C、D 分别按 1、2、3、4 计分；5、9、13、17、19 为反向计分题，A、B、C、D 分别按 4、3、2、1 计分。所得总分乘以 1.25 取整数，即得标准分。分值越小越好，分界值为 50，即 50 分以上为焦虑状态，需请医生进一步进行诊断并给予治疗。

## 二、抑郁的评定

　　抑郁是一组消极悲观的情绪状态，为显著而持久的情绪低落。抑郁的评价可采用由医生或其他人员对被试者进行评价或由被试者自行完成对自身的评价两种方式。常用的评定量表如下：

### （一）汉密尔顿抑郁量表

　　汉密尔顿抑郁量表（hamilton depression scale，HAMD）是目前国内和国际上最常采用的由医务人员进行抑郁评定的量表。由评定者根据对评定对象的观察，圈出相应分数，总分最高分为 76 分。做一次评定需 15～20 分钟，这主要取决于评定对象的病情严重程度及其合作程度。具体内容见表 8-6。评定项目中的第 10～17 项提示抑郁躯体化，第 18 项提示日夜变化；第 2、3、9、19、21 项提示认知障碍；第 1、7、8、14 项提示迟缓；第 4～6 项提示睡眠障碍；第 22～24 项提示绝望感。

表 8-6　汉密尔顿抑郁量表（HAMD）

| 序号 | 评定项目 | 圈出最适合患者情况的分数 |
|---|---|---|
| 1 | 抑郁情绪 | 0　1　2　3　4 |
| 2 | 有罪感 | 0　1　2　3　4 |
| 3 | 自杀 | 0　1　2　3　4 |
| 4 | 入睡困难 | 0　1　2 |

| 序号 | 评定项目 | | 圈出最适合患者情况的分数 |
|---|---|---|---|
| 5 | 睡眠不深 | | 0　1　2 |
| 6 | 早醒 | | 0　1　2 |
| 7 | 工作无兴趣 | | 0　1　2　3　4 |
| 8 | 迟缓 | | 0　1　2　3　4 |
| 9 | 激越 | | 0　1　2　3　4 |
| 10 | 精神性焦虑 | | 0　1　2　3　4 |
| 11 | 躯体性焦虑 | | 0　1　2　3　4 |
| 12 | 胃肠道症状 | | 0　1　2 |
| 13 | 全身症状 | | 0　1　2 |
| 14 | 性症状 | | 0　1　2 |
| 15 | 疑病 | | 0　1　2　3　4 |
| 16 | 体重减轻 | | 0　1　2 |
| 17 | 自知力 | | 0　1　2 |
| 18 | 日夜变化 | A早 | 0　1　2 |
| | | B晚 | 0　1　2 |
| 19 | 人格或现实解体 | | 0　1　2　3　4 |
| 20 | 偏执症状 | | 0　1　2　3　4 |
| 21 | 强迫症症状 | | 0　1　2　3　4 |
| 22 | 能力减退感 | | 0　1　2　3　4 |
| 23 | 绝望感 | | 0　1　2　3　4 |
| 24 | 自卑感 | | 0　1　2　3　4 |

0分表示无症状,1～4分表示症状从轻到重。根据总分进行抑郁程度分级,见表8-7。

表8-7　HAMD评分结果分级

| 总分 | 判定结果 |
|---|---|
| 小于8分 | 无抑郁 |
| 8～20分 | 轻度抑郁 |
| 21～35分 | 中度抑郁 |
| 大于35分 | 严重抑郁 |

### (二)抑郁自评量表

抑郁自评量表(self-rating depression scale,SDS)用于测量抑郁状态的轻重程度及其在治疗中的变化,测评方法见表8-8。

表8-8　抑郁自评量表(SDS)

指导语:下面有20条文字,请仔细阅读每一条,把意思弄明白,根据你最近一星期的实际情况在适当的字母下的空处画√。其中每一条文字后面有四个空,分别表示A:没有或很少时间;B:小部分时间;C:相当多时间;D:绝大部分或全部时间

| 序号 | 评测项目 | A　B　C　D |
|---|---|---|
| 1 | 我觉得闷闷不乐,情绪低沉 | |
| 2 | 我觉得一天之中早晨最好 | |

续表

| 序号 | 评测项目 | A B C D |
|---|---|---|
| 3 | 我一阵阵地哭出来或觉得想哭 | |
| 4 | 我晚上睡眠不好 | |
| 5 | 我吃得跟平常一样多 | |
| 6 | 我与异性亲密接触时和以往一样感觉愉快 | |
| 7 | 我发觉我的体重在下降 | |
| 8 | 我有便秘的苦恼 | |
| 9 | 我心跳比平常快 | |
| 10 | 我无缘无故地感到乏 | |
| 11 | 我的头脑跟平常一样清楚 | |
| 12 | 我觉得经常做的事情并没有困难 | |
| 13 | 我觉得不安而平静不下来 | |
| 14 | 我对将来抱有希望 | |
| 15 | 我比平常容易生气激动 | |
| 16 | 我觉得作出决定是容易的 | |
| 17 | 我觉得自己是个有用的人，有人需要我 | |
| 18 | 我的生活过得很有意思 | |
| 19 | 我认为如果我死了别人会生活得好些 | |
| 20 | 平常感兴趣的事我仍然感兴趣 | |

20 道测试题目分为正向记分和反向计分两种类型，其中正向计分题的题号为：1、3、4、7、8、9、10、13、15、19，A、B、C、D 分别是按 1、2、3、4 计分；2、5、6、11、12、14、16、17、18、20 为反向计分题，A、B、C、D 分别按 4、3、2、1 计分。所得总分乘以 1.25 取整数，即得标准分。分值越小越好，分界值为 50，即 50 分以上为抑郁状态，需请医生进一步进行诊断并给予治疗。

### 意念性失用与意念运动性失用的鉴别

[知识链接]

意念性失用和意念运动性失用都会影响患者正常地执行动作，但两者在意义、损伤的部位、临床表现上存在着明显的区别。

（1）从意义上讲，意念性失用是意念的产生和概念的形成过程出现障碍；意念运动性失用是视运动记忆破坏或储存有视运动记忆的顶叶与额叶运动区联系中断，使计划和编排运动出现障碍。

（2）损伤部位的不同，意念性失用的损伤定位根据不同的病例报道显示，左侧额叶（前额叶皮质、运动前区）、顶叶或顶枕颞叶交界外损伤均可导致意念性失用。而意念运动性失用的损伤定位是左顶叶、两侧半球前运动区、躯体运动中枢及胼胝体。

（3）从临床表现上看，二者在执行口令、模仿评定者动作和用实物实际操作中均存在区别，见下表：

**意念性失用和意念运动性失用的鉴别**

| 检查项目 | 意念运动性失用 | 意念性失用 |
| --- | --- | --- |
| 执行口令 | 不能正确执行 | 不能正确执行 |
| 动作模仿 | 不能模仿 | 模仿准确 |
| 实物操作 | 正确完成 | 操作混乱 |

意念运动性失用患者表现为不能执行运动口令，但能够在适当的时间与地点下意识地完成那些已获得的熟练操作的技能性动作，并能够描述动作的过程。例如，意念运动性失用患者不能在指令下拿起牙刷或启动刷牙动作，但是在早晨起床后却可以到洗手间自发地拿起牙刷，将牙膏挤到牙刷上，然后刷牙。意念性失用患者表现为动作的逻辑顺序出现混乱，或某一个动作被省略、重复。例如沏茶时要先将茶叶放进茶壶，加开水，然后盖上壶盖。意念性失用患者放茶叶、倒水、盖上壶盖的动作都可以正确地完成，但顺序出现错误，如先倒水而不是先放茶叶。

## 【案例分析】

该患者存在情绪障碍方面的问题：抑郁。可以对该患者进行抑郁方面问题的评定。

## 学习检测

### 一、选择题

1.（    ）是认知障碍的最严重的表现形式。

A. 记忆障碍　　　B. 感知障碍　　C. 注意障碍　　D. 昏迷　　　　E. 痴呆

2. 对失用症的描述下列正确的是（    ）。

A. 偏瘫肢体运动功能障碍　　　　　　　B. 偏瘫肢体感觉功能障碍

C. 偏瘫患者的触觉忽略　　　　　　　　D. 偏瘫患者的视觉忽略

E. 偏瘫患者认知障碍不能计划、组织、执行随意运动

3. 失认症的临床表现不包括（    ）。

A. 视力正常但分辨不出东西

B. 对所见物品不能分辨但用手触摸后则能回答

C. 听力正常但听不出什么声音

D. 不能按指令表演刷牙动作

E. 弄不清手指的名称

4. 检查者发出口令，要求患者"举起右手"，患者不能按检查者的口令完成此动作，确定该患者为（　　　）。

A. 体像失认　　　B. 手指失认　　　C. 左右失认　　　D. 疾病失认　　　E. 都是错误的

5. 汉密尔顿抑郁量表属于（　　　）。

A. 智力测验　　　B. 注意测验　　　C. 人格测验　　　D. 情绪测验　　　E. 都是错误的

6. 认知功能障碍的评估不包括（　　　）。

A. 注意障碍评定　　　　　　　　　　B. 记忆力障碍评定

C. 知觉障碍评定　　　　　　　　　　D. 手功能评定

E. 执行功能评定

7. 意识状态评定采用 GCS 评分，按检查时患者（　　　）的反应情况给予计分。

A. 睁眼　　　B. 运动　　　C. 认知　　　D. 语言　　　E. ADL

8. 视觉失认包括（　　　）。

A. 物体失认　　　B. 相貌失认　　　C. 同时失认　　　D. 色彩失认　　　E. 视空间失认

## 二、简答题

1. 简述精神状态评定的内容有哪些？

2. 失认症患者的主要表现有哪些？

# 项目九
# 言语与吞咽功能评定 —————————————

学习目标

1. 掌握失语症的评估；构音障碍的检查方法；吞咽障碍的临床评估；儿童言语发育迟缓的评估。

2. 熟悉语言的概念；失语症的分类；构音障碍的定义及分类；与吞咽相关的正常解剖；正常人的吞咽过程及障碍表现；洼田饮水试验。

3. 了解国际、国内常用的失语症评定方法；吞咽造影技术及操作；运动性构音障碍的定义、分类及主要言语表现。

  语言（language）是指人类社会中约定俗成的符号系统，是包含口语、书面语、手势语和体态语等交流符号的集合系统，是一个自然发展起来的语音、词法、句法、语义及语用的规则体系。语言活动有四种形式：表达、理解、阅读和书写。语言信号是通过视觉器官与听觉器官感知后输入中枢，在中枢语言处理分析器处理分析、储存后再经神经传出支配语言运动器官咽、喉、舌而进行语言的口头表达。

## 任务一　语言功能障碍评定

**案例导入**

　　林某，男，37 岁，右侧肢体无力伴言语不利 2 个月余，患者于 2 个多月前因工作时突发胸痛 2 天，意识模糊 3 小时至医院就诊，诊断为：急性广泛前壁心肌梗死，入院后查头颅 CT，考虑左侧额颞叶脑梗死，目前患者言语不流利，可理解对答，日常沟通困难。

　　**思　考**

　　1. 请说出患者应选择的语言评估方法，以及评估流程。
　　2. 请结合患者的病情及评估结果，给出相应的语言功能障碍诊断类型。

### 一、语言学概述

#### （一）定义

　　言语（speech）是指声音语言（口语）形成的机械过程，是人类交流最基本的部分，其形成主要是由肺部呼出气体，经气管进入声道，通过呼吸、发声、共振、构音及韵律产生声音，实现交流的运动活动和实际过程，其中声道对声音的产生起着重要的作用，包括唇、舌、硬腭、软腭、咽、喉和声带。

#### （二）与语言相关的概念

　　音素（phone）：人类在一次发音中从音质角度切分出来的最小的语音单位。

　　音位（phoneme）：是具体语言或方言在一类发音中从能否区别词或语素的角度划分或归并出来的最小的语音形式。

　　语义（sematic）：用语音形式表现出来的语言单位的内容以及语言单位在使用时所表现出来的含义，是人脑对客观事物或现象的概括反映。

　　交流（communication）：为涉及信息传递和接收过程的所有行为，包括语言和非语言行为（如动机、态度、策略、认知等）。

　　复述（repetition）：是重复所听到的话。这个语言水平不能满足传递信息、实现交流的需求。

　　命名（naming）：指对事物的称呼。因其往往在交流中发挥核心功能，传递一个信息或需求，所以是语言使用的高级水平。

　　发音（pronunciation）：一般的声音和言语是在呼吸的呼气阶段产生的。在言语的过程中通常有两种语音：浊音和轻音。

　　音调（tone）：指言语时发生的不同声调的高低，表示强调，可使个别的语音、字词或短语具有另外的含义。

共鸣（sympathetic response，resonate）：物体因共振而发声的现象。如两个频率相同的音叉靠近，其中一个振动发声时，另一个也会发声。

韵律（rhythm）：韵律包括音速、节律、音量和音调。以速率、节奏、强度以及音频轮廓为标志性的重点，因而在个人的言语音、词或是词的频率上带有了另外的意义。

流利（fluency）：是用没有停顿和重复的口头语言表达音、音节、单词和词组。

## 二、语言障碍常见病因

### 脑卒中

大脑优势半球的额下回后部（Broca 区）受损，会导致口语表达障碍，即患者能理解语言意义，但不能用言语表达或表达不完整，称为运动性失语。当颞上回后部（Wernicke 区）受损，会导致语言理解障碍，即患者能用口语表达，但不能理解他人和自己说话的含义，称为感觉性失语。脑卒中后应尽早对患者做相关语言能力评估，以便其建立起与医护及亲友的有效交流。对交流问题的评估，除了口语表达、理解以及读和写的受损，更需要强调的是评估残余的交流能力。

还有一些脑卒中非优势半球损伤的患者有构音障碍的言语问题，也可同时存在非言语交流能力的丧失。大部分构音问题以后可能恢复正常，但严重的构音障碍表现为不能控制语词的发音和韵律变化，发出的言语令人难以理解。

1. 脑外伤　脑外伤同时伴有语言障碍和构音问题的情况较为多见，但与脑卒中的患者相比言语功能恢复较快。脑外伤患者最主要的问题在于非言语交流和认知缺损对交流的影响。

2. 多发性硬化　多发性硬化的典型言语问题是疾病后期造成的痉挛型构音障碍。如果患者有失用症，也可能发生失用性构音障碍。口颜面失用有时会严重损害交流能力，同时造成进食困难。

3. 其他慢性神经性疾病　影响言语的慢性神经性疾病，例如帕金森病、运动神经元疾病、重症肌无力等，都可能造成构音障碍和构音困难。帕金森病患者往往随着病程的进展越来越沉默，运动神经元性疾病的患者几乎都可能出现构音障碍。

4. 脑性瘫痪　脑性瘫痪可以具有很多构音障碍和构音困难的表现，而典型的失语症少见，交流障碍通常与学习障碍联系在一起。

## 三、临床常见语言言语障碍

### （一）失语症

失语症（aphasia）是言语获得后的障碍，是指意识清楚的情况下，由于优势半球的语言中枢病变导致的语言表达或理解障碍，常表现为发音和构音正常但不能言语，肢体运动功能正常但不能书写，视力正常但不能阅读，听力正常但不能理解言语，即听、说、读、写、计算等方面的障碍。临床常见于脑梗死、脑出血、脑损伤等疾病，尤其是左侧大脑半球的损伤。

## （二）构音障碍

构音障碍（dysarthria）分运动性构音障碍、器质性构音障碍、功能性构音障碍。运动性构音障碍是指神经肌肉病变引起构音器官的运动障碍，出现发声和构音不清等症状。常见于脑血管疾病、颅脑损伤、脑瘫、多发性硬化等疾病中。而器质性构音障碍指构音器官异常导致的构音障碍，如唇裂或腭裂。功能性构音障碍指在不存在任何运动障碍、听觉障碍和形态异常的情况下，部分发音不清晰。多见于学龄前儿童。

## （三）语言发育迟缓

语言发育迟缓（language retardation）指儿童在发育过程中其言语发育落后于实际年龄的状态。常见于大脑功能发育不全、自闭症及脑瘫的患者。

## （四）口吃

口吃（stutter）是指言语的流畅性受到障碍，儿童在言语发育过程中的口吃由遗传、周围语言环境的影响及心理障碍等因素导致。

## 四、语言言语能力评定

### （一）失语症

失语症（aphasia）是指由于大脑半球损伤而导致已经获得的语言能力丧失或受损，表现为语言表达和理解能力的障碍，并非发音器官功能障碍所致。

#### 1. 失语症的主要症状

（1）口语表达障碍：指患者很难用准确的语言表达自己的意思，或者语速很慢，甚至完全说不出。表达障碍还可以表现为语量较多、滔滔不绝，或反复重复同样的单词或短语，可以理解别人的话，但不能正确表达。

1）发音障碍（articulatory disorders）：失语症的发音障碍与周围神经、肌肉结构损害时的构音障碍不同，发音错误往往多变，这种错误大多由于言语失用所致。严重时仅可以发声，在中度时可见到随意说话和有意表达的分离现象，即刻意表达明显不如随便说出，模仿语言发音不如自发语言且发音错误常不一致，可有韵律失调和四声错误。

2）说话费力（laborious speech）：表现为说话不流畅、缓慢，并伴有全身用力、叹气及附加表情或身体姿势费力等表现，能理解别人的语言。

3）错语（paraphasia）：包括语音错语、词意错语和新语。语音错语是音素之间的置换，如将"电话"说成"现话"；词意错语是词与词之间的置换，如将"桌子"说成"椅子"。新语则是用无意义的词或新创造的词代替说不出的词，如将"铅笔"说成"西里"。患者在表达时，若大量错语混有新词，称为杂乱语（Jargon），表达出的话对方难以理解。

4）语法错误：可表现为失语法和语法错乱。失语法表达时多是名词和动词的罗列缺乏语法结构，不能很完整的表达意思，类似电报文体，称电报式语言；语法错乱指句子中的实意词、虚词等存在，但用词错误，结构及关系混乱。

5）找词困难（word finding problem）：指找不到恰当的词表达自己的意思，多见于名词、形容词和动词，表现为谈话出现停顿，或重复结尾词、介词及其他功能词。如果找不到恰当的词，而以描述说明等方式进行表达，则称为迂回现象。

6）刻板语言（verbal stereotype）：常见于重症患者，只能说出几个固定的词或短语，如"八、八、八……""不对、不对、不对……"等，有时会发出无意义的声音。

7）模仿语言（echolalia）：是一种不自主复述他人的话，如问"你叫什么名字"，回答也是"你叫什么名字"。有模仿语言的患者常有语言的补充完成现象（completion phenomenon）即患者对于系列词、熟悉的诗歌不能自动叙述，但若他人说出前面部分，他即可接着完成其余部分。如治疗师说"1、2、3"，他可以接着说"4、5、6"，有时补完现象只是自动反应，实际患者并不一定了解内容含义。

8）语言的持续现象（perseveration）：指在正确反应后，当刺激已改变时仍以原来的反应来回答。如当物品的命名"杯子"换成"铅笔"后，问患者"这是什么"，他仍答"杯子"。

9）复述（repetition）：在要求患者重复治疗师说的词时，患者不能准确复述治疗师说出的内容。

10）流畅度（fluency）：一般根据谈话的特点将失语症的口语分为流畅性和非流畅性（表9-1）。

表9-1 非流畅性与流畅性语言的鉴别

| 语言鉴别内容 | 非流畅 | 流畅 |
| --- | --- | --- |
| 说话量 | 减少，50词以下每分钟 | 多 |
| 费力程度 | 增加 | 无 |
| 句子长度 | 缩短 | 可说长句子 |
| 韵律 | 异常 | 正常 |
| 信息量 | 多 | 少 |

（2）听觉理解障碍：指患者理解能力降低或丧失，表现为听不懂，但可以流利地说话；或患者能正确朗读或书写，却不能理解文字或手势的意思。如果患者症状轻微，可能只对某些单词或短语不能理解；或能回答问题，但不一定完全准确；严重者表现为所答非所问。

1）语音辨认障碍：患者能像正常人一样听到声音，但不能辨认，典型者为纯词聋。

2）语义理解障碍：患者能正确辨认语音，部分或全部不能理解词义，根据病情轻重不同表现为：对常用物品名称或简单的问候语不能理解；对常用的名词能理解，对不常用的名词或动词不能理解；对长句、内容和结构复杂的句子不能完全理解。

（3）阅读障碍：指阅读能力受损，称为失读症，表现为不能正确朗读和理解文字，或者能够朗读但不能理解朗读的内容。

（4）书写障碍：

1）书写不能：完全性书写障碍，可以简单画1~2划，构不成字，也不能抄写。

2）构字障碍：所写出的字笔画错误。

3）象形书写：不能写字，可以用图表示。

4）镜像书写：笔画正确，而方向相反，见于右侧偏瘫而用左手写字患者。

5）惰性书写：写出一个字词后再让写其他词时，仍不停地重复写前面的字词。

6）书写过多：书写中混杂一些无关的字词或造字。

7）语法错误：书写句子时出现语法错误。

**2. 失语症的分类**　根据失语症临床特点以及病灶部位，结合我国具体情况，我国学者以 Benson 失语症分类为基础，制定了汉语的失语症分类方法，将失语症分为：外侧裂周失语、分水岭区失语综合征、完全性失语、命名性失语、皮质下失语、纯词聋、纯词哑、交叉性失语、儿童获得性失语、原发性进行性失语、失写症、失读症。

（1）外侧裂周失语：病灶位于外侧裂周围，都有复述困难的现象，这是所有失语症类型中发现较多的一种。

1）Broca 失语（broca aphasia，BA）：也称为运动性失语，以口语表达障碍最为突出，自发语言呈非流利性，语量少，找词困难，说话费力，语言呈电报文样，严重的时候表现为无言状态。尽管患者说话时语量较少，却常为实质词。命名有困难，患者往往知道事物是什么，却无法说出名称，但可以接受语音提示，如检查者提示"铅…"（指铅笔时），患者可以说出"铅笔"。言语复述困难，特别是对音节数较长的句子复述有困难。发音和语调障碍，错语常见，特别是音韵性错语。口语理解相对较好，简单的句子可以理解，复杂的语言或命令的理解较为困难。阅读以及书写均不同程度受到损害。另外，Broca失语常常伴有颜面失用，即颜面部自主运动不能听从命令随意进行。病灶累及优势半球额下回后部（Brocal 区）。

2）Wernicke 失语（wernicke aphasia，WA）：口语理解障碍为其突出特点，也称为感觉性失语。自发语言呈流利性，无构音和韵律异常，口语表达有适当的语法结构但缺乏实质词，表现为语量多，讲话不费力，患者自己在很流利的说，却不能被他人理解，因为有较多的错语或者不易被别人理解的新语，且缺乏实质词而表现为语言空洞，给人以答非所问的感觉。患者对语音的理解和语义的理解都受到损害，对别人和自己讲的话均不理解，或者仅理解个别词和短语。复述及听写障碍与理解障碍大体一致。命名、朗读及文字理解存在不同程度障碍。病变部位在优势半球颞上回后部（Wernicke 区）。

3）传导性失语（conduction aphasia，CA）：复述不成比例的受损为此型失语的特点。患者的自发语言表现为流利性，找词困难是突出的表现，谈话常因此出现犹豫、中顿；错语是另外的特点，常常以语音错语为主，词义错语和新语较少。口语理解有轻度障碍，命名及朗读中出现明显的语音错语，伴有不同程度的书写障碍。病灶位于优势半球缘上回或者深部白质内的弓状纤维。

（2）分水岭区失语综合征：病灶位于大脑前动脉与大脑中动脉分布交界区，或者大脑中动脉与大脑后动脉分布交界区。复述相对保留是该类失语症的特点，因为病变位置不同，临床表现也不同。

1）经皮质运动性失语（transcortical motor aphasia，TMA）：非流畅性失语，自发语言较少，但对刺激往往会做出相应的简单反应，不能说出有组织的语言，复述功能保留很好，命名、阅读和书写能力障碍，但存在个体差异。口语理解和文字理解方面能力保留较好。该型失语症与 Broca 失语的最大区别在于可以复述较长的句子，另外，自发语言虽少，但构音失用现象较少。病灶位于优势半球 Broca 区的前、上部。

2）经皮质感觉性失语（transcortical sensory aphasia，TSA）：自发语言流畅，错语较多，命名严重障碍，复述能力较好，但有学语现象。虽然不理解对方在说什么，却反复重复对方所说的话。语言理解和文字理解都出现障碍，与 Wernicke 失语的最大区别在于复述保留。可以朗读但不理解其真正意义。听写能力差。病处位于优势半球颞、顶叶分水岭区。

3）经皮质混合性失语（mixed transcortical aphasia，MTA）：自发语言严重障碍，完全不能组织构成表达自我意思。理解障碍也较明显，文字理解和口语理解都有困难，书写也存在困难。但是复述能力被很好地保留下来。病处灶位于优势半球分水岭区，病灶范围较大。

（3）完全性失语（global aphasia，GA）：完全性失语是一种严重的获得性的全部语言功能的损害，是听、说、读、写所有语言模式受到严重损害的一种失语。主要表现为自发性语言极少，命名、复述、读词均障碍。听觉理解、文字理解严重障碍，即使能理解也是极少数单词。有的患者能说出部分系列语，如数出部分数和唱出部分歌曲和歌词。病处位于优势半球外侧裂周围的语言区域，多伴有偏瘫、偏盲及偏身感觉障碍。

（4）命名性失语（anomic aphasia，AA）：又称为健忘性失语，是以命名障碍为主要表现的流畅性失语。在口语表达中主要表现为找词困难、缺实质词，对人的名字也有严重的命名困难。对于说不出的词，患者多以迂回语言和描述物品功能的方式进行表达，因此语言表现为赘语和空话较多。除了命名以外的其他语言功能均被保留下来。病灶位于优势半球颞中回后部或颞枕交界区。

（5）皮质下失语（subcortical aphasia，SA）：近年来，人们发现优势半球皮质下结构（如丘脑和基底节）受损也能引起失语症。主侧半球丘脑受损出现丘脑性失语，表现为音量较小、语调低，可有语音性错语，找词困难，语言扩展能力差，呼名有障碍。复述保留相对较好。听理解和阅读理解有障碍，书写大多数有障碍。基底节受损特别是尾状核和壳核受损，可以引发基底节性失语，多表现为非流利性，语音障碍，命名轻度障碍，复述相对保留。听理解和阅读理解可能不正常，容易出现复合句子的理解障碍，书写障碍明显。

（6）纯词聋（pure word deafness，PWD）：患者听力正常，口语理解严重障碍，症状持久，简单的测试也会产生错误。患者虽然对词的辨认不能完成，但是可能在犹豫后完成简单的指令，这是此症的典型表现。纯词聋存在对语音和非语音的辨识障碍，即患者可以不理解词语的信息，但是对非语音的自然音仍能辨识，如鸟鸣声、电话声等。复述严重障碍。口语表达正常或仅有轻度障碍。命名、朗读和抄写正常。病变部位目前不清。

（7）纯词哑（pure word dumbness，PWD）：发病急，早期常表现为哑，或者仅有少量构音不清和低语调的口语，恢复后说话慢、费力、声调较低。在临床上真正的纯词哑是一种相当罕见且独特的语言障碍临床综合征，此类患者口语表达能力严重障碍，而文字表达及理解等其他功能均正常。纯词哑并不是 Broca 失语的最轻型，两者的差别在于，

Broca 失语有失语法，听理解障碍和命名障碍，而纯词哑则是单纯的发音障碍。中央前回下部或其下的传出纤维受损被认为可以产生纯词哑。

（8）交叉性失语（crossed aphasia，CA）：交叉性失语是指任何与惯用手同侧的大脑半球病变引起的失语，但现在一般仅指右利手右侧半球病变后发生的失语。交叉性失语发生率很低，多出现于脑外伤累及右侧大脑半球者。患者听理解损害较少见，书面语言比口头语言易受影响。语言表现为听理解轻度障碍命名及复述轻度障碍、阅读理解轻度障碍和表达、自发性书写明显障碍。

（9）儿童获得性失语（acquired childhood aphasia，ACA）：儿童获得性失语是指儿童在部分获得或者已经获得口语能力以后所造成的失语症。主要病因是脑外伤，在语言表现方面，多数儿童初期表现为缄默，缄默消失后表现为发音异常，语言速度慢，说话量少，声音低弱以及韵律失常。另外，几乎所有儿童失语症患者的口语表达均为非流畅性，很少出现杂乱语。部分儿童获得性失语预后较好。

（10）原发性进行性失语（primary progressive aphasia，PPA）：原发性进行性失语是一种由不同的神经病理学改变引起的临床综合征。患者隐匿性发病，在病程的早期阶段有突出、孤立的语言缺陷，语言产生、物品命名、句法或单词理解等损害逐渐进展，复述、朗读能力下降相对较轻，而命名、复杂语句的理解执行能力损害突出除与语言相关的功能活动以外，患者的日常生活活动能力维持正常。病灶位于优势半球额颞叶。

（11）失写症：失写症又称为书写不能，由于优势半球额中回后部病变引起，表现为患者手部运动功能正常，但丧失书写的能力，或写出的内容存在词汇、语义和语法方面的错误，抄写能力保留。多合并运动性和感觉性失语。

（12）失读症：优势半球顶叶角回病变引起，患者无失明，但不能辨识书面文字，不能理解文字意义。轻者能够朗读文字材料，但常出现语义错误，如将"桌子"念成"椅子"，将"上"念成"下"等，重者将口头念的文字与书写的文字匹配能力丧失。

**3. 失语症的评定方法**　失语症评定总的目的是通过系统全面的语言功能评定发现患者是否有失语症及其程度，鉴别各类失语，了解各种影响患者交流能力的因素，评定患者残存的交流能力，制定治疗计划。专门目的包括病因学，认知和交往能力方面的研究。听觉理解和口语表达是语言最重要的方面，视为评价的重点。下面介绍国际上及国内常用的几种失语症评定方法。

（1）国际常用的失语症检查法：

1）波士顿诊断性失语症检查（boston diagnostic aphasia examination，BDAE）：此检查是目前英语国家普遍应用的标准失语症检查。此检查由 27 个分测验组成，分五个大项目：会话和自发性语言、听觉理解、口语表达、书面语言理解、书写。

2）日本标准失语症检查（standard language test of aphasia，SLTA）：该检查方法是日本失语症研究会设计完成，检查包括听、说、读、写、计算五大项目共包括 26 个分测验，按 6 阶段评分，在图册检查设计上以多图选一的形式，避免了患者对检查内容的熟悉，使检查更加客观。此方法易于操作，而且，对训练有明显指导作用。

3）西方失语症成套测验（western aphasia battery，WAB）：西方失语成套测验是较短的波士顿失语症检查版本,检查时间大约 1 小时,该测验提供一个总分称失语商(AQ),可以分辨出是否为正常语言。WAB 还可以测出操作商(PQ)和皮质商(CQ),前者可了解大脑的阅读、书写、运用、结构、计算、推理等功能;后者可了解大脑认知功能。(详细评估方法见表 9-3)

4)Token 测验:Token 测验是 Derenzi 和 Vignola 于 1962 年编制,此测验有 61 个项目组成,包括两词句 10 项词句 10 项、四词句 10 项、六词句 10 项及 21 项复杂指令。适用于检测轻度或潜在的失语症患者的听理解。目前用得较多是简式 Token test 优点是不但可以用于轻度失语症患者,也可用于重度失语症患者,省时,该测验还有量化指标,可测出听理解的程度。

(2)国内常用的失语症评定方法:汉语标准失语症检查是中国康复研究中心听力语言科以日本的标准失语症检查为基础,同时借鉴国外有影响的失语评价量表的优点,按照汉语的语言特点和中国人的文化习惯所编制,亦称中国康复研究中心失语症检查法(简称 CRRCAE),此检查包括两部分内容,第一部分是通过患者回答 12 个问题了解其语言的一般情况,第二部分由 30 个分测验组成,分为 9 个大项目,包括听理解、复述、说、出声读、阅读理解、抄写、描写、听写和计算。为不使检查时间太长,身体部位辨别,空间结构等高级皮层功能检查没有包括在内,必要时另外进行。此检查只适合成人失语症患者。在大多数项目中采用了 6 等级评分标准,在患者的反应时间和提示方法都有比较严格的要求,除此之外,还设定了中止标准。本检查是通过语言的不同模式来观察反应的差异,为避免检查太繁项,在一些不同项目中使用了相同词语。

**4. 失语症严重程度的评定**　目前,国际上多采用波士顿诊断性失语症检查(boston diagnostic aphasia examinaton,BDAE)中的失语症严重程度分级。

表 9-2　BDAE 失语症严重程度分级标准

0 级:无有意义的语言或听觉理解能力

1 级:语言交流中有不连续的语言表达,但大部分需要听者去推测、询问或猜测;可交流的信息范围有限,听者在语言交流中感到困难。

2 级:在听者的帮助下,可能进行熟悉话题的交谈,但对陌生话题常常不能表达出自己的思想,使患者与检查者都感到进行语言交流有困难。

3 级:在仅需少量帮助下或无帮助下,患者可以讨论几乎所有的日常问题。但由于语言和(或)理解能力的减弱,使某些谈话出现困难或不大可能。

4 级:语言流利,但可观察到有理解障碍,但思想和语言表达尚无明显限制。

5 级:有极少可分辨得出的语言障碍,患者主观上可能有点困难,但听者不一定能明显觉察到。

常用的失语症测验方法:以具代表性的西方失语成套测验(WAB)为例,包括自发言语、理解、复述及命名四个方面,满分 420 分。

(1)自发言语:分为信息量和流畅度两个方面,满分为 20 分。

①信息量的检查:准备一幅图画(图 9-1),录音机一个,记录用纸、笔,提问 7 个问题,如"你今天好吗?""你以前来过这里吗?""你叫什么名字?""你住在哪里?""你做什么工作?""你为什么到这里?""请你告诉我,你在这画中看见些什么?"等,评分标准如下:

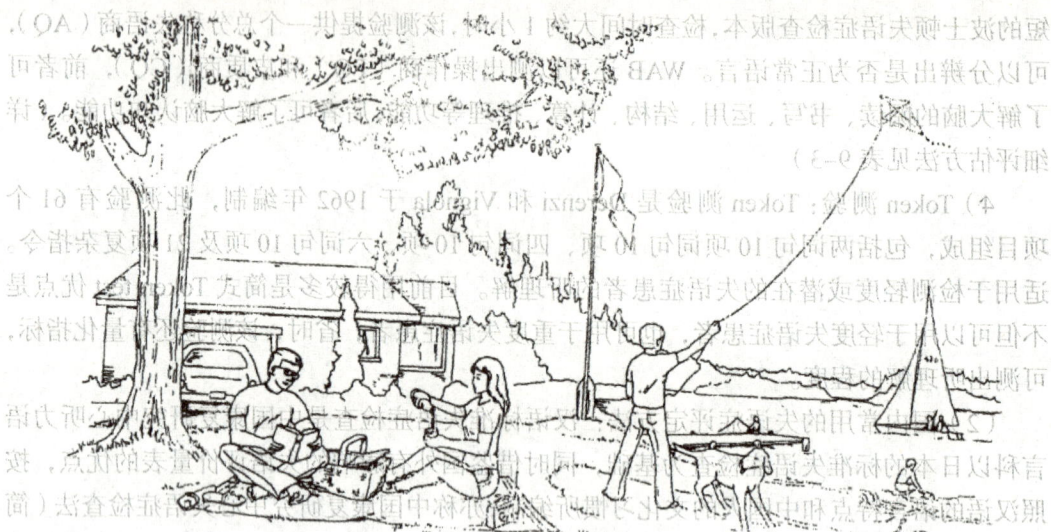

图 9-1 自发言语检查例图

0分：完全无信息；

1分：只有不完全的反应，如仅说出姓或名等；

2分：前6题中，仅有1题回答正确；

3分：前6题中，仅有2题回答正确；

4分：前6题中，有3题回答正确；

5分：前6题中，有3题回答正确，并对图画有一些反应；

6分：前6题中，有4题回答正确，并对图画有一些反应；

7分：前6题中，有4题回答正确，对图画至少有6项说明；

8分：前6题中，有5题回答正确，对图画有不够完整的描述；

9分：前6题中，全部回答正确，对图画几乎能完全地描述，即至少能命名出人物或动作共10项，可能有迂回说法；

10分：前6题回答完全正确，有正常长度和复杂的句子来描述图画，对图画有合情合理的完整描述。

②流畅度的检查：用品和问题同①，评分标准如下：

0分：完全无词或仅有短而无意义的言语；

1分：以不同的音调反复刻板的言语，有一些意义；

2分：说出一些单个的词，常有错语、费力和迟疑；

3分：流畅反复的话或咕哝，有极少量奇特语；

4分：踌躇，电报式的言语，大多数为一些意单个的词，常有错词，但偶有动词和介词短语，仅有"噢，我不知道"等自发言语；

5分：电报式的、有一些文法结构的较为流畅的言语，错语仍明显，有少数陈述性句子

6分：有较完整的陈述句，可出现正常的句型，错语仍有；

7分：流畅，可能滔滔不绝，在6分的基础上可有句法和节律与汉语相似的音素奇特语，伴有不同的音素错语和新词症；

8分：流畅，句子常完整，但可与主题无关，有明显的找词困难和迂回说法，有语义错语，可有语义奇特语；

9分：大多数是完整的与主题有关的句子，偶有踌躇和或错语，找词有些困难，可有一些发音错误；

10分：句子有正常的长度和复杂性，无确定的缓慢、踌躇或发音困难，无错语。

（2）理解的检查：

1）回答是非：方法是提出20个与日常生活密切相关的问题，用"是"或"否"回答问题，不能回答者，可用"闭眼"表示"是"，答对1题给3分（经自我修正后正确亦3分），如"你用勺子夹菜吗？"；如果回答模糊，可再问一次，如仍不能准确回答，给0分，60分为满分。

2）听词辨认（表9-3）：将实物随机放在患者的视野之内，向患者出示绘有物体、物体形状、字母、数字、颜色、家具、身体部分、手指、身体的左右部分等10项卡片，每项包含6个内容，共60项，让他指向相应的物体，可重复出示一次。若患者指向1项以上给0分，自我修正正确后给1分，共60分。

表9-3　听词辨认

| （1）实物 | （2）绘制的物体 | （3）形状 | （4）拼音字母 | （5）数字 |
| --- | --- | --- | --- | --- |
| 杯子 | 火柴 | 正方形 | J | 5 |
| 剪刀 | 杯子 | 三角形 | F | 61 |
| 铅笔 | 梳子 | 圆形 | D | 500 |
| 牙刷 | 螺丝刀 | 箭头 | K | 1867 |
| 梳子 | 铅笔 | 十字 | M | 32 |
| 花 | 花 | 圆柱体 | B | 5000 |
| （6）颜色 | （7）家具 | （8）身体部分 | （9）手指等 | （10）身体左右部分 |
| 蓝 | 窗 | 耳 | 拇指 | 右肩 |
| 棕 | 椅子 | 鼻 | 环指 | 左膝 |
| 红 | 书桌 | 眼 | 食指 | 左踝 |
| 绿 | 台灯 | 胸 | 小指 | 右腕 |
| 黄 | 门 | 颈 | 中指 | 左肘 |
| 黑 | 天花板 | 颊 | | 右颊 |
| | | | | 右耳 |

3）相继指令（表9-4）：在患者前方桌上按顺序放上笔、梳子和书，并向患者说"看看这支笔、这把梳子和这本书，我要你按我说的去指出它们和用它们进行一些活动，准备好了吗？"进行中若患者要求重复或表现出迷惑，可将整个句子重复1次，各部分的评分在下方的括号内，总分共计80分。

表 9-4 相继指令

| 指令 | 评分 |
|---|---|
| 举起你的手 | 2 |
| 闭上你的眼睛 | 2 |
| 指向椅子 | 2 |
| 先指向窗（2），然后指向门（2） | 4 |
| 指向笔（2）和书（2） | 4 |
| 用笔（4）指书（4） | 8 |
| 用书（4）指笔（4） | 8 |
| 用笔（4）指梳（4） | 8 |
| 用书（4）指梳（4） | 8 |
| 将笔（4）放在书的上面（6）然后给我（4） | 14 |
| 将梳（5）放在笔的另一侧（5）并将书（5）翻过来（5） | 20 |

（3）复述的检查（表 9-5）：让患者复述下面的词或句子，然后记录答案。假如患者要求重复或患者未听懂可重复 1 次，1～5 题以单词为单位，每复述对 1 个词给 2 分，6～15 题以单字为单位，每复述对 1 个字给 2 分。假如复述不完全，有轻微构音错误或口语发音错误不扣分。词序错误或每一个语音性错误扣 1 分。

表 9-5 复述检查表

| 内容 | 评分 |
|---|---|
| 床 | 2 |
| 鼻子 | 2 |
| 电脑 | 2 |
| 香蕉 | 2 |
| 窗户 | 2 |
| 45 | 4 |
| 雪人 | 4 |
| 95% | 6 |
| 32.5 | 8 |
| 电话铃响 | 10 |
| 他还没回来 | 10 |
| 农民朋友们 | 10 |
| 电影片子 | 8 |
| 但是，仍然行 | 10 |
| 给我的箱子装 6 瓶涂料 | 20 |

（4）命名的检查：

1）物体命名（表 9-6）：按顺序向患者出示物体让他命名，若无正确反应可让他摸一下物体，若仍无正确反应而物体命为一个词的，给以词的偏旁或部首提示，若为复合词，给以首词提示，每项不得超过 20 秒。每项正确各给 3 分，有可认出的因素错误给 2 分，若同时需触觉和音素的提示给 1 分，满分为 60 分。

表 9-6　物体命名检查

| 物体 | 反应 | 触觉提示 | 音素提示 | 评分 |
|---|---|---|---|---|
| 手机 | | | | |
| 盘子 | | | | |
| 剪刀 | | | | |
| 杯子 | | | | |
| 发卡 | | | | |
| 肥皂 | | | | |
| 牙刷 | | | | |
| 铅笔 | | | | |
| 钥匙 | | | | |
| 橡皮擦 | | | | |
| 手表 | | | | |
| 勺子 | | | | |
| 书夹子 | | | | |
| 纸币（钱） | | | | |
| 梳子 | | | | |
| 毛巾 | | | | |
| 牙膏 | | | | |
| 胶布 | | | | |
| 镜子 | | | | |
| 手电筒 | | | | |
| 总分 | | | | |

2）自发命名：让患者在 1 分钟内尽可能多地说出动物的名称，若有迟疑时，可用"请想想马等家畜或者老虎等野生动物"等方式给予提示，在 30 秒内可对他进行催促。除举例外，每种动物给 1 分，即使有意义错语也给 1 分，最高 20 分。

3）完成句子（表 9-7）：让患者完成检查者说出的不完整的句子。满分 10 分。每句正确 2 分，有因素错语给 1 分，合情合理的替换词按正确积分。

表 9-7　完成句子检查

| 句子 | 答案 |
|---|---|
| 草是……的 | 绿 |
| 糖是……的 | 甜或白 |
| 玫瑰是红的，紫罗兰是……的 | 蓝紫 |
| 他们打架打得像猫和……一样 | 狗 |
| 腊八（中秋节）是在农历……月 | 12 月（8 月） |

4）反应命名（表 9-8）：让患者用物品等名字回答问题。每题正确 2 分，有音素错误给 1 分，满分为 10 分。

表 9-8　反应命名检查

| 问题 | 答案 |
| --- | --- |
| 你用什么写字？ | 钢笔或铅笔、毛笔 |
| 雪是什么颜色的？ | 白色 |
| 每星期有几天？ | 7 天 |
| 护士在哪里工作？ | 医院 |
| 你在哪里买邮票？ | 邮局、商店 |

**5. 失语症的诊断**　根据失语症的测验得分及表现特征，参考患者的头颅 CT 检查，即可对失语症进行诊断。

（1）首先确定有无失语：根据失语症测验得分结果，计算失语商，见表 9-9。

表 9-9　失语商的求法和意义

| 项目 | 折算 | 评分 |
| --- | --- | --- |
| Ⅰ 自发言语 | | |
| （1）信息量 | | 10 |
| （2）流畅度和语法 | | 10 |
| Ⅱ 理解 | | |
| （1）是非题 | 60 | |
| （2）听词辨认 | 60 | |
| （3）相继指令 | 200÷20= | 10 |
| Ⅲ 复述 | 100÷10= | 10 |
| Ⅳ 命名 | 60 | |
| （1）物体命名 | 60 | |
| （2）自发命名 | 20 | |
| （3）完成句子 | 10 | |
| （4）反应性命名 | 100÷10= | 10 |
| | | 50 |

AQ = 最右项之和 ×2 = 100

AQ 的意义：AQ = 98.4 - 99.6，正常

AQ < 93.8，可评为失语

AQ = 93.4～98.4，可能为弥漫性脑损伤或皮质下损伤

（2）确定失语症的类型：根据语言的流畅度、理解能力、复述及命名评分特点，将失语归属相应的类型，见表 9-10。

表 9-10　失语症类型的评分特点

| 失语症类型 | 言语流畅性 | 理解 | 复述 | 命名 |
| --- | --- | --- | --- | --- |
| 完全性失语 | 0～4 | 0～3.9 | 0～4.9 | 0～6 |
| Broca 失语 | 0～4 | 4～10 | 0～7.9 | 0～8 |
| 混合性失语 | 0～4 | 0～3.9 | 5～10 | 0～6 |
| 经皮质运动性失语 | 0～4 | 4～10 | 8～10 | 0～8 |

续表

| 失语症类型 | 言语流畅性 | 理解 | 复述 | 命名 |
| --- | --- | --- | --- | --- |
| Wernicke 失语 | 5～10 | 0～6.9 | 0～7.9 | 0～9 |
| 经皮质感觉性失语 | 5～10 | 0～6.9 | 8～10 | 0～9 |
| 传导性失语 | 5～10 | 7～10 | 0～6.9 | 0～9 |
| 命名性失语 | 5～10 | 7～10 | 7～10 | 0～9 |

### （二）构音障碍

构音障碍（dysarthria）是指由于神经系统损害导致与言语有关肌肉的麻痹或运动不协调而引起的言语障碍。患者通常听觉理解正常并能正确选择词汇，而表现为发音和言语不清，重者甚至不能闭合嘴唇、完全不能讲话或丧失发声能力。

构音障碍的评定常用 Frenchay 构音评定法，Frenchay 构音评定法每项按损伤程度分级从 a～e 五级，a 为正常，e 为严重损伤，共包括 8 个方面进行评估，评定方法如下：

1. **反射**　询问患者、亲属或其他有关人员来观察、评价咳嗽反射、吞咽、流涎是否有困难或困难的程度。

（1）咳嗽：询问患者"当你吃饭或喝水时，你咳嗽或呛咳吗？""你清嗓子有困难吗？"

a—没有困难；

b—偶有困难，呛住或有时食物进入气管，患者主诉进食必须小心；

c—患者必须特别小心，每日呛 1～2 次。清痰可能有困难；

d—吃饭或喝水时频繁呛住，或有吸入食物的危险。偶尔不是在吃饭时呛住，例如咽口水；

e—没有咳嗽反射，用鼻饲管进食，或在吃饭、喝水、咽口水是连续咳嗽。

（2）吞咽：如有可能，观察患者喝 140 mL 的温开水和吃两块饼干，要求尽可能很快完成。另外，询问患者是否吞咽时有困难，并询问有关进食的速度及饮食情况。正常时间是 4～15 秒，平均 8 秒。超过 15 秒为异常缓慢。

a—没有异常；

b—吞咽有一些困难，吃饭或喝水缓慢。喝水时停顿比通常次数多；

c—进食明显缓慢，避免一些食物或流质饮食；

d—患者仅能吞咽一种特殊的饮食，例如单一的或绞碎的食物；

e—患者不能吞咽，须用鼻饲管。

（3）流涎：询问患者是否流涎，在会话期间观察。

a—没有流涎；

b—嘴角偶有潮湿，患者可能叙述在夜间枕头是湿的（一些正常人在夜间也有轻微的流涎）。当喝水时轻微流涎；

c—当倾身向前或精力不集中是流涎，略微能控制；

d—在静止状态下流涎非常明显，但是不连续；

e—连续不断地过多流涎，不能控制。

**2. 呼吸**

（1）静止状态：根据患者在坐下和没有说话的情况下，用你的观察来评价，当评价有困难时，可能需要让患者作下列要求：让患者用嘴深吸气且听指令时尽可能地缓慢呼出。示范，然后记下所用的秒数。正常呼吸能平稳地呼出且平均用5秒时间。

a—没有困难；

b—吸气或呼气不平稳或缓慢；

c—有明显的吸气或呼气中断，或深吸气是有困难；

d—吸气或呼气的速度不能控制，可能显出呼吸短促，比c更加严重；

e—患者不能完成这一要求，不能控制。

（2）言语：同患者谈话并观察呼吸，问患者在说话时或其他场合下是否有气短。下面的要求可常用来辅助评价：让患者尽可能快地一口气数到20（10秒内），检查者不应注意受检者的发音，应注意完成这一要求所需呼吸的次数。正常情况下，这一要求是一口气完成的。但是，对于腭咽闭合不全很可能被误认为是呼气控制较差的患者，你可以让患者捏住鼻子来区别这两点。

a—没有异常；

b—由于呼吸控制较差，极偶然地中止平稳呼吸，患者可能声明他感到必须停下来作一个深呼吸，即需要一个外加的呼吸来完成这一要求；

c—患者必须说得快，因为呼吸控制差，声音可能消失，可能需4次呼吸才能完成这一要求；

d—用吸气或呼气说话，或呼吸比较表浅，只能运用几个词，不协调且有明显的可变性。患者可能需7次呼吸来完成这一要求；

e—由于整个呼吸缺乏控制，言语受到严重阻碍，可能一次呼吸只能说一个词。

**3. 唇**

（1）静止状态：当患者没有说话时，观察唇的位置。

a—没有异常；

b—唇轻微下垂或不对称。只有熟练者才能观察到；

c—唇下垂，但是患者偶尔试图复位，位置可变；

d—唇不对称或变形，显而易见；

e—严重不对称或两侧严重病变。位置几乎不变化。

（2）唇角外展：要求患者作一个夸张的笑，示范并鼓励患者嘴角尽量抬高。观察双唇抬高和收缩运动。

a—没有异常；

b—轻微不对称，熟练的观察者才能观察到；

c—严重变形的笑，显出只有一侧嘴角抬高；

d—患者试图作这一动作，但是外展和抬高两项均在最小范围；

e—患者不能在任何一侧抬高嘴角，观察没有唇的外展。

（3）闭唇鼓腮：让患者进行下面的一或两项要求以帮助观察闭唇鼓腮能达到的程度：

①让患者吹气鼓起面颊并坚持 15 秒，示范并记下所用的秒数（注意是否有气体从唇边漏出，若有鼻漏气，治疗师应用拇指、食指捏住患者的鼻子）；②让患者清脆地发出"P"音 10 次，示范并鼓励患者夸张这一爆破音，记下所用的秒数并观察"P"爆破音的闭唇的连贯性。

a—极好的唇闭合。保持唇闭合 15 秒或用连贯的唇闭合来重复"P""P"；

b—偶有漏气，冲出唇的密闭。在爆破音的每次发音中唇闭合不一致；

c—患者能保持唇闭合 7～10 秒。在发音时观察有唇闭合，但是听起来声音微弱；

d—很差的唇闭合，唇的一部分闭合丧失。患者试图闭合但不能维持，听不到声音；

e—患者不能保持任何唇闭合，看不到也听不见患者发音。

（4）交替：让患者重复发"u""i"10 次，示范，在 10 秒内作 10 次，让患者夸张运动并使速度与运动相一致（每秒钟做一次），记下所用秒数，可不必要求患者发出声音。

a—患者能在 10 秒内有节奏地连接这两个运动，显示出很好的唇收拢、外展；

b—患者能在 15 秒内连接这两个动作，在唇收拢、外展时，可能出现有节奏地颤抖或改变；

c—患者试图做这两个动作，但是很费力。一个动作可能在正常范围内，但是另一个动作严重变形；

d—可辨别出唇形有所不同，或一个唇形的形成需做 3 次努力；

e—患者不能做任何运动。

（5）言语：观察会话时唇的运动，重点注意唇在所有发音时的形状。

a—唇运动在正常范围内；

b—唇运动有些减弱或过度，偶有漏音；

c—唇运动较差，听起来呈现微弱的声音或爆破音，嘴唇形状有许多遗漏；

d—患者有一些唇运动，但听不到发音；

e—没有观察到两唇的运动或在试图说话中唇的运动。

**4. 颌**　主要观察患者在静止状态和说话时下颌的位置。

（1）静止状态：当患者没有说话时观察其颌的位置。

a—颌自然地在正常位置；

b—颌偶尔下垂，或偶尔过度闭合；

c—颌下垂，放弛地张开。但是偶然试图闭合或频繁试图颌复位；

d—大部分时间颌松弛地张开，且注意到缓慢不随意的运动；

e—颌下垂张开很大，或非常紧地闭住。倾斜非常严重，不能复位。

（2）言语：当患者说话时观察颌的位置。

a—无异常；

b—疲劳时有最小限度的偏离；

c—颌没有固定位置或颌明显的痉挛，但是在有意识地控制；

d—明显存在一些有意识地控制，但是严重的异常；

e—在试图说话时，颌没有明显的运动。

### 5. 软腭

（1）流质：观察并询问患者吃饭或喝水时是否进入口腔。

a—无进入鼻腔；

b—偶尔进入鼻腔，有一、两次。咳嗽时偶然出现；

c—患者注意到一周发生几次；

d—在每次进餐时至少有一次；

e—患者进食流质或食物时，接连发生困难。

（2）软腭抬高：让患者发"啊"音5次，在每次"啊"之间有一个很好的停顿，为的是腭有时间下降，给患者做示范并观察患者在所做的时间内软腭的运动。

a—软腭充分保持对称性运动；

b—轻微的不对称；

c—在所有的发音中软腭运动减退，或严重不对称；

d—观察到软腭有一些最小限度的运动；

e—软腭无抬高或无运动。

（3）言语：在会话中注意鼻音和鼻漏音。可以用下面的要求来帮助评价：让患者说"妹（mèi）、配（pèi）和内（nèi）、贝（bèi）"，治疗师注意听音质的变化。

a—共鸣正常，没有鼻漏音；

b—轻微的鼻音过重和不平衡的鼻共鸣，或偶然轻微的鼻漏音；

c—中度的鼻音过重或缺乏鼻共鸣，有一些鼻漏音；

d—中到重度的鼻音过重或缺乏鼻共鸣，或明显的鼻漏音；

e—言语完全变现为严重的鼻音或鼻漏音。

### 6. 喉

（1）时间：让患者尽可能长时间地说"啊"，示范并记下所用的秒数，每次发音清晰。

a—患者能持续发"啊"15秒；

b—患者能持续发"啊"10秒；

c—患者能持续发"啊"5～10秒，继续沙哑或中断发音；

d—患者能清楚持续发"啊"3～5秒，或能发"啊"5～10秒，但明显的沙哑；

e—患者不能持续清楚地发"啊"3秒。

（2）音高：让患者唱音阶（至少6个音符）。示范并在患者唱音阶时作评价。

a—无异常；

b—好，但是患者显出一些困难，嗓音嘶哑或吃力；

c—患者能表现4个清楚的音高变化，不均匀地上升；

d—音高变化极小，显出高、低音间有差异；

e—音高无变化。

（3）音量：让患者从1数到5，每次数数增大音量。开始用一个低音，结束用一个高音。

a—患者能用控制的方式来改变音量；

b—中度困难，偶尔数数声音相似；

c—音量有变化，但是明显的不均匀的改变；

d—音量只有轻微的变化，很难控制；

e—音量无变化，或者全部过小或过大。

（4）言语：注意患者在会话中是否发音清晰，音量和音高是否适宜。

a—无异常；

b—轻微的沙哑，或偶尔不恰当地运用音量或音高，只有治疗师能注意到这一轻微的改变；

c—由于话语长，音质发生变化，频繁地调整发音，或者音高困难；

d—发音连续出现变化，持续清晰地发音、适宜的音量、音调都有困难，如果其中任何一项始终有困难，患者应该定在这一级上；

e—声音严重异常，可以显出两个或全部下面特征：连续的沙哑，连续不恰当地运用音高和音量。

### 7. 舌

（1）静止状态：让患者张开嘴，在静止状态观察舌1分钟，舌可能在张嘴之后马上不能完全静止，因此，在做"静止"位置的观察之前的这段时间应不计在内。如果患者保持张嘴有困难就用压舌板放在其牙齿两边的边缘。

a—无异常；

b—舌显出偶尔的不随意运动，或最低限度的偏离；

c—舌明显偏向一边，或不随意运动明显；

d—舌的一侧明显皱缩，或成束状；

e—舌显出严重的不正常，即舌体小，皱缩或过渡肥大。

（2）伸出：让患者完全伸出舌并收回5次，以4秒内5次完整的运动速度示范，记下所用的秒数。

a—舌在正常范围内活动平稳；

b—活动慢（4～6秒），其余正常；

c—患者在功能上有改变，不规则或伴随面部怪相，伴有明显的震颤，或在6～8秒内完成；

d—患者只能把舌伸出唇或运动不超过两次，完成要求超过8秒；

e—患者不能做这一要求，舌不能伸出唇。

（3）抬高：让患者把舌伸出指向鼻，然后再向下指向下颌，连续做5次，在做这一动作时，鼓励保持张嘴，以6秒内运转5次的速度示范，记下测试时间。

a—无异常；

b—活动好但慢（8秒内）；

c—两个方向都能运动，但吃力或不完全；

d—只向一个方向运动，或运动迟钝；

e—患者不能完成这一要求，舌不能抬高或下降。

（4）两侧运动：让患者伸出舌，从一边到另一边运动5次，在4秒内示范这一要求，记下所用的秒数。

a—无异常；

b—运动好但慢，5～6秒完成；

c—能向两侧运动，但吃力或不完全。可在6～8秒内完成；

d—只能向一侧运动，或不能保持。8～10秒完成；

e—患者不能做任何运动，或超过10秒完成。

（5）交替：让患者尽可能快的速度说"喀（kā）啦（lā）"10次，记下秒数。

a—无困难；

b—有一些困难，轻微的不协调，稍慢；完成要求需要5～7秒；

c—一个发音较好，另一个发音较差，需10秒能完成要求；

d—舌在位置上有变化，能识别出不同声音；

e—舌没有位置的改变。

（6）言语：记下舌在会话中的运动。

a—无异常；

b—舌运动轻微的不正确，偶尔发错音；

c—在会话过程中纠正发音，由于缓慢地交替运动使言语吃力，个别辅音省略；

d—严重的变形运动，发音固定在一个位置上，舌位严重改变，元音歪曲且辅音频繁遗漏；

e—舌没有明显的运动。

### 8. 言语

（1）读字：下面的字应一个字写在一张卡片上。

民 热 爹 水 诺 名 乐 贴 嘴 若 盆 神 都 围 女 棚 人
偷 肥 吕 法 字 骄 学 船 瓦 次 悄 绝 床 牛 钟 呼 晕
润 刘 冲 哭 军 伦 该 脖 南 桑 搬 开 模 拦 脏 攀

方法：打乱卡片，有字的一面朝下放置，随意挑选12张卡片。注意，治疗师不要看卡片，给患者揭开卡片，让患者读字，治疗师记下所能听明白的字。12张卡片中的前两个为练习卡，其余10个为测验卡。当患者尝试读出所有卡片时，用这些卡片对照所记下的字。把正确的字加起来，记下数量，评定方法如下：

a—10个字均能正确，言语容易理解；

b—10个字均能正确，但是治疗师必须特别仔细听并猜测所听到的话；

c—7～9个字说的正确；

d—5个字说的正确；

e—2个或更少的字说的正确。

（2）读句：清楚地将下列句子写在卡片上。

这是风车。 这是篷车。 这是大哥。 这是大车。

这是人民。 这是人名。 这是木盆。 这是木棚。

这是一半。 这是一磅。 这是木船。 这是木床。

| | | | |
|---|---|---|---|
| 这是绣球。 | 这是牛油。 | 这是阔绰。 | 这是过错。 |
| 这是淡季。 | 这是氮气。 | 这是公司。 | 这是工资。 |
| 这是工人。 | 这是功臣。 | 这是山楂。 | 这是山茶。 |
| 这是资料。 | 这是饲料。 | 这是老牛。 | 这是老刘。 |
| 这是鸡肉。 | 这是机构。 | 这是旗子。 | 这是席子。 |
| 这是溪谷。 | 这是西湖。 | 这是文物。 | 这是坟墓。 |
| 这是生日。 | 这是绳子。 | 这是莲花。 | 这是年画。 |
| 这是零件。 | 这是零钱。 | 这是果子。 | 这是果汁。 |
| 这是诗词。 | 这是誓词。 | 这是伯伯。 | 这是婆婆。 |

方法：运用这些卡片，按照前一部分所做的同样方法，用同样的分级法分级。

（3）会话：鼓励患者会话，大约持续5分钟，询问有关工作、业余爱好、亲属等等。

a—无异常；

b—言语异常，但可理解，患者偶尔重复；

c—言语严重障碍，其中能明白一半，经常重复；

d—偶尔能听懂；

e—完全听不懂患者的言语。

（4）速度：从会话分测验的过程中，判断患者的言语速度，计算每分钟的数量，填在图表中的适当范围内。正常言语速度为每秒2个字左右，每分钟100～120个字。每一级为每分钟12个字。

a—每分钟108个字以上；

b—每分钟84～95个字；

c—每分钟60～71个字；

d—每分钟36～47个字；

e—每分钟23个字以下。

评定指标：a项数/总项数

评定级别：正常：28～27/28；　　　轻度障碍：26～18/28；　　　中度障碍：17～14/28；

重度障碍：13～7/28；　　　极重度障碍：6～0/28

### （三）语言发育迟缓

1. 定义　语言发育迟缓是指在发育过程中的儿童其语言发育没达到与其年龄相应的水平，大脑功能发育不全、脑瘫等儿童，由于言语信息的输入、理解及与语言产生密切相关的认知水平低下等原因，而使儿童的语言获得和发展困难。对于语言发育弛缓的儿童，应首先检查有无听力障碍，或发音器官是否存在器质性损害。

2. 语言发育迟缓的原因

（1）听觉障碍：听觉对儿童的语言发育非常重要，如果在语言发育期间长期存在对口语的输入障碍，如中度以上的听觉障碍状态，则语言信息的接受（理解）和信息发出（表达）等会受其影响，导致语言发育迟缓。这种情况下其语言障碍程度与听障程度相平行。

（2）自闭症：如果对作为语言交流对象的存在及语言刺激本身的关心不够，其语言发育必然会受到影响。自闭症的儿童即是这一情况的典型病例。其行为方面的特征是无视线交流，即使呼喊也无反应，专注于某一事物及保持某种行为等。在语言症状的方面，有模仿语言、人称代词的混乱使用，无抑扬顿挫的讲话方式等。

（3）智力发育迟缓（精神发育迟缓）：精神发育迟缓在语言发育迟缓中所占的比例最大，其定义为：在发育期间整体智能较正常平均水平显著降低，并伴有适应性行为障碍。如先天性的 21 三体综合征。

精神发育迟缓的诊断标准：①智能低下，比正常平均水平低两个标准差以上，IQ的值不足 70；②存在实际年龄应有的适应性行为障碍；③在发育期出现（18 岁以前）；④语言症状方面，患者对语言的接受和表达能力均较实际年龄迟缓，在学习过程中，语言的接受（理解）迟缓，结果语言的发出（表达）迟缓。另外，模仿语言等语言症状在精神发育迟缓中也可见到。在行为方面，易伴有多动、注意力不集中等异常行为。

（4）受语言学习限定的特异性障碍：

①发育性运动失语：即语言的接收（理解）能力与年龄相符但语言表达障碍。这样的病例预后良好，比如即使在 3 周岁时完全没有自发语言，到 6 岁时也多能达到正常儿童的语言水平。②发育性感觉性失语：与成人和儿童获得性失语不同，发育性感觉性失语是指先天大脑病变所致的语言理解和表达极度发育迟缓。这样的病例，语言发育的预后不理想。最近发现在局限于叶的颅内感染及抽搐性疾病可引起这样的语言症状。

（5）构音器官的异常：构音器官异常是指以脑性瘫痪为代表的运动障碍及以腭裂为代表的构音器官结构的异常等。这些因素单独或同时存在会引起语言发育迟缓。

（6）语言环境的脱离：在儿童发育的早期被剥夺或脱离语言环境可以导致语言发育障碍。如长期完全被隔离的儿童脱离语言环境而致语言发育迟缓。现已证实缺乏适宜的语言环境将影响正常的语言发育过程。

**3. 汉语儿童语言发育迟缓评价法（S–S 法）**  一般将语言行为分为语法规则、语意、语言应用三方面。S–S 法是依照此理论对语言发育迟缓儿童进行评定的，在此检查法中对"符号形式－指示内容关系"、"促进学习有关的基础性过程"和"交流态度"三方面进行评定，并对其语言障碍进行诊断评定、分类和针对性的治疗。

（1）适应年龄和适应证：各种原因所引起的语言发育迟缓，原则上适合 1 岁半～6 岁半的语言发育迟缓儿童，有些儿童的年龄已超出此年龄段，但其语言发展的现状如不超出此年龄段水平，也可应用。另外学龄前的儿童获得性失语症也可以参考应用。不适合听力障碍为原因的语言障碍。

（2）S–S 法的构成：检查内容包括符号形式与指示内容关系；基础性过程：交流态度三个方面进行综合评价。但以语言符号指示内容关系评价为核心，后者的比较标准分为 5 个阶段（表 9–11）将评价结果与正常儿童年龄水平相比较，即可发现语言发育迟缓儿童。

表 9-11　符号形式与指示内容关系的阶段

| 阶段 | 内容 |
| --- | --- |
| 第 1 阶段 | 对事物，事态理解困难 |
| 第 2 阶段 | 事物的基础概念 |
| 2-1 | 功能性动作 |
| 2-2 | 匹配 |
| 2-3 | 选择 |
| 第 3 阶段 | 事物的符号 |
| 3-1 | 手势符号（相关符号） |
| 3-2 | 语言符号<br>幼儿语言（相关符号）<br>成人语言（任意性符号） |
| 第 4 阶段 | 词句，主要句子成分 |
| 4-1 | 两词句 |
| 4-2 | 三词句 |
| 第 5 阶段 | 词句，语法规则 |
| 5-1 | 语序 |
| 5-2 | 被动语态 |

阶段 1：此为对事物、事物状态理解困难的阶段。此阶段语言尚未获得，并且对事物事物状态的概念尚未形成，对外界的认识尚处于未分化阶段。此阶段对物品的抓握、舔咬摇动、敲打，一般为无目的性。例如，拿起铅笔不能够做书写操作而放到嘴里舔咬。另外对于自己的要求，不能用某种手段来表现，这个阶段的儿童，常可见到身体左右摇晃、摇摆旋转等。

阶段 2：为形成事物基本概念的阶段。此阶段虽然也是语言未获得阶段，但是与阶段 1 不同的是能够根据常用物品的用途大致进行操作，对于事物的状况也能够理解，对事物开始概念化。此时可以将人领到物品面前出示物品，向他人表示自己的要求。一般认为在阶段 2 又包括从初级水平到高级的水平。因此在阶段 2 中设定了 3 个亚项：

阶段 2-1　事物功能性操作；

阶段 2-2　匹配；

阶段 2-3　选择。

其中匹配与选择都是利用示范项进行操作，因为检查顺序不同，对儿童来说意义也不同，因此分为两项。

阶段 2-1：事物功能性操作：此阶段儿童能够对事物进行功能性操作。例如：拿起电话、将听简放到耳朵上或按电话号码等基本都能操作。在生活当中，外出穿鞋、戴帽等如反复练习，会形成习惯。检查分三项进行，即：事物、配对事物、镇嵌板。

阶段 2-2：匹配阶段：在日常生活当中不难判断是否有"匹配行为"，如果能将两个以上物品放到合适的位置上的话，可以说"匹配行为"成立。例如：将积木放到玩具箱里。

阶段 2-3：选择阶段：此阶段是当他人出示某种物品或出示示范项时，儿童能在几个选择项中将出示物或与示范项有关的物品适当的选择出来。与阶段 2-2 匹配不同的为匹配是儿童拿物品去匹配示范项，而选择则是他人拿着物品或出示物品作为示范项。选择检查时，儿童与出示的示范项之间，要有一定程度的空间距离。

阶段 3：此阶段为事物的符号阶段。此阶段为符号形式与指示内容关系开始分化。语言符号大致分为两个阶段，即具有限定性的象征性符号，也就是手势语阶段（手势符号阶段），及语言符号阶段（又分为幼儿语阶段及与事物的特征限定性少的任意性较高的成人语本检查法将手势语、幼儿语包括在阶段 3 里，具体分项目为手势符号只（象征性符号）和语阶段）言符号，即幼儿语（象征性符号）和成人语（任意性符号）。

阶段 3-1：手势符号阶段：开始学习用手势符号来理解与表现事物。此阶段可以通过他人的手势开始理解意思，还可以用手势向他人表示要求等手势语与幼儿语并不是同一层次的符号体系。手势符号为"视觉—运动"回路，而幼儿语用的是"听力→语言"回路。因为"听力→语言"回路比"视觉—运动"回路更难以掌握所以将此两项分开为阶段 3-1（手势符号）及阶段 3-2（语言符号）。

阶段 3-2：语言符号阶段：此阶段是将语言符号与事物相联系的阶段。但是事物的名称并不都能同时用手势语、幼儿语，成人语来表达。在检查中，阶段 3-2 共选食物、动物、交通工具和生活用品方面名词 16 个，身体部位 6 个词，动词 5 个词，表示属性的 2 个种类。阶段 3-1 手势符号的检查词汇中，使用的是阶段 2（事物）的基本概念中用的词汇以及阶段 3-2 词汇中的手势语。

阶段 4：此阶段为组句、语言规则（非可逆态）阶段。本阶段能将某事物、事态用 2 到 3 个词组和连成句子表达。此阶段中又将两词句和三词句分成两个阶段。

阶段 4-1：两词句：开始学习用 2 个词组合起来表现事物，事态的阶段。儿童在此阶段能够理解或表达的两个词句有各种各样，在本检查法中仅举了四种形式即："属性（大、小）+事物"、"属性（颜色）+事物"、"主语+宾语"、"谓语+宾语"。

阶段 4-2：三词句：此阶段与阶段 4-1 同样，但考虑到句子的多样化，在此仅限定两种形式。即"属性（大小）属性（颜色）+事物"，例如：大红帽子、小黄鞋等；"主语+谓语+宾语"，例如：妈妈吃苹果。

另外，在阶段 5 中也有三词句，但有所不同，阶段 4 的句型是非可逆句，主语与宾语不能倒，如："妈妈吃苹果"，而不能为"苹果吃妈妈"。

阶段 5：能够理解三词句表现的事态，但是与阶段 4-2 的三词句不同的是所表现的情况为可逆。阶段 5-1 为主动语态，如"乌龟追小鸡"。阶段 5-2 为被动态，此阶段中要求能理解事情与语法规则的关系，如"小鸡被乌龟追"等。

**4. 儿童语言发育迟缓的评价总结、诊断和分类**

（1）评定总结和诊断检查结果后，要对检查结果和问诊情况进行分析，综合各种信息。如时磁共振成像、CT 结果等进行评价、诊断。SS 法检查结果显示的阶段要与实际年龄语言水平阶段进行比较，如低于相应阶段，可诊断为语言发育迟缓。各阶段功能与年龄的关系如（表 9-12、表 9-13）。

表 9-12　符号形式 – 指示内容的关系及可通过的年龄段

| 年龄阶段 | 1.5 岁 | 2.0 岁 | 2.5 岁 | 3.5 岁 | 5～6.5 岁 |
|---|---|---|---|---|---|
| | 3-2 | 4-1 | 4-2 | 5-1 | 5-2 |
| | 语言符号 | 主、谓＋动、宾 | 主、谓、宾 | 语序规则 | 被动语态 |

表 9-13　基础性过程检查结果（操作性课题）与年龄对照表

| 年龄 | 镶嵌图形 | 积木 | 描画 | 投入小球及延续性 |
|---|---|---|---|---|
| 5 岁以上 | | | ◇ | |
| 3 岁 6 个月～4 岁 11 个月 | | | △、□ | |
| 3 岁～3 岁 5 个月 | 10 种图形 10/10+ | | +、○ | |
| 2 岁～2 岁 5 个月 | 10 种图形 7/10+ | 隧道 | | |
| 1 岁 9 个月～1 岁 11 个月 | 6 种图形 3/6—4/6 | 排列 | ∣、— | |
| 1 岁 6 个月～1 岁 11 个月 | 3 种图形 3/3+ | 堆积 | | + |
| 1～1 岁五个月 | | | | 部分儿童 + |

注：◇：菱形　△：三角形　□：正方形　+：交叉十字　○：圆形　∣：竖线　—：横线

（2）分类：按交流态度分类分为两群：Ⅰ群，交流态度良好；Ⅱ群，交流态度不良。

按语言符号与指示内容的关系分群原则上适用于实际年龄 3 岁以上儿童。分为 A、B、C 三个主群，但是要注意到这种分群并不是固定不变的，随着语言的发展，有的从某一症状群向其他的症状群过渡。

根据语言符号与指示内容的相关的检查和操作性课题（基础性过程）的完成情况相比较，将以上的 A 和 C 群又分为 6 个亚群。

A 群：语言符号尚未掌握，符号与指示内容关系的检查在阶段 3-1 以下，不能理解口语中的名词。

A 群 a：操作性课题与符号形式与指示内容的相关检查均落后于实足年龄。

A 群 b：操作性课题好于符号形式与指示内容的相关检查。

B 群：无亚群，但应具备以下条件和语言表达困难条件：实足年龄在 4 岁以上、词句理解在阶段 4-1 以上、一般可以用数词表达、语言模仿不可，或有波动性、上述状态、持续 1 年以上、无明显的运动功能障碍。

C 群：语言发育落后于实际年龄，条件为语言符号与指示内容相关检查在阶段 3-2 以上。

C 群 a：动作性课题和语言符号与指示内容相关的理解和表达全面落后。动作性课题＝语言符号的理解＝表达。

C 群 b：动作性课题好于语言符号与指示内容的相关情况。动作性课题语言符号的理解＝表达。

C 群 c：语言符号的理解好于表达，操作性课题检查基本与语言符号理解相当。动作性课题＝语言符号的理解＞表达。

C 群 d：语言符号表达尚可，但理解不好，此亚群多见于孤独症或有孤独倾向的儿童。

### （四）口吃

**1. 概念**  口吃（stutering）的定义目前尚不统一，作为诊断性术语，主要指以异常的和持续的言语不流利为特征的并伴有特有的情感表达、行为和认知的特征的临床综合征。有学者建议用言语不流利、言语流畅障碍和言语流畅疾病这些术语代替口吃。口吃是说话重复、拖延停顿等流畅性障碍的一种语言现象。正常人在情绪紧张、吃惊、窘迫恐惧急于表达在某种束缚下或陌生的环境下说话，找不到恰当的词汇时，会出现说话中断或重复，不属于口吃的范畴。

**2. 口吃的形成和表现特点**

（1）口吃的形成：言语学习过程的特点就是模仿所听到的言语的速度、节奏、次序和韵律，要想说得正确就难免会出现犹豫、迟疑等言语不流畅现象。口吃形成的年龄多在儿童语言发育阶段，一般是3～5岁，由于语言的形成首先从听开始，通过听觉传到大脑，大脑中枢对构音器官发出指令，形成口语。儿童在语言发育阶段，对第一次听到的字、词或句子，都是陌生的，需要大脑的反复记忆才能流畅地说出来，因此必须经过非流畅性语言形成过程，如果此期间经常听到非流畅性语言，或对儿童语言要求过高，儿童对自己的语言不能肯定，就容易形成口吃。

（2）口吃的特点：

1）异常的言语行为：口语重复、拖长、甚至中断，发音用力过强，表现为只有发音动作而发不出声，用残留的呼气说话、伴有表情及肢体动作等。

2）回避现象：有意掩饰自己的语言流畅性障碍，插入一些无意义的词语。

3）情绪的变化：过度紧张、说错话并自我修正。

4）处世态度和方式的改变。

（3）口吃的评定：口吃的轻重受多方面因素的影响，如说话的方式、说话的内容、说话的速度、身心状态、情绪等，因此，在评定时应将上述因素考虑在内，并且评定不能只限于一次完成。Curlee 将 van Riper 对口吃的诊断依据加以补充修改，见表9-14。

表9-14　口吃的诊断表

| 评定内容 | 评定目的 |
| --- | --- |
| 语言重复数量 | 说话的词中有2%以上的词有"词的一部分重复"，每次重复两次或多次 |
| 语速 | 说话的词中有2%延长一秒钟以上，突然终止延长并提高音调 |
| 言语间断时间 | 言语中不自主地间断或迟疑两秒钟以上 |
| 言语伴随动作 | 言语不流利伴有身体活动、眨眼、唇及下颌颤抖及使劲的姿势 |
| 情绪变化及回避现象 | 说话时伴有情绪反应及回避的举止 |
| 心理反应 | 用言语作为成绩不好的理由（儿童） |
| 口吃与环境的关系 | 说话场合不同时，言语不流利的频率和严重程度会有所改变 |

当确定患者具有口吃语言障碍后，应对其口吃的程度及表现特点进行评定，评定方法如下表9-15。

表 9-15　口吃的评定

| 评定内容 | 评定目的 |
| --- | --- |
| 自由会话能力 | 了解儿童在日常生活中说话的状态 |
| 图片单词命名 | 选30个单词，了解其命名开始时口吃的情况 |
| 句子描述 | 选8张情最图画片，了解其不同句子长度及不同句型中口吃的状况 |
| 复句描述 | 选2张情景图画，了解其在描述总结式讲话中口吃的状况 |
| 复述 | 了解其复述及相伴复述时口吃改善的情况 |
| 回答问题 | 了解其是否有回避现象及说话的流畅度 |
| 模仿母子间谈话 | 了解母子间交流时口吃的情况 |

【知识链接】

**自闭症儿童言语发育迟缓**

自闭症的儿童即是这一情况的典型病例。其行为方面的特征是无视线交流，即使呼喊也无反应，专注于某一事物及保持某种行为等。在语言症状的方面，有模仿语言、人称代词的混乱使用，无抑扬顿挫的讲话方式等。

【案例分析】

1. 失语症检查——西方失语成套测验（WAB）、构音功能检查——Frenchay构音评定法。详细评估流程见本项目任务一。

2. 按评估流程，选择一名同学进行模拟评估，并按评估结果，给出相应语言功能障碍诊断类型。

## ■ 任务二　吞咽功能障碍评定

案例导入

张某，男，64岁，起病急，病程短，左侧肢体无力2周余，行头颅 MRI+MRA 检查提示：右侧大脑半球亚急性梗死，脑内散在缺血灶。伴咳嗽、咳痰，咳黄白色黏痰，吞咽功能障碍，留置胃管鼻饲流质食物。

思　考

1. 请使用吞咽障碍临床检查法（CED）——筛查表进行评估

2. 对评估结果分析患者主要存在的吞咽功能障碍

## 一、吞咽过程及分期

### （一）吞咽过程

吞咽是食物经咀嚼而形成的食团由口腔经咽及食管入胃的整个过程，吞咽不是一个单纯的随意运动，而是一种复杂的反射活动。正常的吞咽是一个流畅、协调的过程，它是通过口腔、咽、食管这些上消化道的括约肌收缩和舒张作用，分别在食团前后产生负性吸引力及正性压力把食团推进入胃部。正常的吞咽过程可分成4个期：口腔准备期、口腔期、咽期和食管期。其中口腔准备期、口腔期是处于随意控制下，咽期和食管期是自动完成的。

### （二）吞咽分期

1. 口腔准备期（oral preparatory phase）　口腔准备期是指摄入食物到完成咀嚼的过程，发生于口腔。主要是将食物置于口腔内，在适量唾液参与下，唇、齿、舌将食物磨碎形成食团。此期舌和面肌控制食物，封闭嘴唇，防止食物漏出。

2. 口腔期（oral phase）　口腔期是指咀嚼形成食团后运送至咽的阶段。此期唇封闭，舌上举，口腔内压上升，舌将食物或液体沿硬腭推至咽入口，触发咽反射，此期需时约1秒。

3. 咽期（pharyngeal phase）　咽期是指食团由咽部到食管入口段的快速、短暂的反射运动。食物或液体刺激咽部反射性地引起咽肌收缩，软腭抵靠咽后壁，鼻咽关闭防止食物反流入鼻咽部和鼻腔，继之咽提肌收缩，上提咽喉使喉入口关闭，避免食物误入气管，最后食管入口开放；咽缩肌依次收缩使咽腔缩小、闭合食团或液体被挤入食管中。此期需时约1秒，是吞咽的最关键时期，呼吸道必须闭合以防止食物进入呼吸系统，如果没有完好的喉保护机制，此期最容易发生误吸。

4. 食管期（esophageal phase）　食管期是指食物通过食管进入胃的过程。此期食管平滑肌和横纹肌收缩产生蠕动波推动食团或液体由食管入口移动到胃，此期是食物通过时间最长的一期，持续约6～10秒。

## 二、吞咽过程的神经控制

### （一）吞咽不同分期的神经控制

皮质、皮质下中枢控制吞咽运动的随意运动，尤其是口腔准备期、口腔期的吞咽运动。吞咽反应可由位于延髓的脑神经及其核团有意识的启动或反射性启动，这些脑神经及其核团的神经传入来自皮质、皮质下中枢，有6对脑神经参与吞咽运动的过程（表9-16）。

表9-16　吞咽运动中脑神经的功能

| 口腔期： | |
|---|---|
| 第五对脑神经（三叉神经） | 触觉及本体感觉、运动 |
| 第七对脑神经（面神经） | 味觉及运动 |

咽期：

| | |
|---|---|
| 第九对脑神经（舌咽神经） | 味觉，咽蠕动，唾液分泌 |
| 第十对脑神经（迷走神经） | 味觉及运动，咽固有肌，咽蠕动及吞咽启动 |
| 第十一对脑神经（副神经） | 增加咽蠕动及头颈的稳定性 |

口腔期及咽期：

| | |
|---|---|
| 第十二对脑神经（舌下神经） | 舌喉及舌骨运动。 |

### （二）不同解剖结构的神经支配

1. 口腔的肌肉的作用及其神经支配 面部及口腔内肌肉有面肌、咀嚼肌、腭肌、舌肌、舌骨肌。其在吞咽中的作用及其神经支配见表 9-17 所示。

表 9-17 面部及口腔内肌肉在吞咽中的作用及神经支配

| 面部肌肉（进行食物的吞咽和将食物保持在口腔内） | | |
|---|---|---|
| 肌肉名称 | 功能作用 | 神经支配 |
| 口轮匝肌 | 闭合口唇 | 面神经 |
| 颊肌 | 闭合口唇、向外拉口角 | |
| 笑肌 | 笑时向外拉口角 | |
| 咀嚼肌（咀嚼、搅拌、形成食团） | | |
| 咬肌 | 上提下颚 | 三叉神经 |
| 颞肌 | 下颚前后运动 | |
| 翼内肌 | 双侧同时运动时上提下颚，一侧运动时下颚偏向对侧 | |
| 翼外肌 | 双侧同时运动时上提和前突下颚，一侧运动时下颚偏向对侧 | |
| 腭肌（在口腔内保持并向咽部移送食团、闭锁鼻咽腔） | | |
| 腭帆张肌 | 收紧软腭，扩张口峡 | 三叉神经 |
| 腭帆提肌 | 抬高软腭，扩张口峡 | |
| 腭垂肌 | 抬高并收紧软腭，扩张口峡 | 舌咽迷走神经 |
| 腭咽肌 | 降低软腭，收缩口峡 | |
| 腭舌肌 | | |
| 舌肌（搅拌、形成并吞送食团） | | |
| 舌内肌 | 改变舌的形态 | 舌下神经 |
| 舌外肌 | 改变舌的位置 | |
| 舌骨肌（上下移动咽部，参与吞咽反射） | | |
| 舌骨上肌 | 提高舌骨 | 三叉神经、面神经、舌下神经 |
| 舌骨下肌 | 降低舌骨 | 舌下神经、下颌神经 |

口腔内感觉神经中，硬腭、上腭齿、牙龈、上唇的知觉由上腭神经支配，舌、下腭齿、牙龈、口腔下面及脸颊黏膜由下腭神经支配，这些神经均由三叉神经组成。舌前部 2/3 的味觉由面神经支配，后部 1/3 的味觉由舌咽神经支配。舌咽神经同时支配咽后壁的感觉。

2. 咽部肌肉的作用及其神经支配 发挥咽部功能的肌肉分纵行肌与环状肌，其作用和神经支配由表 9-18 所示。

咽部的感觉神经主要是舌咽神经，它分布于咽鼓管咽口平面以下大部分的咽壁。此平面以上的鼻咽部有上颌神经蝶腭节的分支供给，咽的下部由迷走神经的喉上分支分布。

表 9-18　咽部肌肉的作用和神经支配

| 缩咽肌组 | | |
|---|---|---|
| 咽上缩肌 | 1. 依次收缩，挤压食团进入食管 | |
| 咽中缩肌 | 2. 咽下缩肌的环咽肌平时处于收缩状态，食团到达时开放，进入后则关闭，避免食团进入气管，起保护作用 | 迷走神经 |
| 咽下缩肌 | | |
| 提咽肌组 | | |
| 腭咽肌 | 1. 上提咽以及喉 | |
| 咽鼓管咽肌 | 2. 舌根后压使会咽封闭喉口 | 除了茎突咽肌由舌咽神经支配外，其余肌肉均由迷走神经支配 |
| 茎突咽肌 | 3. 开放梨状隐窝 | |

**3. 食管肌肉的作用及其神经支配**　上部食管壁的肌肉由横纹肌构成，下部则由平滑肌组成。起的主要作用是自上而下的蠕动以向下输送食团。食管的神经支配由迷走神经和交感神经支配。

### 三、吞咽障碍的评估

临床上，对吞咽障碍的评价包括：吞咽障碍临床检查法、反复唾液吞咽试验、饮水试验和摄食 - 吞咽过程的评价等，这些方法均属于间接的评价方法，有一定的主观性，不能直观地显示吞咽的解剖生理情况和过程。因此，随着医疗技术的发展，越来越多的功能性检查被应用于吞咽障碍的评价，包括：放射学检查、内镜检查、测压检查、咽部放射性核素扫描、超声检查、表面肌电图检查、脉冲血氧定量法等。

这些检查的目的在于：筛查吞咽障碍是否存在；提供吞咽障碍的病因和解剖生理变化的依据；确定有关误咽的危险因素；确定是否需要改变提供营养的手段；为吞咽障碍的进一步检查和治疗提供科学的依据。

#### （一）临床评价

**1. 吞咽障碍临床检查法（CED）筛查表**　在首次接诊患者时，医师应了解患者的主诉、询问病史及进行体格检查发现患者是否存在吞咽障碍，这是最基础的一步。在不同医院所使用的吞咽障碍临床检查法不同，如表 9-19 所列，若出现表中的一项或多项情况，就需要作更进一步的生理学检查。临床医师也可直接或通过亲属和同事等有关人员注意观察了解患者的各种情况。

表 9-19　临床吞咽功能评估记录表

| 姓名： | 年龄： | 性别： | 床号： | 科室： | 住院号： | 联系电话： |
|---|---|---|---|---|---|---|
| 临床诊断： | | 影像学诊断： | | 发病日期： | | |
| 主观资料（S）： | | | | | | |
| 诊断 / 主要病史和体格检查概况 | | | | | | |
| 既往言语语言病理治疗 | | | | | | |

病痛报告

既往的疾病史：

☐ 慢性阻塞性肺病，肺气肿，哮喘或其他呼吸道问题

☐ 胃食管反流性疾病

☐ 哽噎感

☐ 短暂性缺血发作。脑血管意外

☐ 其他神经疾病

☐ 认知障碍

☐ 手术史

☐ 化疗 / 放疗

☐ 误吸 / 吸入性肺炎

☐ 气管套管存在或其他影响吞咽的情况

☐ 其他

患者的主诉：

目前影响吞咽功能的药物使用情况：☐ 无　☐ 有

症状的发生：☐ 突然　☐ 逐渐：开始　　　　　接着

症状：☐ 进食固体差　☐ 进食液体差　☐ 疲劳时差　☐ 口腔期出现症状

☐ 导致体重减轻　☐ 其他

客观资料（O）：

意识水平：☐ 清醒　☐ 嗜睡　☐ 昏迷

认知—语言情况：☐ 需进一步评估　☐ 不需评估

口腔 / 颜面检查

呕吐：☐ 完整　☐ 缺失

咳嗽：☐ 强烈　☐ 弱　☐ 缺失

咳嗽反应时间：☐ 马上　☐ 推迟

清嗓：☐ 强烈　☐ 弱　☐ 缺失

清嗓反应时间：☐ 马上　☐ 推迟

声音质量：☐ 沙哑　☐ 带呼吸声　☐ 湿润　☐ 咯咯声

唇运动：☐ 流涎 a b c d e　☐ 唇缩 a b c d e　☐ 鼓腮 a b c d e　☐ 唇拢 a b c d e

下颌运动：☐ 下垂 a b c d e　☐ 咀嚼运动 a b c d e

舌运动：☐ 伸舌 a b c d e　☐ 舔上唇 a b c d e　☐ 舔下唇 a b c d e

软腭运动：☐ 提升 a b c d e　☐ 咽反射 a b c d e

语言：☐ 构音障碍　☐ 失语症　☐ 无异常　☐ 需要进一步评估

进食检查：

进食场所：

进食体位：躯干位置　　　　　　　　头部位置

帮助方式

食物选择：☐ 冰块 无需检查 / 正常范围 / 损伤 记录（请描述）

☐ 水 无需检查 / 正常范围 / 损伤 记录（请描述）　☐ 浓汤 无需检查 / 正常范围 / 损伤 记录（请描述）

☐ 固体　无需检查 / 正常范围 / 损伤 记录（请描述）

☐ 稠的液体　无需检查 / 正常范围 / 损伤　记录（请描述）

☐ 混合物　无需检查 / 正常范围 / 损伤　记录（请描述）

一口量（mL）：

食物放入口中位置：

吞咽模式：

吞咽动作：

喉活动度：

咳嗽力量：

口腔残留 / 量：

食物反流：

呛咳：

吞咽后声音的变化：

咽部残留感：

咳出的痰中是否带有所进食的食物：

饮水试验：□Ⅰ □Ⅱ □Ⅲ □Ⅳ □Ⅴ

吞咽障碍的分级：□Ⅰ □Ⅱ □Ⅲ □Ⅳ □Ⅴ

评估（A）：

□患者没有临床误吸的症状或体征

□患者存在明确的临床误吸体征

□患者存在（□严重 □中等 □轻微）的口腔期吞咽困难

□患者存在（□严重 □中等 □轻微）的咽腔期吞咽困难

□其他：

　预后（选一项）：□很好 □好 □一般 □差

　影响因素：

计划（P）：

①□不能经　□进食，改变营养方式：

□不能经　□进食，需进行进一步检查：□纤维电子喉镜吞咽检查（FEES）

□吞咽造影检查（VFSS）

□不能经口进食，在　　天内重复的临床评估

□能经口进食以下食物：□冰块　□水　□浓汤　□稠的液体　□混合物

②□需要进行吞咽治疗　次 / 周，持续　周，目标如下：

□增加口腔吞咽的运动功能

□增加患者吞咽过程中的气道保护功能

□增加咽的功能

□提供给患者照顾者安全的吞咽技巧

□其他：

③患者及其照顾者的教育：□根据治疗提供建议与教育

□其他：

治疗师签名：

日期：

2. 反复唾液吞咽试验　本评估方法由才藤荣一在 1996 年提出，是一种评定吞咽反射能否诱导吞咽功能的方法。患者取坐位检查者将手指放在患者的喉结及舌骨处，观察在 30 秒内患者吞咽的次数和活动度，高龄患者 30 秒内完成 3 次即可。对于患者因意识障

碍或认知障碍不能听从指令的，反复唾液吞咽试验执行起来有一定的困难，这时可在口腔和咽部做冷按摩，观察吞咽的情况和吞咽启动所需要的时间。

**3. 饮水试验**　本评估方法由洼田俊夫在1982年提出，主要通过饮水：先让患者像平常一样喝下30 mL水，然后观察和记录饮水时间、有无呛咳、饮水状况等，进行评价。在5秒内将水一次喝完无呛咳属于正常；饮水时间超过5钟，或分2次喝完，均无呛咳者属于可疑；分1～2次喝完，或难以全部喝完，均出现呛咳者属于异常。饮水试验不但可以观察到患者饮水的情况，而且可以作为能否进行吞咽造影检查的筛选标准。见表9-20。

**表9-20　洼田饮水试验分级及判断标准**

| 分级 | 判断 |
| --- | --- |
| Ⅰ级　可一次喝完，无呛咳 | 正常：Ⅰ级，5秒以内完成 |
| Ⅱ级　分两次以上喝完，无呛咳 | 可疑：Ⅰ级，5秒以上完成；Ⅱ级 |
| Ⅲ级　能一次喝完，但有呛咳 | 异常：Ⅲ，Ⅳ，Ⅴ级 |
| Ⅳ级　分两次以上喝完，且有呛咳 | |
| Ⅴ级　频繁呛咳，难以全部喝完 | |

### （二）仪器吞咽功能评定

随着医学技术的发展，吞咽障碍的功能性检查越来越多，每种检查方法都可能提供与患者吞咽困难有关的部分信息。在众多的吞咽障碍检查与评估方法中，吞咽造影检查被认为是诊断吞咽障碍首选的最理想方法，常被认为是评价吞咽障碍的"金标准"。它不仅可以发现吞咽障碍的结构性或功能性异常的病因及其部位、程度和代偿情况，有无误吸等，而且是选择有效治疗措施（如进食姿势和体位）和观察治疗效果的依据。下面将分别介绍目前临床上比较常用的仪器吞咽障碍的检查方法。

**1. 吞咽造影检查**（video fluoroscopic swallowing stady，VFSS）　吞咽造影检查是目前最可信的吞咽功能评价方法。调制不同黏度的造影剂，让患者在不同体位下吞服，在荧光屏幕下摄录整个吞咽过程，然后进行反复和全面的观察，分析舌、咽、软腭、喉等部位的活动状况，评价吞咽反射有无减弱，喉是否关闭不全，环状咽肌扩张情况，食物有无误吸入气管，口腔、咽后壁、梨状隐窝和会厌处有无食物滞留等异常情况。通过吞咽造影检查，临床上可以明确患者是否存在吞咽障碍，可以发现吞咽障碍的结构性或功能性异常的病因及其部位、程度和代偿情况，吞咽障碍发生在哪个期，有无误吸，尤其是并发肺炎高度危险的隐性误吸，严重程度如何，评价代偿的影响。如能否通过一些代偿吞咽方法或调整食物的黏稠度来减轻吞咽障碍的程度，为选择有效治疗措施和观察治疗效果提供依据。所以，吞咽造影检查在对指导临床吞咽治疗工作具有重要的意义。下面介绍吞咽造影检查的具体操作方法。

（1）准备工作：

1）造影剂准备：由于常用的造影钡剂是由硫酸钡粉调制而成，常不能被人体所吸收，误吸后易沉积于肺泡中导致肺功能受损，影响患者的呼吸功能。为避免此现象出现，中山大学附属第三医院康复科窦祖林教授等对其进行改良，采用可吸收的水溶性硫酸钡混悬液代替硫酸钡造影剂，常用浓度为 20%～60%。用此浓度的硫酸钡混悬液加入果汁、蜂蜜、果酱等，可以调配出各种不同性状，接近自然进食状态含造影剂的食物，用此种造影剂进行脱咽造影对患者自然进食影响最小。即使钡剂被误吸，因其浓度较低，可通过自身咳嗽或体位振动排痰等方法容易被排出不会或极少存留在肺泡内，不影响肺的呼吸功能。

2）检查设备：一般用带有录像功能，具备 800 mA 以上功率的 X 线机，它可记录吞咽时从口腔准备期到食物进入胃的动态变化情况，如无 X 线录像设备，也可用像素较高的相机录下操作台显示屏画面来代替。

（2）操作方法：

1）检查前准备：标准的操作是让患者在直立位或坐位下进行，一般选择正位和侧位观察吞咽造影情况，通常取左前或右前 30° 直立侧位最好，此外可根据需要摄正位像。检查时患者常用的体位如下：①如果患者可以配合，最好取侧位和前后站立位；②如果患者不能自己坐稳，则最好坐在头颈部有支撑物的椅子上并固定好躯干，以免跌倒，此椅子要求与所用 X 线机配套，以便在侧坐位和前后坐位间能够转换；③如果患者无力，如偏瘫、四肢瘫不能坐站，可以将患者用绑带固定在 X 线机检查台上，为避免发生意外，采取头高脚低的半卧位，并在吞咽造影中调整为侧卧位或斜位；④注意事项：为了保证造影顺利进行，造影前患者应清洁口腔、给予排痰处理；插鼻饲管者，应把鼻饲管拔掉。因为鼻饲管会影响食物运送速度，黏附食物，影响吞咽的顺应性和协调性，影响观察；造影过程中应由语言治疗师或指定的人员（亲属等）为患者喂食含造影剂的食物，不允许患者自行食用。

2）不同质地造影食物的检查方法：根据临床评价结果决定使用含造影剂食物的先后顺序，原则上先糊状，后液体和固体，量由少到多：①如果患者仅发生饮水呛咳，可先喂糊状食物，患者口含小勺，约 2～5 mL，先在口腔内进行咀嚼动作，观察口腔功能情况，然后嘱患者尽可能一次全部咽下，观察患者吞咽功能情况、会厌谷及梨状窦情况；②进食水样造影剂时，要根据患者情况，先从小剂量开始，逐渐加量。可以分次给 2、4、6、8、10 mL 造影剂，观察不同剂量时患者的吞咽情况，有无误吸现象发生；③如患者口腔功能减退，尽可能将食团或水样造影剂送至舌根后部，并刺激咽帮助患者完成吞咽动作；④除选择流质造影食物含碘的水样造影剂外，根据需要再选择糊状固体(饼干)造影食物，依次进行观察。但应注意，只有当第一次吞咽的造影剂完全通过食管后，才能做重复的吞咽检查；⑤如患者进食后发生呛咳，及时采用拍背、咳嗽及排痰等方法，尽可能地将误吸的造影剂排出呼吸道或肺。

3）吞咽造影范围：为了便于造影后影像资料的分析，将所用显影食物进行编号。造影时将此编号放在 X 线机检查台相应处，并在影像上能看见：①尽可能同时采用吞咽时的动态录像和吞咽后发声时的静态双对比点片摄影两种方法；②咽造影检查后还要观察食管及贲门开放情况；③咽点片，显示咽的解剖结构。范围应包括软腭舌骨、环咽段及部分颈椎；④如患者头不能抬起，咽显示不清时，可调整球管的角度，将咽显示清楚；⑤不论患者有无误吸现象发生，造影结束前均常规进行肺部的透视检查，了解肺内情况。

（3）观察内容：根据食团在吞咽时所经过的解剖部位，一般将正常吞咽过程分为三个期来观察，即口腔期、咽期和食管期，把口腔准备期和口腔期合并在口腔期内。

1）口腔期：口腔期需要重点观察口唇的闭合及随意运动、舌的搅拌运动、舌的运送功能，软腭的活动及有无鼻腔内反流口腔内异常滞留及残留等。

2）咽期：咽期需要重点观察吞咽反射启动的触发时间、咽缩肌舒肌活动、咽喉上抬程度、会厌及声门关闭、会厌谷及梨状窝异常滞留及残留，有无误吸呼吸道，误吸食物的浓度和误吸量。

3）食管期：食管期重点需要观察食管上括约肌能否开放、开放程度、食管的蠕动、食管下括约肌的开放等。

（4）异常表现：在吞咽造影评估过程中，吞咽障碍主要表现在以下几个方面：①吞咽启动过度延迟或不能启动吞咽；②发生与吞咽有关的误吸；③腭咽反流；④吞咽后口咽不同部位（会厌谷、梨状窝、咽后壁）食物滞留及残留。

**2. 测压检查（manometry）**　测压技术是目前唯一能定量分析咽部和食管力量的检查手段。由于吞咽过程中咽部期和食管期压力变化迅速，使用带有环周压力感应器的固态测压导管进行检查。每次吞咽过程，压力传感器将感受到的信息传导到电子计算机进行整合及分析，得到咽收缩峰值压及时间、食管上段括约肌（upper esophageal sphincter UES）静息压、松弛率及松弛时间。根据数据，分析有无异常的括约肌开放、括约肌的阻力和咽推进力。

**3. 放射性核素扫描检查（bolus scintigraphy）**　通过在食团中加入半衰期短的放射性核素如锝胶态硫，用伽马照相机获得放射性核素浓集图像，从而对食团的平均转运时间及清除率即吞咽的有效性和吸入量做定量分析，并且可以观察到不同病因所致吞咽障碍的吞咽模式。

**4. 超声检查（ultrasonography）**　超声检查是通过放置在下颌的超声波探头对口腔期、咽部期吞咽时口咽软组织的结构和动力、舌的运动功能及舌骨与喉的提升、食团的转运情况及咽腔的食物残留情况进行定性分析。超声检查是一种无射线辐射的无创性检查，能在床边进行检查，并能为患者提供生物反馈治疗。与其他检查比较，超声检查对发现舌的异常运动有明显的优越性，尤其在儿童患者中。但是，超声检查只能观察到吞咽过程的某一阶段，而且由于咽喉中气体的影响对食管上括约肌的观察不理想。

**5. 肌电图检查**　用于咽喉部的肌电图检查一般使用表面肌电图（surface electromyography，SEMG），即用电极贴于吞咽活动肌群（上收缩肌、腭咽肌、腭舌肌、舌后方肌群、舌骨肌、颏舌肌等）表面，检测吞咽时肌群活动的生物电信号。口咽部神经肌肉功能障碍是吞咽障碍的主要病因，SEMG可以提供一种直接评估口咽部肌肉在放松和收缩引起的生物电活动的无创性检查方法，并且能鉴别肌源性或神经源性损害，判定咀嚼肌和吞咽肌的功能，同时可以利用肌电反馈技术进行吞咽训练。

**6. 脉冲血氧定量法（pulse oximetry）**　吞咽障碍患者大约有1/3会将水和食物误吸入呼吸道，其中40%的患者吸入是无症状的。近年来，除了使用内窥镜及X线检查患者有无发生误吸外，越来越多研究人员提倡应用脉冲血氧定量法。脉冲血氧定量法无创伤、可重复操作，是一种较可靠的评估吞咽障碍患者吞咽时是否发生误吸的方法。但是由于血氧饱和度受多种因素影响，因此当用于检测老年人、吸烟者、慢性肺部疾病患者时需要谨慎、综合地考虑其结果。

【知识链接】

**超声检查**

超声检查是一种无射线辐射的无创性检查，能在床边进行检查，并能为患者提供生物反馈治疗。与其他检查比较，超声检查对发现舌的异常运动有明显的优越性，尤其在儿童患者中。但是，超声检查只能观察到吞咽过程的某一阶段，而且由于咽喉中气体的影响对食管上括约肌的观察不理想。

【案例分析】

1. 根据吞咽障碍临床检查法（CED）——筛查表进行评估并记录。详细评估流程见本项目任务二。

2. 对上题评估结果进行分析，如患者主诉、口腔/颜面检查、进食检查等，并结合病史写出患者主要存在的吞咽功能障碍。

## 学习检测

### 一、选择题

1. 患者，女性，76岁，脑出血后2周，患者讲话不清，用Frenchay构音障碍评估该患者，评估的内容不包括（　　）。

A. 呼吸次数
B. 喝水情况
C. 认知功能
D. 唇、舌的运动功能
E. 言语功能

2. 非流畅性失语的特点正确的是（　　）。

A. 说话量少
B. 句子长度增长
C. 韵律正常
D. 信息量少
E. 费力程度无

### 二、操作练习

按吞咽障碍临床评估操作流程进行评估。

# 项目十
## 日常生活活动能力与生存质量评定 ————————

学习目标

1. 掌握日常生活活动的概念和分类；改良 Barthel 指数的评定内容、评分标准和结果判断；生存质量的概念。

2. 熟悉日常生活活动能力的基础、评定目的和评定方法；生存质量的评定内容和评定方法。

3. 了解常用的 PADL 标准化量表；常用的 IADL 标准化量表；常用的生存质量标准化评定量表。

日常生活活动能力是个体生长发育过程中经过反复实践逐步形成的，是人们从事其他活动的基础。日常生活活动能力反映了一个人在家庭、工作机构及社区里自己管理自己的能力，是康复医学中最基本和最重要的内容。在日常生活活动中，最大限度的自理成了康复工作的一个非常重要的领域。日常生活活动能力评定对判定患者能否独立生活及独立的程度、判断预后、制定和修订治疗计划、评价治疗效果、安排就业或进一步社区治疗都十分重要。

生活质量是康复医学针对患者康复工作中另一个十分重要的方面，在患者疾病转归后，更加关注其功能恢复和生活质量的保持与提高。这也是康复医学学科有别于其他临床医学学科的特点之一。随着人们健康观念和医学模式的转变，生活质量这一综合的评价指标比起单纯的疾病治愈率、生存率等，更能体现人在疾病转归过程中身体上、精神上和社会活动的真实状态。

## ■ 任务一　日常生活活动能力评定

**案例导入** ◆

　　患者，男性，68岁，因左侧多发性脑梗死导致右侧偏瘫伴失语1个月入院。大便可控制，小便偶尔失禁，穿脱衣裤及便后处理依赖家人。家人扶持下可坐起。可在指导下用左手吃饭。可用家人递上的毛巾擦脸，但不会拧干毛巾。不能步行。消瘦，情绪低落。

思　考 ·······················

　　1. 请用改良 Barthel 指数评定量表计算该患者的日常生活活动能力得分。

　　2. 请判断该患者的日常生活活动能力水平。

### 一、概述

#### （一）概念

　　日常生活活动（activities of daily living，ADL）是指人们为了维持生存和适应环境而每天必须反复进行的、最基本的、最具有共性的活动。其内容包括运动（床上运动、轮椅上运动和转移、室内或室外行走，公共或私人交通工具的使用）、自理（进食、更衣、如厕、洗漱、修饰等）、交流（打电话、阅读、书写、使用电脑、识别环境标志等）及家务活动（购物、备餐、洗衣、使用家具）等。

　　日常生活活动能力是人们在家庭和社区中的最基本能力，是康复医学中最基本和最重要的内容。日常生活活动能力对于健全人来说，毫无任何困难，但对于病、伤、残者来说，简单的穿衣、如厕、刷牙、洗脸、起床等活动都可能难以完成。患者的 ADL 方面能够最大程度的自理，有助于他重新找回在家庭和社会的角色和地位，获得更多的尊重和成就感，是重建患者生活信心的最佳方式之一，也是康复工作的最重要目标。

#### （二）日常生活活动的分类

　　**1. 基本或躯体日常生活活动**（basic or physical activities of daily living，BADL or PADL）是指每日生活所需的与穿衣、进食、洗漱、修饰等自理活动，以及与坐、站、行、走等基本运动有关的基本活动，以粗大的运动功能为主。其评定适用于较重的残疾，一般在医疗机构内使用。

　　**2. 工具性日常生活活动**（instrumental activities of daily living，IADL）是指人们在社区中独立生活所需的较高级的关键性技能，大多需借助工具进行，如家务（做饭、洗衣、打扫卫生等）、社会生活技能（购物、驾车或使用公共交通工具等）、处理个人事务（服药、就医等）、安全意识（对环境中危险因素的辨识、报警）以及社会交往沟通和休闲生活能力等，以精细的运动功能为主。其评定适用于较轻的残疾，主要用于社区生活的老年人和残疾人。

### （三）日常生活活动的基础

日常生活活动能力可以最基本地反映个体的综合运动能力。通过观察个体每天基本生活活动完成的情况，客观地评价其精细、协调、运动控制能力及认知功能，可作为了解其残疾状态的指标之一。完成 ADL 的基础条件如下。

#### 1. 身体条件

（1）具备人体解剖学上的完整性和对称性，即保持躯体、四肢肌肉的张力和肌力，徒手肌力在 3 级以上，才具备完成 ADL 的能力。

（2）保持全身关节的活动范围，全身各关节的功能活动范围正常，能够使机体完成各种日常功能活动。

（3）有随意运动的功能，能按个体的要求完成各种随意运动。

（4）有控制身体平衡和稳定的功能，才能保证患者完成各种 ADL，如坐位下穿衣、行走、上下楼梯等；有精细的协调和控制躯体、肢体及手的能力，以完成各种复杂的、高难度的活动，如刷牙、骑车等活动。

（5）具备接受外界信息的一般感觉（温、痛、触、本体感觉）和特殊感觉（视、听、嗅觉）。

（6）具备完成 ADL 的心肺功能。心脏、呼吸功能差的患者，ADL 会不同程度地受到限制。

（7）具备大脑的高级功能，包括言语、感知、认知等功能，以便处理交流、对话、社交等复杂的日常活动，如打电话、用钱买物等。

#### 2. 环境条件

不同的环境条件对患者的 ADL 能力有很大的影响，例如：完全下蹲困难的患者，用坐厕可以自己解决大小便问题，用蹲厕则无法自行解决；住在高楼上的下肢功能障碍的患者，外出活动不如住在平房内的患者方便，甚至会成为制约患者活动的原因。因此，适当的环境改造就可能改变患者的 ADL 能力。在进行 ADL 能力评定时，必须考虑环境因素。

#### 3. 补偿和使用替代装置

对于肢体功能丧失或肢体残缺的患者，其局部功能的重建十分困难，致使其 ADL 能力完全或大部分受限。此时可采用补偿或替代装置，如对日常所需的生活用具进行改造、肢体矫形器及假肢的应用、拐杖及轮椅等辅具的代偿，可以使完全失去生活能力的患者恢复日常生活自理能力。

## 二、日常生活活动能力的评定方法

### （一）评定目的

日常生活活动能力的评定是在个体水平对能力障碍进行评定。评定目的包括：

1. 判断个体在 ADL 方面独立的程度及功能预后。

2. 为制定和修订康复目标、治疗方案，评价治疗效果提供依据。

3. 为制定环境改造方案提供依据。

4. 比较各种治疗方案的优缺点，总结治疗经验和教训。

5. 进行投资 – 效益的分析。

## （二）评定方法

ADL 能力的评定不像关节活动度和肌力等评定，后者仅涉及解剖学和功能解剖学方面纯医学范畴的检测，而 ADL 能力评定是对患者综合能力的评定，故需了解患者身体功能方面的因素，还需评定其感知和认知功能，以了解其学习 ADL 的能力。

**1. 收集资料** 评定前需通过阅读病历、参加查房、与医院护士、治疗师及患者亲属交谈等方式收集以下有关资料：

（1）患者的性别、年龄、职业、家庭、工作、学习和社会环境及患者在其中所承担的社会角色情况。

（2）患者的主观能动性、情感和态度。

（3）患者的反应性、依赖性、依从性和重复操作的能力。

（4）患者残疾前的功能状况。

（5）患者的残余体能和潜能。

（6）由疾病和（或）残疾而引起的其他生理、心理的问题。

（7）患者使用辅助器的情况。

（8）患者的一般状况：急性期或慢性期；有无肌力、肌张力减弱，肌萎缩、痉挛（局部）；关节情况或活动范围；有无肿胀、畸形及程度如何，以及由此所致的残疾；有无感觉、感知及认知障碍等情况。

（9）患者的家庭条件、家庭环境、经济状况等。

**2. 评定方法** ADL 的评定方法多采用经过标准化设计、具有统一内容、统一评定标准的量表进行评定，包括直接观察法和间接评定法两种。

（1）直接观察法：通过直接观察患者的实际操作能力来进行评定，而不只是通过询问。该方法的优点是能够客观地反映患者的实际功能情况，有效地避免患者夸大或缩小自己的能力，缺点是费时费力，患者不易配合。

（2）间接评定法：通过询问的方式进行了解与评定。可从亲属和患者周围的人那里获取患者完成活动情况的信息；通过电话或书信，或通过康复协作组讨论获取患者完成活动情况的信息。该方法的优点是简单、快捷，缺点是缺乏可信性，故主要用于一些不便直接观察或演示动作的内容的评定，如二便的控制、洗澡等。

在康复评定中，通常是两种方法联合使用。ADL 评定所使用的环境可以是患者实际的生活环境，也可以是医院的 ADL 评定室，该室模拟家庭环境，配备必要的家具、厨具、卫生设备、家用电器及通信设备等。

**3. 常用的评定量表**

（1）常用的 PADL 标准化量表：有 Barthel 指数、改良 PULSES 评定量表、Katz 指数评定、修订的 Kenny 自理评定和功能独立性评定等。

1）Barthel 指数与改良 Barthel 指数：Barthel 指数（Barthel index，BI）（表 10–1）由美国 Mahoney 和 Barthel 于 1965 年设计并应用于临床，其评定方法简单，可信度和灵敏度高，是目前临床应用最广的一种 ADL 评定方法，不仅可用来评定患者治疗前后的功能状态，也可预测治疗效果、住院时间和预后。

表 10-1　Barthel 指数项目和评分

| ADL 项目 | 评分 | | | |
|---|---|---|---|---|
| | 自理 | 较小帮助 | 较大帮助 | 完全依赖 |
| 进食 | 10 | 5 | 0 | 0 |
| 洗澡 | 5 | 0 | 0 | 0 |
| 修饰（洗脸、梳头、刷牙、刮脸） | 5 | 0 | 0 | 0 |
| 穿衣（包括系鞋带） | 10 | 5 | 0 | 0 |
| 控制大便（包括擦、穿衣、冲水） | 10 | 5（偶尔失控） | 0 | 0 |
| 控制小便 | 10 | 5 | 0 | 0 |
| 如厕 | 10 | 5 | 0 | 0 |
| 床椅转移 | 15 | 10 | 5 | 0 |
| 行走（平地 45 米） | 15 | 10 | 5（用轮椅） | 0 |
| 上下楼梯 | 10 | 5 | 0 | 0 |

注：Barthel 指数的评定标准。0 分指患者在任何帮助下都不能达到说明的标准，其余则按照以下评分：

① 进餐

10 分：食物放在盘子或桌上，在正常时间内能独立完成进餐。

5 分：需要帮助或较长时间才能完成。

② 床 - 轮椅转移

15 分：独立完成床 - 轮椅转移的全过程。

10 分：需要提醒、监督或给予一定的帮助才能安全完成整个过程。

5 分：能在床上坐起，但转移到轮椅或在使用轮椅时要较多的帮助。

③ 修饰

5 分：独立完成各项。

④ 如厕

10 分：独立进出厕所，脱、穿裤子，使用卫生纸；如用便盆，用后能自己倒掉并清洗。

5 分：在下列情况下需要帮助：脱、穿裤子，保持平衡，便后清洁。

⑤ 洗澡（在浴池、盆池或用淋浴）

5 分：独立完成所有步骤。

⑥ 平地行走

15 分：独立走至少 50 m；可以穿戴假肢或用矫形器、腋杖、手杖，但不能用带轮的助行器。如用矫形器，在站立或坐下时能锁住或打开。

10 分：在较少帮助下走至少 50 m，或在监督或帮助下完成上述活动。

5 分：只能使用轮椅，但必须能向各个方向移动以及进出厕所。

⑦ 上下楼梯

10 分：独立上、下一层楼，可握扶手或用手杖、腋仗。

5 分：在帮助或监督下上、下一层楼。

⑧ 穿、脱衣服

10 分：能独自穿、脱所有衣服、系鞋带。当戴矫形器或围腰时，能独自穿、脱。

5 分：需要帮助，但能在正常时间内独自完成至少一半的过程。

⑨ 大便控制

10 分：能控制，没有失禁。

5 分：需要在帮助下用栓剂或灌肠，偶有大便失禁。

⑩ 小便控制

10 分：能控制，脊髓损伤患者用尿袋或其他用具时应能使用并清洗。

5 分：偶有尿失禁。

Barthel 指数总分 100 分，60 分以上者为轻度残疾，但生活基本自理；40～60 分者为中度残疾，有功能障碍，生活需要帮助；20～40 分者为重度残疾，生活依赖明显；20 分以下者为完全残疾，生活完全依赖。

　　Barthel 指数也有一定缺陷，如评定等级较少，相邻等级之间的分数值差别较大，评分不够精确。因而后有学者对其进行了改良，形成了改良 Barthel 指数（modified barthel index，MBI），评定项目和每项的满分值不变，而将评分等级进一步细化（表10-2）。

表 10-2　改良 Barthel 指数评定内容和计分法

| ADL 项目 | 评分 | | | | |
|---|---|---|---|---|---|
| | 完全依赖 | 较大帮助 | 中等帮助 | 最小帮助 | 完全独立 |
| 进食 | 0 | 2 | 5 | 8 | 10 |
| 洗澡 | 0 | 1 | 3 | 4 | 5 |
| 修饰（洗脸、梳头、刷牙、刮脸） | 0 | 1 | 3 | 4 | 5 |
| 穿衣（包括系鞋带） | 0 | 2 | 5 | 8 | 10 |
| 控制大便 | 0 | 2 | 5 | 8 | 10 |
| 控制小便 | 0 | 2 | 5 | 8 | 10 |
| 如厕（包括擦、穿衣、冲水） | 0 | 2 | 5 | 8 | 10 |
| 床椅转移 | 0 | 3 | 8 | 12 | 15 |
| 行走（平地45米） | 0 | 3 | 8 | 12 | 15 |
| 使用轮椅* | 0 | 1 | 3 | 5 | 5 |
| 上下楼梯 | 0 | 2 | 5 | 8 | 10 |

\* 只有在行走评定为完全依赖时，才评定轮椅使用。

改良 Barthel 指数评定标准：①完全依赖：指完全依赖别人完成整项活动。②较大帮助：指某种程度上参与，但在整个活动中（一半以上）需要别人提供协助才能完成。③中等帮助：能参与大部分活动，但在某些过程中（一半以下）需要别人提供协助。④最小帮助：除了准备和收拾时需要协助，可以独立完成整项活动，或进行活动时需要别人从旁监督或提示，以保证安全。⑤完全独立：可以独立完成整项活动，而不需要别人的监督、提示或协助。

改良 Barthel 指数各项目的评分标准

2）功能独立评定量表（functional independence measure，FIM）：是由美国医疗康复系统为照护机构、二级医疗机构、长期照护医院、退伍军人照顾单位、国际康复医院和其他相关机构研制的一个结局管理系统，为医疗服务人员提供记录患者残疾的程度和医疗康复的记录，是用于比较康复结局的常用测量量表。量表推出后被广泛应用于美国和世界多个国家。

FIM 是一个有效的、公认的等级评分量表，共有18个项目，其中13个身体方面的项目，5个认知方面的项目，每个项目计分为1～7分。FIM 的最高分为126分（运动功能评分91分，认知功能评分35分），最低分18分。126分为完全独立；108～125分为基本独立；90～107分为有条件的独立或极轻度依赖；72～89为轻度依赖；54～71为中度依赖；36～53分为重度依赖；19～35分为极重度依赖，18分为完全依赖。

功能独立评定量表（FIM）的内容及评分标准

3）改良 PULSES 评定量表：该量表产生于1957年，是由 Moskowitz 和 Mccann 参考美国和加拿大征兵体检方法修订而成，是一种总体的功能评定量表。目前流行使用的是1975年 Granger 对原评定表改良后的修订版，共6项4级评分。主要是按照患者

的依赖程度作为评分标准，常与其他评定方法一起评定患者的康复潜能、治疗过程及帮助制订修订康复治疗计划。评定内容包括躯体状况（physical condition，P）、上肢功能（upper limb functions，U）、下肢功能（lower limb functions，L）、感官功能（sensory components，S）、排泄功能（excretory functions，E）、精神和情感状况（mental and emotional status，S），简称为PULSES。

每一项分为四个功能等级：1级为无功能障碍，计1分；2级为轻度功能障碍，计2分；3级为中度功能障碍，计3分；4级为重度功能障碍，计4分。总分少于6分者为功能良好；>12分表示独立自理生活严重受限；>16分表示有严重残疾；24分者为功能最差。

（2）常用的IADL标准化量表：

1）快速残疾评定量表-2（rapid disability rating scale-2，RDRS2）：该量表是Linn等于1982年在1967年开发出来的RDRS量表基础上修订出来的，可用于住院或社区生活的患者，较适合于老年患者人群。量表共有18个条目，每个条目最高得分为4分，最低为1分，总分最高为72分，分数越高表示残疾越重。完全正常为18分。量表的信度和效度较好。

2）Frenchay活动指数：Frenchay活动指数共有15个条目，每个条目直接列举，并未按照一定领域进行分类。每一条目活动均为0～3分，0分表示最差的程度，3分表示最好的程度，分数越高表示病情越轻，主要用于社区脑卒中患者的IADL评定。

3）工具性日常生活活动能力量表（instrumental activities of daily living，IADL）：该量表是Lawton等人1969年开发的一个量表，量表主要有8个维度，见表10-3。

表10-3　工具性日常生活活动能力量表（IADL）

| （以最近一个月的表现为准） | |
| --- | --- |
| 1.上街购物【□不适用（勾选"不适用"者，此项分数记为满分）】<br>□3.独立完成所有购物需求<br>□2.独立购买日常生活用品<br>□1.每一次上街购物都需要有人陪<br>□0.完全不会上街购物 | 勾选1或0者，列为失能项目 |
| 2.外出活动【□不适用（勾选"不适用"者，此项分数记为满分）】<br>□4.能够自己开车、骑车<br>□3.能够自己搭乘大众运输具<br>□2.能够自己搭乘计程车但不会搭乘大众运输工具<br>□1.当有人陪同可搭乘计程车或大众运输工具<br>□0.完全不能出门 | 勾选1或0者，列为失能项目 |
| 3.食物烹调【□不适用（勾选"不适用"者，此项分数记为满分）】<br>□3.能独立计划、烹煮和摆设一顿适当的饭菜<br>□2.如果准备好一切作料，会做一顿适当的饭菜<br>□1.会将已做好的饭菜加热<br>□0.需要别人把饭菜煮好、摆好 | 勾选0者，列为失能项目 |
| 4.家务维持【□不适用（勾选"不适用"者，此项分数记为满分）】<br>□4.能做较繁重的家事或需偶尔家事协助（如搬动沙发、擦地板、洗窗户）<br>□3.能做较简单的家事，如洗碗、铺床、叠被<br>□2.能做家事，但不能达到可被接受的整洁程度<br>□1.所有的家事都需要别人协助<br>□0.完全不会做家事 | 勾选1或0者，列为失能项目 |

| （以最近一个月的表现为准） | |
|---|---|
| 5.洗衣服【□不适用（勾选"不适用"者，此项分数记为满分）】<br>□ 2. 自己清洗所有衣物<br>□ 1. 只清洗小件衣物<br>□ 0. 完全依赖他人 | 勾选0者，列为失能项目 |
| 6.使用电话的能力【□不适用（勾选"不适用"者，此项分数记为满分）】<br>□ 3. 独立使用电话，含查电话簿、拨号等<br>□ 2. 仅可拨熟悉的电话号码<br>□ 1. 仅会接电话，不会拨电话<br>□ 0. 完全不会使用电话 | 勾选1或0者，列为失能项目 |
| 7.服用药物【□不适用（勾选"不适用"者，此项分数记为满分）】<br>□ 3. 能自己负责在正确的时间用正确的药物<br>□ 2. 需要提醒或少许协助<br>□ 1. 如果事先准备好服用的药物分量，可自行服用<br>□ 0. 不能自己服用药物 | 勾选1或0者，列为失能项目 |
| 8.处理财务能力【□不适用（勾选"不适用"者，此项分数记为满分）】<br>□ 2. 可以独立处理财务<br>□ 1. 可以处理日常的购买，但需要别人协助与银行往来或大宗买卖<br>□ 0. 不能处理钱财 | 勾选0者，列为失能项目 |
| （注：上街购物、外出活动、食物烹调、家务维持、洗衣服等五项中有三项以上需要协助者即为失能） | |

4）功能活动问卷：1982年由Pfeiffer提出，1984年进行了修订（表10-4）。主要用于研究社区老年人的独立性和轻症老年痴呆，评定分值越高表明障碍程度越重，正常标准为<5分，≥5分为异常，在评定IADL时首选。

表10-4　功能活动问卷（FAQ）（问患者亲属）

| 项目 | 正常或从未做过，但能做（0分） | 困难，但可单独完成或从未做过（1分） | 需要帮助（2分） | 完全依赖他人（3分） |
|---|---|---|---|---|
| 每月平衡收支的能力、算账的能力 | | | | |
| 工作能力 | | | | |
| 能否到商店买衣服、杂物和家庭用品 | | | | |
| 有无爱好？会不会下棋和打扑克 | | | | |
| 会不会做简单的事情，如泡茶等 | | | | |
| 会不会准备饭菜 | | | | |
| 能否了解最近发生的事件（时事） | | | | |
| 能否参加讨论和了解电视、书和杂志的内容 | | | | |
| 能否记住约会时间、家庭节目和吃药 | | | | |
| 能否拜访邻居、自己乘公共汽车 | | | | |

（三）评定的注意事项

1.评定前应常规了解患者病、残前的生活习惯及自理情况，以便作为评定时的参考依据。

2.评定室的设置，应尽可能接近患者实际生活环境，以取得患者的理解和配合；且前后评定的场所应一致，以便于结果的比较。

3.评定应记录患者确实能做什么，而不是可能或应达到什么程度。

4. 评定时，通常由评定者给患者一个总的动作指令，让患者完成某个具体动作，而不要告诉患者坐起来或穿衣的具体步骤。

5. 在评定中，只有当患者需要辅助器或支具时，才可以提供，不能依赖和滥用。

6. 除非评定表中有说明，否则使用辅助器、支具或采取替代的方法，均认为是独立完成活动，但应注明。

7. 任何需要体力帮助的活动都被认为是没有能力独立完成。

8. 如果在不同环境或不同时间段内，评定结果有差别，则应记录最低评分，但应找出影响评分结果的常见原因。

【知识链接】

## 国际功能、残疾和健康分类

《国际功能、残疾和健康分类》（international classification of functioning, disability and health, ICF），是 WHO 在 2001 年第 54 届世界卫生大会上正式命名并在国际上使用的分类标准。ICF 包括四个成分：身体功能、身体结构、活动和参与以及背景性因素。其中活动和参与部分可用于日常生活活动的评定。

ICF 的活动和参与部分包括 9 个领域：学习和应用知识，一般任务与要求，交流，活动，自理，家庭生活，人际交往和联系，主要生活领域，以及社区、社会和公民生活。每个领域包含不同级别的类目。每一个类目既可以评定患者在标准环境中完成此类目的能力表现（活动），也可评定在现实生活中完成任务的活动表现（参与）。

活动和参与部分的类目评定采用 ICF 的限定值标准（0、1、2、3、4、8、9），具体评定标准见表 10-5。

表 10-5　ICF"活动和参与"部分评定标准

| ICF 限定值 | 意义 | 语义表达 | 严重性 |
|---|---|---|---|
| 0 | 没有困难 | 无，缺乏，微不足道…… | 0~4% |
| 1 | 轻度困难 | 略有一点，很低…… | 5%~24% |
| 2 | 中度困难 | 中等程度，一般…… | 25%~49% |
| 3 | 重度困难 | 很高，非常…… | 50%~95% |
| 4 | 完全困难 | 全部…… | 96%~100% |
| 8 | 未特指 | | |
| 9 | 不适用 | | |

注：限定值 8 表示未特指，即没有充分的信息确定损伤的严重性；限定值 9 指不适用，即该类目不适用某个具体病例。

在 ICF 术语中，活动（activity）是指个体执行一项任务或行动，即在标准环境中完成此项类目的能力表现；参与（participation）是指个体投入到一种生活情境中的活动表现。

以类目"d4500 短距离步行"为例，假如某患者在与工作有关的事故中失去了一条腿，他在标准环境（如平坦且不打滑的路面）下不使用拐杖行走的真实能力非常有限，但是借助拐杖后，可在邻近的人行道路上独自行走，不依赖任何帮助，但是行走速度稍缓慢。则该患者在该类目上的"活动"限定值为3（重度困难），"参与"限定值为1（轻度困难），可标记为"d4500.13"。类目编码后的第一个限定值代表"参与"的限定值，第二个限定值代表"活动"的限定值。

在临床工作中，评定者可以根据自己的需要选择评定"活动"还是"参与"，也可两者都进行评定。

## 【案例分析】

1. 改良 Barthel 指数评定量表的十个评分项目中，进食项目：这位患者可在指导下用左手吃饭，评为最小帮助，8分。洗澡项目：案例中未描述，按不能完成处理，得分0分。修饰项目：可用家人递上的毛巾擦脸，但不会拧干毛巾，其他未描述，按不能完成处理，评为较大帮助，1分。穿衣项目：穿脱衣裤依赖家人，得分0分。控制大便项目：该患者大便可控制，得分10分。控制小便项目：该患者小便偶尔失禁，得分8分。如厕项目：该患者穿脱衣裤及便后处理依赖家人，需要较大帮助，得分2分。床椅转移项目：未描述，按不能完成处理，得分0分。行走项目：该患者不能行走，得分0分。上下楼梯项目：得分0分。因此该患者的日常生活活动能力得分为29分。

2. 根据 Barthel 指数结果的临床意义，这位患者得分29分，在20～40分范畴中，属于重度残疾，生活需要很大帮助。

## ▌任务二　生存质量评定

**案例导入** ◆

患者，男性，68岁，因左侧多发性脑梗死导致右侧偏瘫伴失语1个月入院。小便偶尔失禁，穿脱衣裤及便后处理依赖家人。家人扶持下可坐起，不能步行。患者消瘦，自发病后一直情绪低落。

思考

1. 该患者的生存质量如何？
2. 怎样评定该患者的生存质量？

## 一、概述

### （一）生存质量的定义

生存质量（quality of life，QOL）又称生活质量、生命质量，世界卫生组织将其定义为个人根据自身所处的文化和价值体系，对于自身生存状态的主观感受，这种感受充分考虑了其目标、期望、标准及所关心的各种事物，同时受到个人身体健康、心理状态、信仰、社会关系和所处环境的综合影响。生存质量作为这些影响的综合体现，很难用客观的标准加以衡量，它是一种主观评价的指标，不同的人对于生存质量有不同的认识，所以评定起来有一定难度。

从康复医学的角度而言，生存质量更侧重于评价患者的社会适应能力，即患有致残性疾病的患者或残疾人，在生存过程中维持身体活动、精神活动和社会生活处于良好状态的能力和素质。生存质量是康复医学针对患者康复工作中最重要的方面，康复的最终目标由最大限度地提高 ADL 能力向提高 QOL 转变，在患者疾病转归后，更加关注其功能恢复和生存质量的改善与提高，这也是康复医学学科有别于其他临床医学学科的特点之一。

### （二）生存质量评定的内容

生存质量评定的内容主要根据影响 QOL 的因素来选取特定的指标，具体内容包括以下几个方面：①躯体功能的评定：包括睡眠、饮食、行走、大小便自我控制、自我料理、家务操持、休闲；②精神心理功能的评定：包括抑郁、焦虑、孤独感、自尊、记忆力、推理能力和应变能力；③社会功能评定：包括家庭关系、社会支持、与他人交往、就业情况、经济状况、社会整合、社会角色等；④疾病特征与治疗：包括疾病病症、治疗不良反应等方面。

临床实际应用中，要结合实际情况选择使用合适的生存质量评定量表。普适性量表涉及的内容较为全面，涵盖的条目也较多，但也因此增加更多的工作量，所需评定时间也较长，这样可能导致患者不能集中注意力而影响调查结果。针对各类疾病时，可选用疾病专用量表，如适用于评定脑卒中患者生存质量的疾病影响调查表中风专用量表–30（SA–SIP30）等。

## 二、生存质量评定的方法

根据评定目的和内容的不同，生存质量的评定可采用不同的方法，常用的评定方法有以下几种。

### （一）访谈法

访谈法是访谈员通过与受访人员交谈来了解其心理特点、行为方式、健康状况、生活水平等情况，进而对其生存质量进行综合评价。按照提问和问答的结构方式不同，访谈法可分为结构性访谈和非结构访谈两类。前者是事先规定了所问项目和反应的可能性，通常采用问卷或调查表进行；后者是一种非指导性的、自由提问和作答的访谈形式。在实际操作时也可两者兼备。

访谈法的优点：①灵活易实施：双方可随时改变方式、变换话题，以便了解到一些量表无法反映的深层内容。②适用人群广：可用于不同类型的群体，包括文盲、儿童、因病不能活动的患者。

访谈法的缺点：①主观性强：访问者的价值观和偏向会影响被访人的反应以及判断。②花费较大：完成一例需大量的时间和精力投入。③结果分析及处理较难。

### （二）观察法

在一定时间内研究者有目的、有计划地通过感官或借助一定的科学仪器，对特定个体的心理行为或活动、疾病症状及相关反应等进行观察，从而搜集资料综合判断其生存质量，即为观察法。该方法适用于对特殊患者生存质量的评价，如精神疾病患者、植物人、老年痴呆及危重患者等。

### （三）主观报告法

主观报告法是由被测者根据自己的身体情况和对生存质量的理解，报告一个对自身生存质量的评价，可以用分数或等级表示。这是一种简单的、一维的整体评定法。优点是所得的数据容易分析处理，缺点是结果的可靠性差。因此该方法一般不单独使用，通常与其他量表共同使用，作为补充。

### （四）症状定式检查法

该方法用于主要限于疾病症状和治疗的毒副作用时的生存质量评价。评定时把各种可能的症状或毒副作用列表出来，选项可以是"有""无"两项，也可是程度等级选项，由评定者或患者逐一选择。不少疾病的症状和不良反应评价采用此评定方法，如常用的鹿特丹症状定式检查（rotterdam symptom checklist，RSCL）。

### （五）标准化的量表评定法

这是目前生存质量评定中广泛采用的方法。通过使用信度、效度和反应度较好的标准化测量量表，对受试者的生存质量进行多维度综合评价。根据评价主体的不同可分为自评法和他评法。该方法的优点是客观性强、可比性好、程式标准化、易于操作，是临床上和科研中常用的方法。

目前有很多生存质量评定量表，一些是普适性量表，既可用于了解一般人群的综合健康状况，也可用于不同疾病患者生存质量的调查。为了更有针对性地了解特定疾病患者的生存质量，近年来通过研制和改良形成了很多生存质量测量的疾病专用量表。在选择量表时，要充分考虑其优缺点、自身研究的目的和内容、被测者的情况（如疾病的类型等）等相关因素。以下对几种常用的评定量表加以介绍。

1. 健康调查问卷–36 项（medical outcomes study short form，SF-36）　是美国医疗结局研究组开发的一个普适性量表，90 年代初完成了含有 36 个条目的简化版，内容包括躯体活动功能、躯体功能对角色功能的影响、躯体疼痛、总体健康状况、活力、社会功能、情绪对角色功能的影响和精神健康等 8 个维度，评分分为 5 个等级，得分越高，所代表的功能损害越轻，生活质量越好，完成测量约耗时 5～10 分钟。SF-36 是目前世界上公认的具有较高信度和效度的普适性 QOL 评价量表之一，其中文版已经由方积乾教授等引进研制并投入使用。

2. 世界卫生组织生存质量测定量表（world health organization quality of life with 100 questions，WHOQOL-100）　是世界卫生组织在 1993 年编成的一套用于测量个体与健康相关的普适性生存质量量表，内容包括生理、心理、独立型、社会关系、环境和精神支柱 / 宗教和个人信仰等 6 个领域，共 24 个方面。该量表结构严谨，内容覆盖面广，适用于多个学科的有关生存质量的研究，但测评耗时长、工作量大。因而 WHO 在此基础上改良研制出了简化版量表，即世界卫生组织生存质量测定简表（world health organization quality of life–BREF，WHOQOL-BREF），包括生理、心理、社会关系和周围环境 4 个领域，共有 26 个条目（表 10-6）。研究表明，WHOQOL-BREF 具有良好的信度和效度，为生存质量的评定提供了又一个方便快捷的工具。

表 10-6　WHOQOL-BREF 量表的结构

| Ⅰ. 生理领域 | Ⅲ . 社会关系领域 |
|---|---|
| 1. 疼痛与不适 | 14. 个人领域 |
| 2. 精力与疲倦 | 15. 所需社会支持的满意程度 |
| 3. 睡眠与休息 | 16. 性生活 |
| 4. 走动能力 | Ⅳ. 环境领域 |
| 5. 日常生活能力 | 17. 社会安全保障 |
| 6. 对药物及医疗手段的依赖性 | 18. 住房环境 |
| 7. 工作能力 | 19. 经济来源 |
| Ⅱ. 心理领域 | 20. 医疗服务与社会保障：获取途径与质量 |
| 8. 积极感受 | 21. 获取新信息、知识、技能的机会 |
| 9. 思想、学习、记忆和注意力 | 22. 休闲娱乐活动的参与机会与参与程度 |
| 10. 自尊 | 23. 环境条件（污染、噪声、交通、气候） |
| 11. 对身体和相貌的感觉 | 24. 交通条件 |
| 12. 消极感受 | 总的健康状况与生存质量 |
| 13. 精神支柱 | |

3. **脑卒中影响量表（stroke impact scale，SIS）** 是 1999 年由美国 Duncan 等研制，包括力气、手功能、日常生活活动能力 / 工具性日常生活活动能力（ADL/IADL）、移动能力、交流、情绪、记忆与思维和参与等 8 个维度，共 64 个条目，另附一个 0～100 分的脑卒中恢复程度的目测类比表。兰月等将此量表翻译成中文版，并对中文版 SIS 进行效度、信度、敏感度的测试，得出结论该量表能准确地反映脑卒中患者生存质量状况及随时间改变或由于干预而出现的生存质量的改变，特异性较强，适用于临床评估及科研研究，但量表在手功能方面存在封底效应，在交流领域有封顶效应。该量表具有多种版本，应用较普遍的是仅限于运动功能 16 条目的简明版本（SIS-16）和代理人测量版本（SIS-Proxy）。SIS-16 对于存在躯体功能障碍的脑卒中患者更具有针对性；SIS-Proxy 更适用于无法独立完成量表的伴有认知功能障碍、失语或昏迷患者。SIS 已建立网络数据库，患者可进入数据库获取自己的报告摘要，这是 SIS 优于其他脑卒中专用量表的显著特点。

4. **关节炎影响测量量表 2（arthritis impact measurement scales 2，AIMS2）** 由 Meenan 教授团队在 AIMS 的基础上研发的评价关节炎患者生活质量的量表。量表分为 5 个维度：躯体（活动能力、步行和弯腰、手和指的功能、上臂功能、自我照顾内容、家务工作）；症状（关节炎痛）；角色（工作）；社会角色（社会活动、家庭和朋友的支持）；情感（紧张度、心情）。共有 57 个条目，每个条目采用 0～4 级或 0～5 级表示不同严重程度，完成该量表的评定大约需要 23 分钟。计分时将每个条目标准化为 0～10 级，0 表示非常健康，10 表示非常糟糕，总分越高，表示关节炎对患者的影响越大，患者的生存质量越差。

---

【案例分析】

1. 案例中的这位患者存在偏瘫、失语、日常生活不能自理、身体消瘦等问题，并因此出现了抑郁情绪，因此患者的生存质量是低下的。

2. 根据本节所学知识，由于患者存在失语的问题，评定生存质量时可使用观察法或标准化的量表评定法，如使用 SF-36、WHOQOL-BREF 量表或脑卒中影响量表等进行评定。

# 学习检测

## 一、选择题

1. ADL 运动方面不包括（    ）。

A. 轮椅上运动和转移           B. 室内或室外行走

C. 床上运动           D. 以慢速跑 45 m

2. 李奶奶，76 岁，Bathel 指数评分为 65 分，其日常生活活动能力为（    ）。

A. 完全自理           B. 基本自理

C. 需很大帮助          D. 完全依赖

E. 不能判断

3. 生活质量评定中一般不予考虑的因素是（     ）。

A. 心理状况          B. 社会制度

C. 经济状况          D. 宗教信仰

E. 身体功能

4. ADL 自理方面的内容有（     ）。

A. 更衣          B. 进食

C. 如厕          D. 洗漱

E. 修饰

## 二、简答题

简述日常生活活动能力评定的目的。

# 项目十一

# 环境评定 —————————————————————————

学习目标

1. 掌握环境、障碍及无障碍环境的定义。

2. 熟悉环境评定的方法及应用。

3. 了解无障碍环境的发展情况。

1980 年，世界卫生组织（WHO）提出的疾病后果分类——《国际残损、残疾和残障分类》（ICIDH）表明，残疾人活动和参与的困难是由于其自身损伤所致，与环境无关，而社会对环境的改造是出于对残疾人的怜悯。2001 年世界卫生组织（WHO）发布的《International classification of functioning, disability and health》ICF（中文版《国际功能、残疾和健康分类》）则认为残疾人所遇到的活动和参与受限是由于残疾人自身（功能、结构）的损伤和环境障碍交互作用的结果。对于残疾人某些无法改变的损伤，只能通过改变环境来适应残疾人所受到的限制，才能从根本上解决残疾人活动和参与困难的问题，使他们能融入现代社会并发挥作用。因此，对残疾人所处环境进行评定，明确环境障碍及程度，是改造环境前必不可少的步骤。

## 任务一 概 述

**案例导入** ◆

　　在日常生活中，我们或多或少都见过一些残疾人，他们身上存在一些无法改变的损伤，因此当他们处于为健全人设计的环境中时会有活动和参与困难的问题，甚至很多健全人如老人、小孩、孕妇、意外受伤者等都会有不同程度的障碍。

**思　考**

环境是如何造成功能障碍者活动和参与困难的？

在评定环境之前，首先要了解环境、障碍和无障碍环境的定义。

### 一、环境

环境（environment）因素是 ICF 的一个成分，它是指形成个体生活背景的外部或外在世界的所有方面，并对个人功能发生影响。即人身体以外并对个人功能发生影响的一切事物可统称为"环境"。此外，环境由物质环境、社会环境和态度环境构成。

### （一）物质环境

物质环境（physical environment）是指客观存在的事物即客观世界，其中有我们看得见、听得到、摸得着、闻得出的周围物质，但也有我们感觉不到而客观存在的物质，如超声波、红外线和紫外线等。物质环境是一切生命的基础，没有物质环境就没有社会环境和态度环境。

物质环境分为自然环境和制造环境两大类。自然环境（natural environment）即自然界，是自然形成的物质；制造环境是某些动物为了生存而特意制造的物质。人造环境是最大的制造环境。

原始社会的人造环境在物质环境中所占比例甚小，人类活动和参与的物质环境基本上都是自然环境，如图 11-1 的左半部分所示意。所以在早期人类生活中起主要作用的是自然环境，且对人造环境的依赖性不大。而到了现代社会，人类的生活、学习、工作、娱乐等活动和参与的物质环境基本上都是人造环境，人造环境在物质环境中所占比例甚大，如图 11-1 的右半部分所示意。

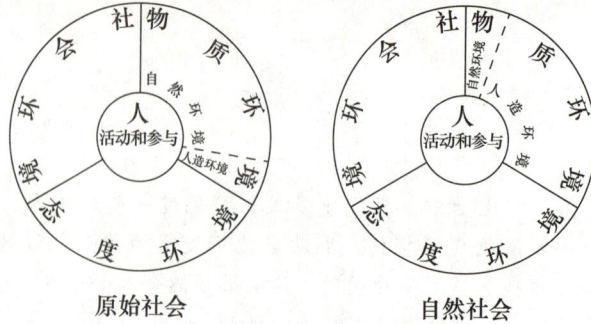

原始社会　　　　　　　自然社会

图 11-1　人—环境系统示意图

### （二）社会环境和态度环境

社会环境和态度环境是群体动物繁衍和发展的需要，无论是动物还是人类，在各自的群体生活中，分工明确，相处和谐，构成完善的社会环境和态度环境。

社会环境（social environment）是指人类的社会，不同国家有不同的社会制度、法律法规、语言文字等构成的外在非物质环境。

态度环境（attitudinal environment）是指人们的相互关系、对事物的看法，如对待亲戚朋友、上下级和陌生人的态度等构成的内在非物质环境。

### （三）人造环境的分类

在 ICF 一级分类"环境因素"下的二级分类"产品和技术"中涉及的人造环境有：

e115：个人日常生活用产品和技术

e120：个人室内外行动和交通用产品和技术

e125：交流用产品和技术

e130：教育用产品和技术

e135：就业用产品和技术

e140：文化、娱乐及体育用产品和技术

e145：宗教和精神活动实践用产品和技术

e150：公共建筑物的设计、施工及建造的产品和技术

e155：私人建筑物设计、施工及建造的产品和技术

可以归纳出人造环境有两大类型，一类是涉及人类活动的 7 个环境：生活环境、行动环境、交流环境、教育环境、就业环境、文体环境和宗教环境；另一类是 2 个建筑环境：居家环境和公共环境，共 9 个人造环境。

应该指出，这 9 个人造环境并不是同一个层次，从属性来看可以分为 3 个层次。第一层次是人类基本活动环境，即生活环境、行动环境和交流环境，是人类生存需要的产品和技术；第二层次是人类技能活动环境，即教育环境和就业环境，是人类发展需要的产品和技术；第三层次是人类社会活动环境，即文体环境、宗教环境、居家环境、公共环境，是人类提高生活质量需要的产品和技术。但也应指出，9 个环境中的生活环境、

行动环境、交流环境和教育环境是群体动物繁衍和发展的共性,只是我们仅研究人造环境。

### 创建无障碍环境的必要性

功能障碍者如盲人对环境的光信号和聋人对环境的声信号无能为力,以至影响了残疾人和环境的交流、融合,为此要创造一切条件来改变或新建无障碍的人造环境,才能实现残疾人的平等、参与、共享,并为社会做出贡献。如对听觉障碍者,可以通过增加人造环境的助听器来克服障碍;对视觉障碍者需要增加人造环境的助视器来克服障碍;对肢体障碍者可以通过增加拐杖、轮椅、假肢、矫形器等人造环境来克服障碍,才能融入社会并参加社会活动。

通过改造物质环境后,建立了不同程度的无障碍环境,使残疾人可以接受教育及就业,让他们的潜能得以有效发挥,在平等共享人类的物质文明和精神文明的同时提高了他们的尊严和信心,从而提高生活质量。而接受教育的前提是要通过辅助器具来创建教育环境无障碍,就业的前提是创建就业环境无障碍。

无障碍环境不仅使残疾人受益,而且使很多健全人也受益。例如城市过街天桥的坡道,对于老年人、孕妇、儿童、意外受伤者,甚至手提重物者都受益。又如电视屏幕下方的中文字幕,不仅听障者受益,而且所有听不清或听不懂外语的健全人均受益,是必要的无障碍交流环境。

## 二、无障碍环境

无障碍(harrier-free 或 no harrier)是相对障碍而言,即没有障碍。

障碍(barriers)是个人环境中限制功能发挥并形成残疾的各种因素。它包括许多方面,例如有障碍的物质环境、缺乏相关的辅助技术、人们对残疾的消极态度,以及既存在又妨碍所有健康人全部生活领域里的服务、体制和政策。

### (一)无障碍环境

无障碍环境(accessibility)最早见于1993年12月联合国大会的《残疾人机会均等标准规则》中附录第5条,并被联合国文件译为"无障碍环境"。为实现残疾人平等参与社会活动,就要使残疾人在任何环境里进行任何活动都没有障碍。实际上,完全无障碍环境只是理想环境,许多社会障碍对任何人都是不可避免的。如出国到了外国环境,语言、文字、风俗习惯都不同于国内,健全人和残疾人一样都遇到了沟通障碍。

### (二)无障碍环境的由来

人们对无障碍环境的认识和理论研究也就是近百年的历史,涉及两种残疾观,即传统残疾观和现代残疾观。

1. **传统残疾观**　传统残疾观认为残疾人活动和参与的困难是由于他们自身疾病造成

的单因素后果，与环境无关。这是因为在以健全人为主体的社会里，人们长期以来习惯于站在健全人立场来看待残疾人。

北欧的瑞典和丹麦早在20世纪30年代就建有专供残疾人使用的设施，主要是照顾肢体残疾人出行困难的建筑无障碍，如修斜坡和安扶手等，人们从人道的角度认为社会应该帮助这个弱势群体。美国于1961年制定了世界上第一个无障碍设计标准，1968年国会通过了建筑无障碍条例，规定所有联邦政府投资的项目，必须实施无障碍设计。这种对残疾的认识反映在1980年世界卫生组织WHO提出的ICIDH疾病后果分类，并对"残疾"定义为："按所认为的人类正常活动的方式或范围进行活动的能力因损伤受到的任何限制或缺失"。即认为残疾是疾病的后果之一，从而提出残疾发生及发展的医学—社会模式，即残损→残疾→残障，如图11-2所示。

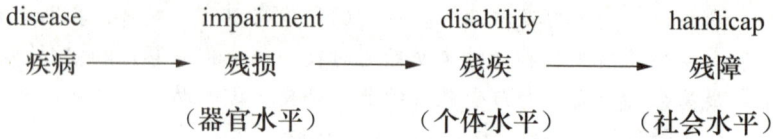

图 11-2　残疾发生及发展的医学—社会模式图

2. 现代残疾观　随着物质文明和精神文明的提高，人们对残疾的认识有了很大提高，认为ICIDH的疾病后果分类，即残疾的医学—社会模式有局限性，有必要重新建立考虑环境的残疾模式。2001年WHO提出了ICF健康要素的分类，将残疾和功能分类作为一种相互作用和演化的过程，提供了一种多角度的分类方法，制定了一种全新的模式图，即残疾的"生物心理社会"的综合模式。ICF各构成成分之间的相互作用如图11-3所示。

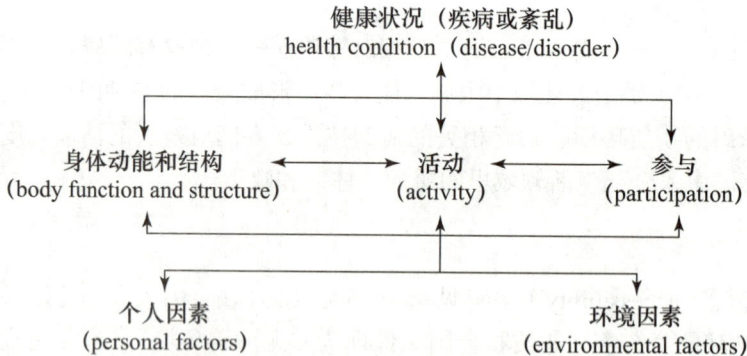

图 11-3　ICF 各成分间的相互作用

每个人的健康状况（疾病或疾患）是个人因素（身体功能和身体结构）与环境因素交互作用和复杂联系的结果。而环境又包括物质环境、社会环境和态度环境，都将影响每个人的活动和参与。因此ICF对"残疾"重新定义为："是对损伤、活动受限和参与限制的一个总括性术语。它表示在个体（在某种健康条件下）和个体所处的情景性因素（环境因素和个人因素）之间发生交互作用的消极方面"。而残疾人的自身损伤基本不可改变，也就是说，我们不能要求截瘫、偏瘫、脑瘫等肢残人能和我们一样用双腿走路甚至跑步，不能要求视障者看清环境的事物，不能要求听障者听清环境的声音，不能要求失语者说清楚话。所以只能改变环境来适应残疾人的自身损伤并发挥潜能，以克服残疾人活动和参与的困难。因此，国际上对该群体的称谓已经从残疾人（disabled person）改为人伴有功能障碍或功能障碍者（person with disability）。

【案例分析】

环境由物质环境、社会环境和态度环境构成，这三个环境都会造成功能障碍者的活动和参与困难。其中的物质环境包括自然环境和制造环境，人造环境是最大的制造环境，我们仅研究人造环境。

功能障碍者活动和参与困难，说明环境对他们造成了障碍。障碍是个人环境中限制功能发挥并形成残疾的各种因素，它包括许多方面例如有障碍的物质环境、缺乏相关的辅助技术、人们对残疾的消极态度，以及既存在又妨碍所有健康人全部生活领域里的服务、体制和政策。

## 任务二 环境评定的方法

案例导入

患者，男，52岁，因左侧基底节出血急诊行去颅骨瓣减压术＋脑内血肿清除术，现术后3个月，病情稳定。查体：神志清楚，反应正常，言语尚流利，右侧偏瘫；能独立步行，右足内翻下垂，膝过伸。改良Ashworth评级：右上肢屈肌1+，屈指肌1级，下肢伸肌1级；Brunnstrom分期（右上肢－手－下肢）Ⅲ－Ⅱ－Ⅲ；坐／站平衡：3/3级；下肢腱反射亢进，右巴氏征（+）；ADL：55分。

思 考

这位患者出院后需要怎样对其居家环境进行评定。

ICF的残疾综合模式提出了环境因素，必然衍生出如何来评定环境的新问题。在ICF中所谓环境评定（environmental assessment）是指对功能障碍者（含残疾人）活动和参与出现困难的环境进行评定。目的是在找出环境障碍后，通过增加人造环境的辅助器具来创建无障碍环境，以提高残疾人的生活质量并发挥积极作用。

### 一、环境评定的分级

对环境进行评定时要根据ICF和ICF量表提出的环境因素限定值和分级，限定值用"障碍"或"辅助"来判断，每项环境因素都按5个等级来评定，采用0～4级来表示。对环境的评定若根据环境的障碍程度来判断时，则分值从无障碍的0到完全障碍的4；

若根据在该环境下需要辅助的程度来判断时，则在分值前要冠以 + 号，从无需辅助的 0 到完全辅助的 +4。如表 11-1 所示。

表 11-1　环境评定分级

| 级别 | 障碍 | | 辅助 | | 百分比 |
| --- | --- | --- | --- | --- | --- |
| | 障碍状况 | 障碍分值 | 辅助状况 | 辅助分值 | |
| 0 级 | 无障碍（没有，可忽略） | 0 | 无需辅助 | 0 | 0%～4% |
| 1 级 | 轻度障碍（一点点，低） | 1 | 轻度辅助 | +1 | 5%～24% |
| 2 级 | 中度障碍（中度，一般） | 2 | 中度辅助 | +2 | 25%～49% |
| 3 级 | 重度障碍（高，很高） | 3 | 重度辅助 | +3 | 50%～95% |
| 4 级 | 完全障碍（全部） | 4 | 完全辅助 | +4 | 96%～100% |

## 二、环境评定步骤

### （一）根据残疾类别来选择评定环境

不同类别残疾人的活动和参与困难不同，需要辅助的环境也就不同，则要评定的环境障碍也随之不同。为此，视力残疾人要评定的是交流环境和行动环境，听力残疾人和言语残疾人要评定的只是交流环境，肢体残疾人要评定的是生活环境和行动环境。而盲人的声音交流环境和聋人的视觉交流环境都无需评定。

### （二）根据活动和参与的困难来评定具体环境

深入到个案残疾人有障碍的环境里，按评定报告内容，审视每一项具体活动的真实环境是否需要辅助来进行评定和打分。实操上，我们先要了解残疾人的活动和参与是否有困难，能否独立完成。若无需外界辅助就能独立完成，说明外部环境没有障碍。若不能独立完成，需要部分辅助才能完成活动和参与，说明个案在真实环境里有障碍，要改造环境，亦即要在真实环境里增加人造环境。而增加多少人造环境才能执行活动，就反映出环境的障碍程度，这就是环境评定。考虑到不同操作者对表 11-1 中百分比的理解是不同的，因此在对个案的每项活动具体打分时，为减少误差，最好是协作组打分，取其平均值。如果没有协作组时，则由 1 个人对某个环境的全部项目打分。

---

【案例分析】

1. 根据残疾类别来选择评定环境

不同类别残疾人的活动和参与困难不同，需要辅助的环境也就不同，则要评定的环境障碍也随之不同。为此，肢体残疾人要评定的是生活环境和行动环境。

2. 根据活动和参与的困难来评定具体环境

深入到个案残疾人有障碍的环境里，按评定报告内容，审视每一项具体活动的真实环境是否需要辅助来进行评定和打分。若不能独立完成，需要部分辅助才能完成活动和参与，说明个案在真实环境里有障碍，要改造环境，亦即要在真实环境里增加人造环境。而增加多少人造环境才能执行活动，就反映出环境的障碍程度。

3.根据环境评定分级表对环境的障碍程度及需要辅助的程度进行打分。

## 任务三　环境评定的应用

**案例导入**

患者，35岁，男性，因车祸导致胸3椎体压缩性骨折，既往体健，查体：双上肢正常，双下肢所有肌力0级，双侧T4及以下触觉、痛温觉完全消失，骶尾部运动感觉完全消失。经过积极治疗及康复训练后，患者能独立使用轮椅。

**思　考**

这位患者出院后可能面临的环境障碍，怎样解决？

面对环境障碍的解决，只有采用人造环境的辅助器具来改造环境。下面分别介绍5个人造环境改造的应用。

### 一、生活环境改造

针对7类生活活动的困难，基本上都有辅具，现将ICF的自理活动代码与对应辅具的分类代码和名称如表11-2所示。

表11-2　生活环境改造的辅具

| 序号 | ICF代码 | 生活活动项目 | ISO代码 | 生活辅具举例 |
|---|---|---|---|---|
| 1 | d510 | 自己清洗和擦干身体（部分身体、全身） | 09 33 | 淋浴椅、浴缸、浴盆、擦洗身体刷子、擦干器 |
| 2 | d520 | 护理身体各部 | | |
| 2.1 | d5200 | 护理皮肤 | 09 45 | 电动剃须刀、易夹镊、镜子 |
| 2.2 | d5201 | 护理牙齿 | 09 42 | 粗柄牙刷、电动牙刷 |
| 2.3 | d5202 | 护理毛发 | 09 39 | 长柄梳、电吹风、充气洗头盆 |
| 2.4 | d5203 d5204 | 护理手指甲 护理脚趾甲 | 09 36 | 指甲刷、带吸盘指甲锉、带放大镜指甲剪、带底座指甲剪 |
| 3 | d530 | 如厕 | 09 12 | 坐便椅（带轮或不带轮）、坐便凳、坐便器、坐便器垫、增高坐便器座、手纸夹 |
| 3.1 | d5300 | 调节排尿 | 09 24 09 27 09 30 09 31 | 导尿管、男用尿套、女用导尿器 集尿器、尿壶 尿垫、尿裤 尿塞（阴茎夹、阴道塞） |
| 3.2 | d5301 | 调节排便 | 09 30 09 31 | 尿垫、尿裤 大便塞 |
| 4 | d540 | 穿脱 | | |
| 4.1 | d5400 d5401 | 穿衣裤 脱衣裤 | 09 03 09 09 | 带尼龙搭扣的衣裤、连裤服 穿衣杆、穿衣夹、纽扣钩、拉链器 |

| 序号 | ICF 代码 | 生活活动项目 | ISO 代码 | 生活辅具举例 |
|---|---|---|---|---|
| 4.2 | d5402<br>d5403 | 穿鞋袜<br>脱鞋袜 | 09 03<br>09 09 | 病患鞋、护理短袜、卷曲弹性鞋带<br>穿袜器、脱靴器、加长鞋拔 |
| 5 | d550 | 进食 | 15 09 | 粗柄餐具、弹簧筷子、防撒碗、防撒盘、<br>易握碗、自动喂食机 |
| 6 | d560 | 喝水 | 15 09 | 易握杯、带嘬咀杯、吸管 |
| 7 | d570 | 照顾个人健康 | | |
| 7.1 | d5700 | 确保个人身体舒适 | 18 09 | 躺椅、安乐椅、靠背、腿支撑架 |
| 7.2 | d5701 | 控制饮食和身体素质 | 15 09<br>09 48 | 半流质喂食杯<br>人体秤、皮褶测量器 |
| 7.3 | d5702 | 维持个人健康 | 04 主类 | 供氧器、血压计、配药盒、减痛刺激器 |

此外，盲人生活辅助器具有：防溢提示器、点字手表、语音体温计、语音血压计等。

## 二、行动环境改造

针对 11 类行动活动的困难，除到处移动外基本上都有辅具，现将 ICF 的行动活动代码与对应辅具的分类代码和名称如表 11-3 所示。

表 11-3　行动环境改造的辅具

| 序号 | ICF 代码 | 行动活动项目 | ISO 代码 | 行动辅具举例 |
|---|---|---|---|---|
| 1 | d410 | 改变身体的基本姿势 | | |
| 1.1 | d4100 | 躺下 | 12 31 | 抓梯、移位带、自立式扶手、立式移动升降架 |
| | d4103 | 坐下 | | |
| | d4104 | 站起 | 18 18 | 抓握栏杆和把手、支撑扶手 |
| 2 | d415 | 保持一种身体姿势 | | |
| 2.1 | d4150 | 保持躺姿 | 09 07 | 卷式安全带、体位垫 |
| 2.2 | d4153 | 保持坐姿 | 18 09 | 坐姿椅、髋关节椅、靠背、椅子扶手 |
| 2.3 | d4154 | 保持站姿 | 04 48 08 | 站立架、可倾斜站立支撑台 |
| | | | 18 18 | 抓握栏杆和把手、支撑扶手 |
| 3 | d420 | 移动自身 | 12 31 | |
| 3.1 | d4200 | 坐姿移动自身 | 12 31 | 转移板、转台 |
| 3.2 | d4201 | 躺姿移动自身 | 12 31 | 滑动垫、翻转床单 |
| 4 | d430 | 举起和搬运物体 | 24 30 | 滑车、操纵器、升降台 |
| 5 | d440 | 精巧手的使用 | 24 09 | 按钮 |
| 5.1 | d4400 | 拾起 | 24 21 | 延伸器 |
| 5.2 | d4401 | 抓握 | 24 18 | 抓握器具、手动取物钳 |
| 5.3 | d4402 | 操纵 | 24 06 | 开启器、挤管器、各种开关 |
| 6 | d445 | 手和手臂的使用 | 24 09 | 旋转把手和旋钮 |
| 6.1 | d4450 | 拉 | 24 09 | 固定把手和球形手柄 |
| 6.2 | H4451 | 推 | 24 09 | 固定把手和球形手柄 |
| 6.3 | d4452 | 伸 | 24 21 | 手动取物钳、电动取物钳、延伸器 |

| 序号 | ICF 代码 | 行动活动项目 | ISO 代码 | 行动辅具举例 |
|---|---|---|---|---|
| 6.4 | d4453 | 转动或旋转手或手臂 | 24 09 | 手轮和曲柄把手 |
| 7 | d450 | 行走 | 12 03 | 手杖、拐杖、助行器 |
| 8 | d460 | 不同地点到处移动 | 12 03 | 手杖、拐杖、助行器 |
| 9 | d465 | 利用设备到处移动 | 12 22 | 各种人力轮椅车和动力轮椅车 |
| 10 | d470 | 利用交通工具 | 12 10 | 各种无障碍汽车 |
| 11 | d475 | 驾驶 | 12 12 | 汽车改装 |
| | | | 12 16 | 各种摩托车和两用车 |
| | | | 12 18 | 各种脚踏车 |

但对下肢障碍者的 d435 用下肢移动物体，就只能改为用上肢或器具。盲人行动环境的辅助器具有：盲道、过马路的蜂鸣器、盲杖、电子导盲装置、公交车辆语音提示系统等，有助于盲人的出行。

### 三、交流环境改造

针对 3 类交流活动的困难，基本上都有辅具，现将 ICF 的交流活动代码与对应辅具的分类代码和名称如表 11-4 所示。

**表 11-4　交流环境改造的辅具**

| 序号 | ICF 代码 | 交流活动项目 | ISO 代码 | 交流辅具举例 |
|---|---|---|---|---|
| 1 | d310-d329 | 交流—接收 | | |
| 1.1 | d310 | 交流—接收—口头信息 | 22 06 | 各种助听器（如盒式、耳背式、耳内式、眼镜式、骨导式等） |
| 1.2 | d315 | 交流—接收—非言语信息 | 22 03 | 各种助视器、望远镜、放大镜、三棱镜、电子助视器 |
| 1.3 | d320 | 交流—接收—正式手语信息 | 05 06 06 | 训练手语辅助产品 |
| 1.4 | d325 | 交流—接收—书面信息 | 22 30 24<br>22 33 | 触摸阅读材料<br>触摸式电脑 |
| 2 | d330-d349 | 交流—生成 | | |
| 2.1 | d330 | 说 | 22 09 | 发声辅助产品如人工喉 |
| 2.2 | d335 | 生成非言语信息 | 22 12 | 绘画和书写辅助产品，如制图和绘画软件 |
| 2.3 | d345 | 书面信息 | 22 12 | 绘画和书写辅助产品，如文字处理软件 |
| 3 | d350-d369 | 交流和使用交流设备与技术 | | |
| 3.1 | d350 | 交谈 | 22 21 | 面对面沟通辅助产品，如文字、图片和语音沟通板 |
| 3.2 | d360 | 使用交流设备与技术 | 22 18 | 处理声音、图像和视频信息的辅助产品，如录音机、录像机、电视机、感应环路等 |

### 四、居家环境改造

居家环境是从事家务活动的环境，包括居家活动环境和居家建筑环境两方面。

### （一）居家活动环境改造

针对居家活动的 3 类 11 项困难，基本上都可用辅具，现将 ICF 的居家活动代码与对应辅具的分类代码和名称如表11-5所示。

表 11-5　居家活动改造的辅具

| 序号 | ICF 代码 | 居家活动项目 | ISO 代码 | 居家辅具举例 |
|---|---|---|---|---|
| 1 | d630 | 准备膳食 | 15 30 | 语音厨房秤、带易握刀和固定器的切菜板、土豆刷、削皮器、打蛋器、切碎器、烹饪用具 |
| 2 | d640 | 做家务 | | |
| 2.1 | d6400 | 清洗和晾干衣服 | 15 15 | 洗衣机、脱水机、晾衣架 |
| 2.2 | d6401 | 清洁烹饪区和餐具 | 15 06 | 高度可调洗涤槽、带吸盘瓶刷、盘子滤干器、洗碗机 |
| 2.3 | d6402 | 清洁生活区 | 15 12 | 海绵刷、掸子、地毯清扫器 |
| 2.4 | d6403 | 使用家用电器 | 15 03 | 微波炉、冰箱、洗碗机 |
| | | | 15 12 | 自动吸尘器、地板上光机 |
| 2.5 | d6404 | 贮藏日用品 | 18 36 | 搁板、厨、床头柜、药品柜 |
| 2.6 | d6405 | 处理垃圾 | 15 12 | 电动簸箕、自动开启垃圾桶 |
| 3 | d650 | 照管居室物品 | | |
| 3.1 | d6500 | 缝补衣服 | 15 15 | 缝纫机、带放大镜刺绣箍、开口缝纫针、穿针器、易握剪刀 |
| 3.2 | d6504 | 维修辅具 | 24 27 | 螺旋固定夹、台钳、磁性垫、工具固定器 |
| 3.3 | d6505 | 照管室内外植物 | 30 21 | 室外园艺用工具、跪凳 |
| 3.4 | d6506 | 照管宠物 | 30 33 | 宠物喂食槽 |

### （二）居家建筑环境改造

居家建筑环境改造包括6个项目的建筑要求，如果不符合要求，则需按《国际通用的无障碍设计标准》（以下简称《国标》）要求进行改造。

#### 1. 住宅门口

（1）门前：门前要有不小于 1.50 m×1.50 m 的轮椅活动面积；门前有台阶时，要建坡道，坡道的《国标》规范如表11-6所示。如果有符合《国标》的坡道和扶手（双层扶手，高度分别为 0.85 m 和 0.65 m），则为无障碍；若没有坡道则为完全障碍；若有《国标》的坡道而无扶手，则为轻障碍；若有坡道但不符合《国标》，则为其间的级别。例如当坡道的坡度高于《国标》，但借助他人推轮椅可上坡时，则为中障碍；若他人也推不上去，则为重障碍。

表 11-6　坡道的坡度与高度的最大容许值

| 坡度（高/长） | 1/20 | 1/16 | 1/12 | 1/10 | 1/8 |
|---|---|---|---|---|---|
| 最大高度 m | 1.20 | 0.90 | 0.75 | 0.60 | 0.30 |
| 水平长度 m | 24.00 | 14.40 | 9.00 | 6.00 | 2.40 |

（2）门开启：若为自动门则无障碍，若为其他类型门则有一些障碍。例如水平门把手时，虽有困难也能开门，则为轻障碍或中障碍，取决于残疾状况；若门把手为旋钮，或需要钥匙开门锁，则对某些肢残人很困难，需带辅具来开门，则为重障碍；若只能他人帮助开门则为完全障碍。

（3）门槛：若无门槛则无障碍，特别是四肢瘫用手动轮椅时，不能有门槛，有门槛就是完全障碍；而对其他的轮椅用户，可以有一点门槛，《国标》规定门槛高度不应大于 1.5 cm；还规定当门槛高于 4 cm，则应该修坡度为 1/2 的坡道（表 11-6），否则为完全障碍。所以门槛在 1.5～4 cm 时，根据残疾状况可以判断是轻障碍至重障碍。

（4）门宽度：根据《国标》，自动门为 1.00 m，其他门不小于 0.80 m，符合标准为无障碍；不符合标准时，要实测轮椅和门宽，可能是轻、中、重障碍；只要轮椅不能进门就是完全障碍。

（5）楼房住宅：通常都是平开门，《国标》规定在门把手一侧的墙面应留有不小于 0.5 m 的墙面宽度，否则开门有障碍。此外，楼房若无电梯则对下肢残疾人为完全障碍；若有电梯但不符合《国标》规范，则有不同程度的障碍。

### 2. 客厅和走廊

（1）宽度：客厅和走廊的宽度应 >1.50 m。

（2）扶手：高度为 0.85 m，扶手末端应向内拐到墙面或向下延伸 0.10 m。

（3）墙角：做成圆弧形。

（4）墙面：应设自地面高 0.35 m 的护墙板，防轮椅脚托板撞墙。

（5）地面：应平整，选用遇水不滑的地面材料，且要有轮椅移动的足够空间。

（6）门槛：走廊到宅内各室的门槛要求同于宅门口。

（7）设备：家具的摆放要考虑乘轮椅者能通过并接近和操作，如轮椅到椅子和沙发的转移，以及电灯、电话、电视、音响、空调、插座等电器的操作方便。

### 3. 浴室和厕所

（1）门：宽度不小于 0.80 m，方便轮椅进出，且门扇内侧要设置关门拉手。

（2）地面：应平整并选用遇水不滑的地面材料，且要有轮椅移动的足够空间。

（3）坐便器：高度与标准轮椅座高一致（0.45 m），坐便器两侧需设置 0.70 m 水平抓杆，在坐便器的里侧还需设高 1.40 m 的垂直安全抓杆；要方便取手纸。

（4）洗浴器：浴盆高度为 0.45 m，便于轮椅转移；浴盆上安放活动坐板或在浴盆一端设置 0.40 m 的洗浴坐台，浴盆内侧的墙面要有两层水平抓杆或一水平一垂直抓杆；若淋浴，则淋浴椅高度要与轮椅一致；要方便打开水龙头。

（5）洗面器：最大高度为 0.85 m，应采用单杠杆水龙头或感应水龙头；洗面器下部距地面不小于 0.60 m，以方便轮椅靠近使用；电源插座要设在使用方便的地方。洗面器上方的镜子底边距地面为 1.10 m，并向前倾斜 0.15 m，便于站立者和坐轮椅者均可使用。

（6）应急：设紧急呼叫按钮；门扇向外开，其上需设置观察窗口；能开关电灯。

### 4. 厨房和餐厅

（1）门：厨房和饭厅合一且为开敞式方便残疾人；若有门则推拉门比较方便实用。

（2）案台：台面距地面 0.75～0.80 m 的高度，对乘轮椅者和可立姿的残疾人都可使用；案台下方为便于乘轮椅者深入，最小空间宽度是 0.70 m，高度是 0.60 m，深度 0.25 m；案台最好是高度可调的，案台两侧可设抽屉式落地柜。

（3）吊柜：案台上的吊柜底面距案台 0.3 m，吊柜自身高度 0.6～0.8 m，深度 0.25～0.3 m，方便取餐具、调料、食物和开关柜门。最好是高度可调的吊柜。

（4）炉灶：应采用案台上安放的炉灶，控制开关在案台前面操作。

（5）洗涤池：洗涤池应采用单杠杆水龙头或感应水龙头；洗涤池的上口与地面距离不应大于 0.80 m，洗涤池深度为 0.10～0.15 m；洗涤池下方轮椅的空间同于案台。

（6）设备：冰箱和冰柜取物要方便；微波炉、电水壶、电开关等使用方便。

（7）饭桌：桌面高度和桌下空间要求同于案台。

此外，厨房面积要考虑到乘轮椅者进入和操作的位置及回转方便等。

**5. 卧室和书房**　都要有轮椅活动的足够空间，家具如床和椅子的高度与标准轮椅座高一致（0.45 m），便于转移；床边有助站扶手，床位的一侧要留有直径不小于 1.50 m 的轮椅回转空间；电灯、电话和电视的操作方便；床头柜和衣柜取物，以及书柜取书要方便；书桌的桌面高度和桌下空间要求同于案台。综合考虑来评定卧室和书房的环境障碍。

**6. 阳台和窗户**　阳台深度要大于 1.50 m，便于乘轮椅者休闲。乘轮椅者的视线水平高度一般为 1.10 m，所以阳台围栏或外窗窗台的高度不大于 0.80 m，以适合乘轮椅者的视野效果。窗扇的开启和窗把手的高度要符合乘轮椅者的使用要求，以便乘轮椅者能自行开关各房间的窗户和窗帘。

## 五、公共环境改造

公共环境的改造是指建筑环境，包括 4 类共 11 个项目，以及对每个项目的环境评定都列出了 5 个选择。公共环境"无障碍"就是公共环境完全没有障碍，而"完全障碍"是公共环境完全障碍，一半障碍就属于重障碍。

### （一）到达公共建筑物的途径

**1. 人行道**　途径中是否是无障碍通道，即对盲人有盲道，乘轮椅者有坡道。

**2. 交通**　途径中的交通是否是无障碍，即乘轮椅者有无障碍巴士或出租车。

### （二）公共建筑物出入口设施

**1. 门前**　同于居家建筑改造。

**2. 门开启**　同于居家建筑改造，门宽度为 1.50 m，应采用自动门。

### （三）公共建筑物内设施

**1. 大厅和走廊**　可参考居家建筑改造，但宽度不应小于 1.80 m，以便两台轮椅可并排通过。

**2. 楼梯和台阶**　应采用有休息平台的直线形梯段和台阶，宽度不应小于 1.50 m，两侧应设高 0.85 m 的扶手，直径为 0.35～0.45 mm。

**3. 公厕**　男、女公共厕所应各设一个无障碍隔间厕位，面积不应小于 1.80 m × 1.40 m，坐便器和扶手尺寸同于居家评定；洗手盆两侧和前缘应设安全抓杆，盆前应有 1.10 m × 0.80 m 乘轮椅者使用面积；男厕所小便器两侧和上方应设安全抓杆。

4.**电梯**　轿厢门宽≥0.80 m，深度≥1.40 m，轿厢宽度正面和侧面应设高0.80～0.85 m的扶手，正面有高0.90 m至顶部的镜子，侧面应设高0.90～1.10 m带盲文的选层按钮（候梯厅等同），有上下运行、数显和报层音响。

5.**设备**　要考虑乘轮椅者使用方便，包括：服务台、收款窗口、售票口、挂号口、取药口、饮水器、公用电话、电灯开关等。

### （四）公共建筑物标识

1.**盲道**　在楼门口、服务台、门厅、楼梯口及楼梯平台、电梯、电话、洗手间等应设提示盲道。

2.**指示牌**　如紧急出口、洗手间、电梯口、服务台、公用电话等要有指示牌；建筑物外要有无障碍通道、停车场、残疾人停车位等标识。

【案例分析】

1.该患者无言语障碍，虽无法行走，但双上肢肌力正常，可独立使用轮椅，因此无需考虑交流环境改造，而在生活环境，行动环境，居家环境及公共环境上会有部分障碍。

2.考虑生活环境中如厕项目的改造；行动环境中的行走、移动、利用交通工具及驾驶等项目的改造；居家环境中主要考虑建筑环境的改造；公共环境中主要是对到达公共建筑物的途径、公共建筑物出入口设施以及建筑物内设施进行改造。

## 学习检测

### 一、选择题

1.联合国首部具有法律约束力的全面保护残疾人权益的国际公约是（　　　）。

A.《残疾人机会均等标准规则》　　　　B.《残疾人权利公约》

C.《国际功能、残疾和健康分类》　　　　D.《无障碍设计标准》

E.《残疾人权利宣言》

2.世界上第一个颁布《无障碍设计标准》的国家是（　　　）。

A.美国　　　　B.瑞典　　　　C.挪威　　　　D.日本　　　　E.中国

3.ICF分类中，共有（　　　）类人造环境。

A.4　　　　B.6　　　　C.7　　　　D.8　　　　E.9

4.残疾人完成活动时自己付出努力50%，其余需依赖护理者或辅助器具，残疾人和护理者或残疾人与辅助器具之间有少量接触，依据环境评定分级，该残疾人需要（　　　）辅助。

A.轻度　　　　B.中度　　　　C.重度　　　　D.完全　　　　E.无

5. 以下说法错误的是（　　　）。

A. 在使用轮椅的残疾人的住宅门宽度为 0.60 m

B. 对于使用轮椅的残疾人来说，有门槛为完全障碍

C. 在楼门口、服务台电梯、电话等不必设提示盲道

D. 当坡道的高度为 0.75 m 时，其长度可为 6.00 m

E. 对手指握力差的残疾人来说，若门把手为旋钮，则为重度障碍

## 二、简答题

1. 简述环境评定如何分级。

2. 人造环境有哪两大类型？

3. 简述环境评定的步骤。

4. 简述改造居家建筑环境时，需要考虑哪几方面？

5. 简述何为环境。

# 参考文献

1. 郑彩娥，李秀云．实用康复护理学 [M].2 版．北京：人民卫生出版社，2018.

2. 丁淑贞，白雅君．临床神经外科护理细节 [M].1 版．北京：人民卫生出版社，2008.

3. 王玉龙，张秀花．康复评定技术 [M].2 版．北京：人民卫生出版社，2010.

4. 郑彩娥，叶洪青，蒋小毛，张荀芳．实用康复医学健康教育 [M]．北京：中国科学技术出版社，2007.

5. 唐丹，刘小芳，康复护理 [M]．广州：广东科学技术出版社 .2009.

6. 王玉龙．康复功能评定学 [M].2 版．北京：人民卫生出版社，2013.

7. 赵越，潘永惠．脑卒中患者生存质量量表．中华临床医师杂志（电子版），2013，7（22），10212-10214.

8. 刘立席．康复评定技术 [M].2 版．北京：人民卫生出版社，2015.

9. 燕铁斌，尹安春．康复护理学 [M].4 版．北京：人民卫生出版社，2017.

10. 王艳．康复评定学 [M].2 版．北京：人民卫生出版社，2018.

11. 万学红，卢雪峰．诊断学 [M].9 版．北京：人民卫生出版社，2018.

12. 葛均波，徐永健．内科学 [M].8 版．北京：人民卫生出版社，2013.

13. 张玉梅，宋鲁平．康复评定常用量表 [M]．北京：科学技术文献出版社，2018.

14. 王艳．康复评定学 [M].2 版．北京：人民卫生出版社，2018.

15. 中华医学会神经病学分会神经康复组．帕金森病康复中国专家共识 [J].中国康复理论与实践，2018，24：1-8.

16. 赵冬琰，武亮，胡菱．当地心肺康复一体化现状与展望 [J].中国老年保健医学杂志，2018，16（1）：13-16.